LA GUÍA DEL MMS

Dra. Antje Oswald

LA GUÍA DEL MMS:

ASUMIR LA RESPONSABILIDAD DE LA SALUD PROPIA

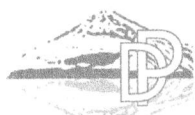

DANIEL PETER
- Verlag -

Editorial para una nueva conciencia

Copyright © 2016 Editorial Daniel Peter, Schnaittach, Alemania

La reproducción o copia de este libro, aunque sea parcial, solo podrá realizarse con la autorización por escrito de la editorial.

Traducción del alemán Esther Rodrigo y Rodríguez de Lázaro

Corrección del texto Jesús García Fernández

Maquetación y composición Monika Wolf y Hans-Jürgen Maurer

Portada Christiane Brendel, „Vom Anfang", 2005, Acryl auf Nessel, 100 x 120 cm

Editorial Daniel-Peter-Verlag, Schnaittach, Alemania

Correo electrónico info@daniel-peter-verlag.de

Sitio web www.daniel-peter-verlag.de

1.ª edición
Traducción del alemán de la 5.ª edición

ISBN 978-3-9815255-2-6

Será bienvenida la solicitud de editoriales de todos los países del mundo para publicar esta obra en su correspondiente idioma.

AGRADECIMIENTOS

Mi agradecimiento a Jim Humble por su buena disposición a contarme lo que sabe sobre el MMS y por responder a todas mis preguntas. Gracias también a Mia Hamel y a Jenny Kimberley, asistentes personales de Jim Humble, por hacerme llegar la información que necesitaba.

El Dr. Paul John me ha ayudado a comprender los principios de la química en relación con el MMS, lo cual ha simplificado mucho mi trabajo. ¡Muchísimas gracias!

Igualmente, muchas gracias a mi editor, Daniel Peter, quien me ha apoyado en todo lo que ha podido, así como a Monika Wolf y a Hans-Jürgen Maurer por la hermosa forma que le han dado al libro.

El Dr. Hartwin von Gerkan leyó el manuscrito por petición mía y me hizo valiosas observaciones. ¡Le estoy sumamente agradecida!

Brigitte y Wolfgang Schiefer me han dado, a lo largo de los últimos 20 años, numerosos consejos prácticos relativos a los ámbitos de la alimentación integral, la bioconstrucción y la geomancia, con lo que han contribuido al perfeccionamiento de este libro.

Mi agradecimiento también a Alexander Praetorius por su crítica constructiva.

Quiero mostrar un especial reconocimiento a mi colaboradora, Kerstin Depping, por su paciencia durante la transcripción de mi manuscrito, tan difícil de entender.

Doy las gracias a mi madre, a mi padre, a mi familia y a mis profesores por haber propiciado tanto el desarrollo de mi potencial de manera independiente como el valor para abrir nuevos caminos. También agradezco a mis pacientes y a los participantes de mis cursos la confianza que en mí depositan.

Mi gratitud a todos aquellos que me hicieron llegar los informes de sus experiencias para incluirlos en este libro, especialmente a Ann Schneider-Cullen y a Lothar Paulus, por todo lo que me facilitaron.

Mi más profunda gratitud es para mi compañera, Christiane, quien, con su tierna serenidad, me alentó a continuar escribiendo y fue el apoyo para mi cuerpo y mi espíritu a lo largo de los altibajos de la creación de este libro. Además, me ofreció su hermosa pintura *Vom Anfang* («Desde el principio») para la portada del libro.

¡Gracias de todo corazón!

CONTENIDO

Prólogo de Jim Humble

Vine a Alemania para impartir un seminario sobre el MMS, de una semana de duración, en Fulda.

Los Dres. Antje Oswald y Leo Koehof me recogieron en el aeropuerto. Mientras la Dra. Antje Oswald escribía este libro, estuvimos en contacto y hablamos sobre él. En ese momento nos reunimos para mantener una entrevista final. Hablamos sobre los últimos protocolos del MMS, incluidas las actualizaciones más recientes. Pasamos dos días trabajando juntos y revisamos La guía del MMS *íntegramente. Hablamos sobre lo que yo había descubierto y*

Foto: Adam Abraham

también sobre muchas cosas relacionadas con sus 25 años de experiencia en la práctica de la medicina.

Su profunda comprensión de la salud y la enfermedad me impresiona sobremanera.

Su identidad como médica también me resulta inspiradora: parte de que todo ser humano está dotado de fuerzas autocurativas que le posibilitan sanar cuando identifica y elimina la causa más profunda de su enfermedad. Los hechos que han de darse para que eso suceda se explican claramente en su libro.

Al mismo tiempo, alude a la propia responsabilidad.

En mi opinión, aquí encontrará, magistralmente explicados, todos los principios necesarios para conseguir y conservar un buen estado de salud. Además, La guía del MMS *contiene toda la información relevante y actualizada sobre el MMS.*

Me alegro de que ya esté terminada y salga a la luz.
¡Mucha suerte!

Jim Humble,
octubre del 2010

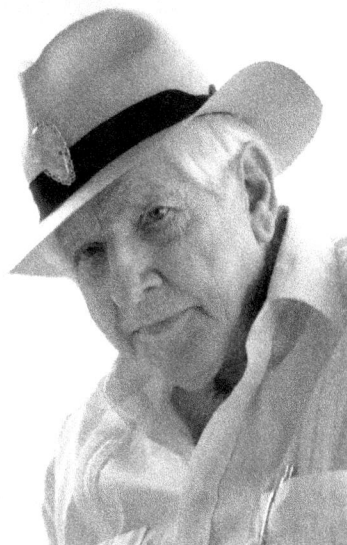

Prólogo a la nueva edición ampliada

La primera edición de *La guía del MMS* se agotó en dos meses, por lo que la segunda edición se publicó sin ningún cambio. ¡Muchísimas gracias a todos los lectores por el interés mostrado! La demanda suscitada ha hecho posible una tercera y sucesivas ediciones.

Nuevos conocimientos me han movido a revisar *La guía del MMS* con el fin de poner al día algunos aspectos, como los relacionados con el *CDS*, la activación lenta según Fischer, el bicarbonato sódico como aditivo para la mejora del sabor y la neutralización, colirios con MMS y algunos aspectos más.

Vaya mi profundo agradecimiento a todos aquellos que compartieron conmigo sus experiencias, de manera muy especial al Dr. Emmanuel Akuamoa-Boateng y a su esposa, Gudrun Akuamoa-Boateng, así como al Ing. dipl. Ali Erhan, a Gerhard Feustle, al Dr. Hartmut Fischer, al Dr. Andreas Kalcker, a Leo Koehof, a Lothar Paulus, al Dr. Wolfgang Storch y, naturalmente, a Jim Humble.

Dra. Antje Oswald

Introducción

Más que ir yo al suyo, fue el MMS el que vino a mi encuentro. Oí hablar de él por primera vez en el 2009, mientras asistía a un curso práctico que se impartía en la escuela de sanación *Heilakademie Bauer*. Inmediatamente encargué el libro de Jim Humble, *El milagroso suplemento mineral del siglo XXI*, y me lo leí en tres días, porque los efectos del MMS me fascinaron. Parecía un milagro. Pensé que, si aquello era verdad, el MMS supondría una ayuda de incalculable valor para la humanidad. ¡Qué potencial! De confirmarse todo lo que Jim Humble había escrito, el MMS podría curar enfermedades que hasta ahora se consideraban incurables, África y Asia podrían liberarse de enfermedades tropicales, nuestro sistema sanitario podría sanearse porque ya no serían necesarios los costosos antibióticos ni la quimioterapia ni las vacunas, y ya no tendríamos que tener miedo a los contagios... ¡Qué magníficas perspectivas!

Pero ¿cómo podía asegurarme de que realmente funcionaba? Decidí probarlo en mí misma. En la siguiente ocasión que se me presentó, renuncié a tomar remedio homeopático alguno y le di tres días a una incipiente sinusitis. Entonces comencé a tomar MMS. Hizo efecto inmediatamente. Al cabo de pocos minutos, unos curiosos crujidos en los senos maxilares me hicieron darme cuenta de que algo estaba sucediendo. Tras dos tomas más, ya me sentía mejor. Aquello me impresionó y me dispuse a seguir probándolo. Claro que también tuve náuseas y diarrea, algo que puede suceder mientras intentas establecer dónde se encuentra el umbral de tolerancia. Pero se pasan.

El experimento bien valió la pena.

Según lo que había podido comprobar conmigo misma, sabía que todo lo que Jim Humble había dicho sobre el MMS era cierto.

A continuación, escribí una reseña de su libro para *Homöopathie-aktuell*, la publicación trimestral de la Sociedad Alemana para el Fomento de la Sanación por Medios Naturales (*Deutsche Gesellschaft zur Förderung naturgesetzlichen Heilens e.V.*).

Aunque el MMS no tiene nada que ver con la homeopatía, pensé que tanto a los homeópatas como a sus pacientes, partidarios de la homeopatía, podría interesarles la existencia de un remedio capaz de combatir los agentes patógenos de una manera muy efectiva y de desintoxicar el cuerpo humano de metales pesados sin producir daño alguno en las células sanas. Después, todo siguió su curso. En febrero del 2010, el editor Daniel Peter me llamó y me preguntó si me gustaría escribir un libro sobre el MMS. Le estoy agradecida y me alegro de haber aceptado su ofrecimiento y de que me proporcionase la oportunidad de reunirme, reiteradamente, con Jim Humble. Como a la mayoría de las personas que han coincidido con él personalmente, a mí también me encanta su carácter tranquilo, jovial y afectuoso.

Desde entonces he conocido a muchas personas que han tenido experiencias conmovedoras con el MMS, ya sea debido a su propia curación, ya sea debido a haber presenciado la de otro. Así, mi creencia de que el MMS podía ser bueno se ha transformado en una certeza. Si quiere saber si el MMS puede resultarle beneficioso, continúe leyendo.

Este libro le proporcionará toda la información necesaria. Usted decide si quiere atreverse a experimentarlo o no. Es algo que nadie debe quitarle, porque nada es tan valioso como la experiencia de haber asumido la responsabilidad de su bienestar.

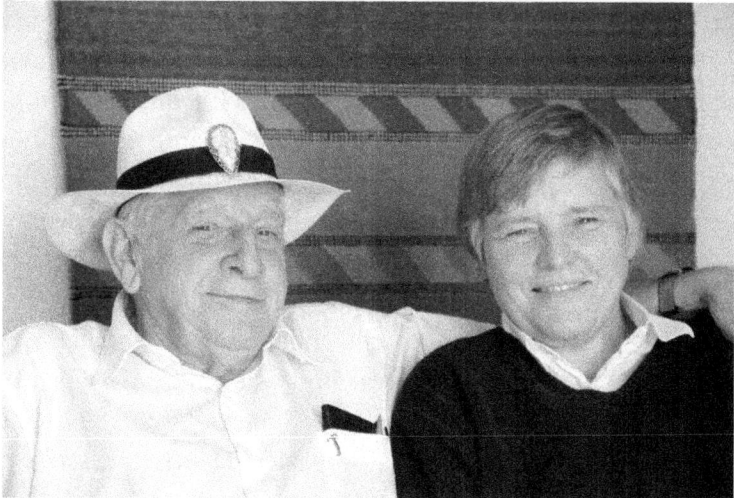

Cómo comenzó todo

Érase una vez un hombre valeroso, llamado Jim Humble, que fue a la selva virgen en busca de oro. Volvió sin oro, pero encontró un tesoro mucho mayor de lo que nunca hubiera imaginado. Lo que suena a principio de cuento se vuelve tan emocionante como una película de suspense y todavía dista mucho de estar claro cuál será su final. ¿Quién es Jim Humble y qué es lo que, a sus 64 años, le empuja a arriesgarse en una expedición a la selva del interior de la Guyana en vez de disfrutar de su jubilación? Al fin y al cabo, ya ha vivido algunas aventuras.

Jim Humble está cómodamente sentado en su casa, en Las Vegas (Nevada, EE. UU.), cuando suena el teléfono. Un viejo amigo de Chicago le pregunta si desea participar en un proyecto de extracción de oro en la selva sudamericana. Jim Humble es tan conocido por su técnica especial para la extracción de oro, respetuosa con la salud y con el medio ambiente, como por su habilidad para encontrarlo. En poco tiempo tratan los pormenores. Jim Humble necesita un mes para hacer los preparativos. Primero envía su equipo. En su equipaje personal mete varias botellas de oxígeno estabilizado que utilizará para potabilizar el agua proveniente de los recursos naturales. En una ocasión contrajo el tifus tras haber bebido agua de un río en plena selva: no quiere volver a correr el riesgo.

Varias personas le habían dicho que el oxígeno estabilizado mataba a los agentes patógenos, especialmente si el agua se dejaba reposar. Para ir sobre seguro, Jim Humble mezcla aguas residuales con oxígeno estabilizado y lleva una muestra a un laboratorio para que la analicen. El laboratorio confirma que todos los agentes patógenos están muertos.

Y así es como, en plena selva virgen y completamente aislado de la civilización, Jim Humble puede obtener su agua potable con toda confianza.

A mediados de 1996 llega al aeropuerto de Georgetown, ciudad que con cerca de 33 000 habitantes es la capital de Guyana, un pequeño estado en el norte de Sudamérica. Es un país poco poblado; la mayoría de sus habitantes viven en la costa dado que, debido a la proximidad del ecuador, las condiciones climáticas en la selva tropical del interior del país son desfavorables. Uno de los socios del proyecto es pariente de Moses Nagamoto, primer ministro de Guyana, por lo que al segundo día de su llegada Jim Humble es invitado a cenar con él. En el transcurso de la conversación, Jim Humble averigua que el señor Nagamoto padece fuertes dolores de espalda y, dado que tiene conocimientos quiroprácticos, se ofrece a ayudarle. En breve remiten las molestias. Al día siguiente, Jim Humble vuelve a recibir una invitación para tratar a la hija del primer ministro, cuyos dolores también desaparecen. En poco tiempo, Jim Humble se ha granjeado la amistad de un hombre influyente. A través de él conoce a otras personas pertenecientes a los altos círculos gubernamentales, entre otros, al ministro de Minería, Jim Punwasee, quien le muestra el laboratorio que el Gobierno tiene destinado al oro. Muchos de sus trabajadores se habían quejado, en repetidas ocasiones, de que los vapores de mercurio, extremadamente venenosos, pasaban por el sistema de ventilación que había en el patio del edificio gubernamental y, de ahí, volvían a su interior. Cuando Jim Humble sugirió elaborar un sencillo e improvisado lavador de gases a partir de un atomizador, dos barriles y varios miles de pelotas de tenis de mesa, que, además, resultó ser efectivo, los funcionarios públicos quedaron encantados. Antes de su marcha, a Jim Humble habría de venirle bien haber hecho tantos amigos. Comienza su expedición a la jungla en compañía de Mike, el propietario de las tierras, y ocho porteadores. Otros socios y participantes se unirán al grupo más adelante.

El viaje al interior del país, que llevan a cabo ora en camión, ora en barca, resulta largo y penoso. Después de cruzar el río en Bartica, todo el equipaje se carga en dos grandes camiones cuyas ruedas tienen un diámetro de casi dos metros; dicho diámetro es necesario, ya que el suelo de la jungla es muy cenagoso y las condiciones de las denominadas «carreteras» no son, precisamente, las mejores. La mayor parte de los porteadores prefiere tomar un atajo a pie porque el avance de los camiones por la fangosa carretera es muy lento y el viaje resulta incómodo dado que hay que estar continuamente concentrado para no caerse del camión. Transcurridas cinco horas de viaje, duermen afuera, cada cual en el rinconcito que puede encontrar. Por la mañana, todo el equipo se carga en botes. Continúan río arriba por el brazo del Cuyuni. Después de cuatro horas de viaje, ya en la última etapa, los porteadores deben acarrear todo el equipaje. Se cargan los bultos sobre la cabeza y las espaldas sujetándolos con correas, de forma que la carga principal se apoye sobre la cabeza. De este modo, cada porteador puede acarrear hasta 36 kilogramos. Tienen ante ellos dos días de marcha por la selva virgen, con una humedad ambiental de entre un 100 y un 110 %. Cuando, al cabo de unos días, en el campamento dos de sus hombres enferman de malaria, Jim Humble se encuentra en una situación precaria. Como le habían dicho que en esta parte de Guyana no había malaria, no ha tomado precauciones. Al encontrarse en un sitio tan apartado, no puede conseguir ayuda rápidamente. La comunicación por radio o por teléfono resulta inviable, porque los transmisores de radio solo funcionan a corta distancia y los móviles no tienen cobertura. Así, envía a dos hombres a la mina más próxima: transcurrirán de dos a seis días hasta que puedan estar de vuelta. Los enfermos están mal. Tienen fiebre, escalofríos y dolores de cabeza, dolor muscular y articular; tienen náuseas y gastroenteritis.

Jim Humble desea ayudarlos y se le ocurre la idea de administrar oxígeno estabilizado a ambos enfermos, puesto que sabe que este tiene la capacidad de matar los agentes patógenos que hay en el agua y sabe, también, que más de un 70 % del cuerpo humano está compuesto de agua. Afortunadamente, lo lleva en el equipaje.

Como ambos hombres acceden a hacer la prueba con el oxígeno estabilizado, les prepara una cantidad generosa con algo de agua y se la beben. Apenas han transcurrido cuatro horas cuando ya se sienten mucho mejor y pueden levantarse. Al día siguiente, otros dos hombres enferman de malaria y se les suministra oxígeno estabilizado; al mediodía se han recuperado. En poco tiempo, todos están sanos y en condiciones de trabajar. Jim Humble está entusiasmado.

En lo sucesivo, administra oxígeno estabilizado a todos los enfermos de malaria a los que trata, con lo que obtiene una tasa de éxito del 70 %. Un habitante que enferma de malaria y tifus, y cuyo estado general es muy malo, también presenta una clara mejoría en el transcurso de pocas horas. Estimulado por el éxito y animado por el deseo de ayudar a muchos enfermos de malaria, Jim Humble decide vender oxígeno estabilizado en Guyana. Cuando regresa a Georgetown, publica un anuncio. La noticia se extiende rápidamente por periódicos, radio y televisión. Se ve rodeado de periodistas. En unos pocos días se hace famoso. Pero, al cabo de tres días, la ministra de Sanidad de Guyana prohíbe la venta de la solución, bajo pena de cárcel.

Más adelante averiguará que dos empresas farmacéuticas han pedido a la ministra de Sanidad que le ponga freno o, de lo contrario, dejarán de suministrar medicamentos al hospital local. Como Jim Humble continúa vendiendo oxígeno estabilizado a las personas que lo necesitan, es acusado y huye a la jungla para refugiarse. Sabe que los habitantes de Georgetown, policía incluida, temen tanto a la jungla que no tendrán ganas de emprender la dura persecución. Sus buenas relaciones con los miembros del Gobierno le proporcionan cierto margen de maniobra. Encuentra una mina de oro realmente productiva. Hasta este momento ha financiado la mayor parte de la empresa de su propio bolsillo. Cuando, finalmente, el socio mayoritario, Joel K., llega y ve que la mina da realmente oro, pretende embolsarse casi todo el beneficio y ofrece a Jim Humble un 3 % de la participación en los beneficios en vez del 20 % que habían acordado. Cuando Jim Humble manifiesta su desacuerdo, Joel K. desmantela toda la instalación, ya que, según el contrato, solo está obligado a dicha participación en caso de utilizar la técnica de Jim Humble. En consecuencia, ya no tiene sentido que Jim Humble permanezca en la selva.

Transcurridos seis meses, el revuelo que la «solución de la malaria» había provocado se calma. Sus buenos amigos en el Gobierno han intercedido en su favor. Por fin, Jim Humble puede regresar tranquilamente a Estados Unidos. El oro ya no le interesa. Está mucho más interesado en averiguar cuáles son los componentes del oxígeno estabilizado y por qué, en muchos casos, es efectivo contra la malaria, mientras que en otros, en cambio, no lo es. Unos meses más tarde, Jim Humble regresa a Guyana. Otra compañía le ha pedido que ponga en marcha su técnica para la extracción de oro. Cuando Jim Humble enferma de malaria, pide que le lleven al hospital de Georgetown para hacerse un análisis de sangre. Pese a sentirse muy mal y a que el viaje de regreso a la civilización resulta complicado, espera a que le hagan el análisis de sangre antes de tomar la «solución de la malaria». Finalmente, se confirma que tiene malaria. Ingiere su propia «medicina» y, al cabo de pocas horas, se siente mucho mejor. Con el fin de rematar la demostración, se somete a otro análisis de sangre. El resultado es negativo, es decir, ya no se detecta la enfermedad.

Ahora Jim Humble está plenamente convencido de haber descubierto un «remedio milagroso». Decide seguir investigando para, más adelante, dar a conocer los resultados públicamente.

Investigación y descubrimiento del MMS

En su esfuerzo por averiguar qué es el oxígeno estabilizado, de qué se compone y cómo actúa, Jim Humble se dedica a estudiar los fundamentos del aprovechamiento del oxígeno por parte del cuerpo humano. Se da cuenta de que el oxígeno presente en el oxígeno estabilizado no es lo que destruye los agentes patógenos.

Entonces ¿qué es lo que mata a los agentes patógenos que producen la malaria? Los fabricantes de oxígeno estabilizado se reservan su composición como secreto corporativo.

Jim Humble experimenta por su cuenta. Ahora bien, hay una empresa que adjunta unas instrucciones de uso en las que se dice que el oxígeno estabilizado no debe dejarse más de una hora en agua, porque se descompone. Esto despierta su curiosidad: vierte 10 gotas en unos 230 mililitros de agua y la deja reposar 10 horas. Transcurrido ese tiempo, nota que desprende un olor similar al del cloro. Utiliza miles de tiras reactivas y diversos productos químicos en innumerables series de experimentos. Gracias a ellos, establece que el agua reduce el valor básico del oxígeno estabilizado, es decir, lo vuelve más neutro. En otros experimentos añade ácido acético con el fin de reducir, aún más, el valor de base del oxígeno estabilizado. Al hacer eso y al incrementar el tiempo de reposo a 24 horas, el olor a cloro se vuelve más intenso. Por fin tiene un punto de apoyo sólido. Se hace con tiras reactivas para cloro, como las que se utilizan en las piscinas. Una y otra vez, espera durante un largo periodo y observa qué sucede.

En 1998 encuentra la solución al enigma. Descubre que el clorito sódico es el agente activo, aunque todavía no sabe cuál es el verdadero principio activo, y, en experimentos posteriores, descubre que, al añadir ácido acético al 5 %, la efectividad se incrementa sustancialmente y la velocidad de reacción de la solución es de tres minutos. Mientras que el uso exclusivo de oxígeno estabilizado en agua no daba resultados positivos en todos los enfermos de malaria (solo en un 70 %, aproximadamente), el del oxígeno activo combinado con ácido acético al 5 % tenía un éxito del 100 %. Sus amigos de África, a los que mantiene al corriente de sus investigaciones, le informan de resultados idénticos. Enseguida comienza a recibir informes positivos, algunos de los cuales aparecen publicados en su libro *El milagroso suplemento mineral del siglo XXI*.

Solución de clorito sódico La solución de clorito sódico es una base. Cuando se le añade un ácido, los iones OH- resultantes de la hidrólisis se neutralizan. También se neutraliza el residuo de hidróxido de sodio presente en la disolución. Mediante la reacción del exceso de ácido, se origina dióxido de cloro a partir del ácido cloroso, $HClO_2$, por oxidación de los iones ClO_2-, conforme a la siguiente expresión:

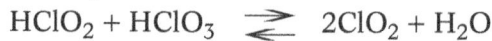

$$HClO_2 + HClO_3 \rightleftharpoons 2ClO_2 + H_2O$$

El dióxido de cloro puro tiene una coloración amarillenta y huele a cloro; está compuesto por un átomo de cloro y dos de oxígeno; es una sustancia peligrosa, reacciona oxidativamente, tiende a la descomposición explosiva y su almacenamiento es limitado, ya que corroe casi todos los materiales de los que se hacen los contenedores. Por este motivo se fabrica por encargo y sobre el terreno, para su inmediata utilización. Frente a los agentes patógenos, ejerce una acción oxidativa específica que los destruye. Un comerciante de productos desinfectantes basados en el dióxido de cloro tiene en su página web un compendio de las bacterias, los virus y los hongos que el dióxido de cloro elimina. (Fuente: www.chlordioxid-academic.com)

Espectro de actividad del dióxido de cloro

Adenovirus
Adenovirus echovirus
Aspergillus
Aspergillus flavus
Aspergillus niger
Bacillus
Bacillus cereus
Bacillus circulans
Bacillus megatarium
Bacillus subtilis
Bacterias coliformes
Bifidobacterium liberium
Campylobacter jejuni
Candida
Candida albicans
Clostridium
Clostridium difficile
Clostridium perfringens
Clostridium sporogenes
Corynebacterium nucleatum
Coxsackievirus
Culex quinquifasiatus
E. coli
Echovirus
Encephalomyocarditisvirus
Enterobacter cloacae
Enterobacter hafnia
Enterococcus faecalis

Estomatitis
Felines parvovirus
Flavobacterium species
Fonsecaea pedrosoi
Fusarium specie
Fusobacterium nucleatum
Hantavirus
Herpesvirus I
Herpesvirus II
Influenza
Iridovirus (PPA)
Klebsiella
Klebsiella pneumoniae
Mucor species mycobacterium
Mycobacterium kansasii
Mycobacterium smegmatis
Mycoplasma
Parainfluenzavirus
Penicillium
Pertiviries – Togaviridae
Poliovirus
Proteus vulgaris
Pseudomonas
Pseudomona species
Pseudomonas aeroginosa
Saccharomyces cerevisiae
Salmonella
Salmonella choleraesuis

Salmonella gallinarum
Salmonella typhimurium
Salmonella typhosa
Sarcina lutea
Scopulariopsis species
Staphylococcus
Staphylococcus aureus
Staphylococcus epidermidis
Streptococcus
Streptococcus faecalis
Streptococcus pyogenes
Trichophyton
Trichophyton mentagrophytes
Trichophyton rubrum
Tuberculosis
Vaccina virus
Vibrio cholerae
Virus de la encefalomielitis del ratón (enfermedad de Theiler)
Virus de la enfermedad de Newcastle
Virus de la estomatitis vesicular
Virus de la hepatitis del ratón (MHV)
Virus de la lengua azul
Virus diminuto del ratón (MVM)
Yersinia enterocolitica

La cantidad de agentes patógenos que, pese a ser muy persistentes, se oxidan por la acción del dióxido de cloro es muy elevada. Además, no tengo conocimiento sobre la existencia de ninguna bacteria o virus patógenos que el dióxido de cloro no oxide. Cuando un patógeno entra en contacto con el dióxido de cloro, se descompone, por lo que ya no puede resultar nocivo.

El cuerpo solo tiene que ocuparse de eliminar los agentes patógenos muertos. En lo que respecta al dióxido de cloro, se reduce por la ganancia de electrones. De este modo, el átomo central pasa del nivel de oxidación +4 a +/-0 o al menor posible, -1, como ion de cloro. Dependiendo de las condiciones, de su reacción pueden resultar varios productos.

Los iones de oxígeno son neutros; mediante la descomposición por oxidación del dióxido de cloro, se combinan con hidrógeno para dar lugar a agua.

En resumen: Cuando la acción del dióxido de cloro desleído destruye los agentes patógenos, estos se descomponen y pasan a ser inocuos, al igual que el reactivo agente oxidante, el dióxido de cloro, que se convierte en sal y agua.

Productos de la reacción: sal / agua

Después de hacer más pruebas y experimentos, Jim Humble decide elaborar una disolución a la que en un primer momento da el nombre de *miracle mineral supplement*, que se traduce como «suplemento mineral milagroso». Más adelante, pasó a denominarla *master mineral solution*.

Master mineral solution

Se trata de la misma disolución, solo que con un nombre diferente. Para simplificar, la llamaremos MMS, que es el nombre con el que se hizo famosa. Actualmente, esta nueva fórmula contiene una solución al 28 % de clorito sódico ($NaClO_2$) con un grado técnico de pureza del 80 %. El 20 % restante de la sal está, mayormente, compuesto por los excipientes que habitualmente se emplean en la producción y la estabilización del clorito sódico en polvo, que suponen un 19 % de cloruro sódico (NaCl = sal común) y un 1 %, aproximadamente, de hidróxido de sodio (NaOH) y clorito sódico ($NaClO_3$). Por lo tanto, la concentración real de clorito sódico es de un 22,4 %, es decir, es siete veces superior a la que contiene el oxígeno estabilizado, que suele tener un 3,5 % de clorito sódico. Al añadirle un ácido como pueda ser el vinagre, la solución alcalina de clorito sódico se acidifica ligeramente, con lo que se vuelve inestable y libera dióxido de cloro. El dióxido de cloro, al

Clorito sódico (NaClO2), no confundir con cloruro sódico (NaCl), sal común

Dióxido de cloro

igual que el cloro, se viene utilizando desde hace más de 100 años para la desinfección del agua. En centros sanitarios se emplea como desinfectante. La FDA (la agencia federal estadounidense de fármacos y alimentos) ha autorizado el uso del dióxido de cloro para la desinfección de productos alimenticios. En Europa, el dióxido de cloro también se utiliza para la depuración del agua; de hecho, el dióxido de cloro resulta más saludable para la desinfección del agua que el cloro. El agua potable mezclada con cloro da lugar a, al menos, tres compuestos cancerígenos. Como ya sabe, los únicos residuos que el dióxido de cloro deja en el cuerpo son sal y agua.

Dado que elimina de manera efectiva los agentes patógenos y que, en las cantidades empleadas para la potabilización del agua, resulta inocuo para las personas, son muchos los países ricos, como Arabia Saudí, que, para purificar el agua potable, prefieren el dióxido de cloro al cloro. Pero como el dióxido de cloro es considerablemente más caro, los países o regiones pobres se inclinan por comprar cloro, que resulta más económico, lo que da lugar a que las personas ingieran compuestos cancerígenos a través del agua. Esto solo cambiará cuando haya una considerable cantidad de ciudadanos que sean conscientes de la enorme importancia que tiene para su salud la calidad del agua que beben y cuando aboguen por que haya un agua potable de buena calidad y en suficiente cantidad.

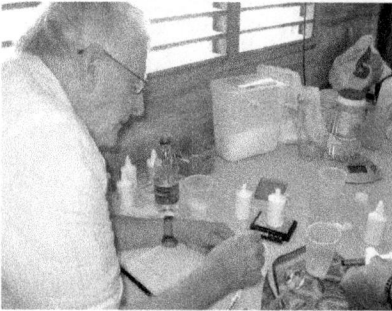

Por lo tanto, el dióxido de cloro –la sustancia que Jim Humble buscó a lo largo de casi dos años– es el agente que elimina los gérmenes. Al fin la había encontrado. Lo que le resultaba sorprendente era que a nadie antes se le hubiera ocurrido la idea de investigar el efecto del dióxido de cloro en las personas. Al fin y al cabo, su poder germicida era conocido desde hacía mucho tiempo. Por eso se pregunta si puede ser que, acaso, la industria farmacéutica no tenga interés en que se comercialice un preparado que pueda aplicarse para combatir todas las enfermedades infecciosas, que actúe de manera eficaz y, hasta donde sabemos, sin efectos secundarios y cuyo coste, comparado con el de los fármacos, sea insignificante.

Pese a pedir a varios grupos farmacéuticos que, al menos, realizasen pruebas con el oxígeno estabilizado, solo obtuvo negativas.

Y, así, Jim Humble continuó investigando por su cuenta.

EL MECANISMO DE ACCIÓN

En estado puro, el clorito sódico ($NaClO_2$) es una sal cristalina blanca *Clorito sódico* que, en condiciones normales, es bastante estable. Ante un fuerte aumento de la temperatura, tiende a disociarse y, ante vibraciones o al contacto con sustancias oxidables, tiende a la descomposición explosiva.

Con el fin de incrementar la seguridad de manipulación del producto técnico, que se fabrica comercialmente a gran escala, contiene entre un 10 % y un 15 % de agua, una parte de cloruro sódico necesaria para el proceso y algo de hidróxido de sodio (1 %).

El clorito sódico se disuelve con facilidad en agua y se ve superado por la solución acuosa de la hidrólisis:

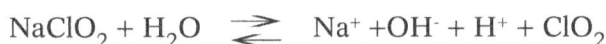

$$NaClO_2 + H_2O \; \rightleftharpoons \; Na^+ + OH^- + H^+ + ClO_2$$

Por hidrólisis se entiende la descomposición de una sal en el agua, que se disocia en los ácidos y bases de los que la sal se deriva. *Hidrólisis*

Dado que la sal $NaClO_2$ consta de una base fuerte ($NaOH$) y de un ácido débil ($HClO_2$), la solución acuosa, en su conjunto, reacciona de manera básica, ya que una parte de los ácidos de cloro formados están en equilibrio con la parte no disociada de los ácidos de cloro, conforme a la siguiente expresión:

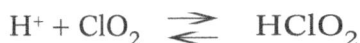

$$H^+ + ClO_2 \; \rightleftharpoons \; HClO_2$$

y esta disminuye la concentración de iones H+- (cuando la presencia de bases fuertes y ácidos fuertes es equivalente, la solución acuosa reacciona de manera neutral).

Al añadir ácidos a una solución acuosa de clorito sódico, el equilibrio de disociación de la anterior expresión se desvía en el sentido de la disociación intensificada del ácido cloroso. Como el ácido cloroso es inestable, continúa descomponiéndose en dióxido de cloro (ClO_2).

Además, cuando el clorito sódico entra en contacto con ácido clorhídrico, da lugar a dióxido de cloro, según se muestra en la fórmula:

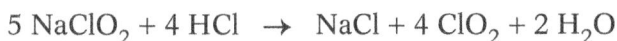

$$5\,NaClO_2 + 4\,HCl \; \rightarrow \; NaCl + 4\,ClO_2 + 2\,H_2O$$

A temperaturas que oscilan entre los -59 °C y los 11 °C, el dióxido de cloro es un fluido oleoso, de color ambarino, que, a temperaturas superiores a los -40 °C, se vuelve inestable y tiende a ser explosivo. A temperatura ambiente, el dióxido de cloro está en estado gaseoso. Diluido en agua es de color amarillo o amarillo parduzco y no es explosivo, siempre que la concentración de dióxido de cloro en el aire no supere una proporción del 10 %. Debido a su volatilidad y a su elevada reactividad, se fabrica *in situ* para su utilización inmediata o a corto plazo.

En Alemania, en virtud del artículo 11 de la normativa relativa al agua potable del 2009, se aplican los siguientes procedimientos para el tratamiento del agua potable:

Procedi- miento para el trata- miento del agua potable

El procedimiento del cloro-clorito

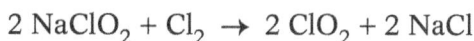

$$2\ NaClO_2 + Cl_2 \rightarrow 2\ ClO_2 + 2\ NaCl$$

y

El procedimiento del ácido clorhídrico-clorito

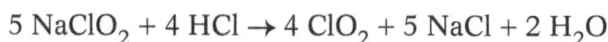

$$5\ NaClO_2 + 4\ HCl \rightarrow 4\ ClO_2 + 5\ NaCl + 2\ H_2O$$

En el 2009 también se autorizó el tratamiento con peróxido de sulfato de sodio: $2NaClO_2 + Na_2S_2O_8 \rightarrow 2\ ClO_2 + 2\ Na_2SO_4$

En Alemania, una vez que se ha llevado a cabo el proceso de desinfección del agua, el máximo valor permitido de clorito (ClO_2-) se establece en 0,2 miligramos ClO_2/litro, y puede llegar, en casos excepcionales, hasta los 0,4 miligramos/litro.

En la evaluación que la EPA (la Agencia Estadounidense para la Protección del Medio Ambiente) llevó a cabo en Washington D. C., en septiembre del 2000, acerca del dióxido de cloro y del clorito, se informaba de que los organismos superiores son relativamente insensibles a la ingestión de dióxido de cloro. En un estudio llevado a cabo con personas, se estableció que una única toma de 24 miligramos de dióxido de cloro en un litro de agua, o de 2,5 miligramos de clorito en 500 mililitros de agua, no producía efecto negativo alguno en ninguno de los 10 hombres sanos. Aquella cantidad era de 10 a 100 veces superior a la admitida por la normativa alemana aplicable al agua potable y, aun así, no se apreciaron daños. (Fuente: http://de.wikipedia.org/wiki/Chlordioxid, a 21/11/2010)

Esto quiere decir que, con una probabilidad rayana en la certeza, se puede concluir que la dosificación recomendada por Jim Humble para el consumo humano es inocua.

Está demostrado que, gracias a su acción oxidante, el dióxido de cloro destruye los patógenos que causan las enfermedades. Ni siquiera aquellas bacterias que son resistentes a los antibióticos escapan a su acción. Esto se debe a que el mecanismo de acción del dióxido de cloro es diferente al de los antibióticos. Para que el dióxido de cloro sea efectivo, no importa que los patógenos en cuestión sean o no sensibles a los antibióticos: se oxidarán en todos los casos. El dióxido de cloro no resulta tóxico para las células ni genera radicales libres. *Las bacterias no pueden volverse resistentes al dióxido de cloro*

Thomas Lee Hesselink describe ampliamente lo que los investigadores ya han descubierto, especialmente acerca del efecto oxidativo que tiene el dióxido de cloro. (Fuente: Jim Humble, *El milagroso suplemento mineral del siglo XXI*)

Le ofrezco un resumen de los aspectos fundamentales:

1. El agente oxidante favorece que los glóbulos rojos suministren más oxígeno a los tejidos. A su vez, al someter al oxígeno a un incremento de presión, desintoxica de monóxido de carbono, refuerza el proceso natural de sanación en casos de quemaduras, contusiones o apoplejías isquémicas y es efectivo contra las infecciones bacterianas. *Resumen*

2. Cuando se ingieren con regularidad, muchos agentes oxidantes estimulan el sistema inmunitario de manera efectiva. Propician que los glóbulos blancos produzcan citocinas, que, a su vez, hacen las veces de sistema de alarma para el cuerpo y favorecen que las células inmunitarias ataquen a los agentes patógenos, además de prevenir las reacciones alérgicas. Ante un proceso inflamatorio, las células activadas de nuestro sistema inmunológico producen agentes oxidantes por sí mismas, por ejemplo, peróxido de hidrógeno (H_2O_2: agua oxigenada), peroxinitrito (-OONO) y ácido hipocloroso (HOCl). Estos agentes oxidantes sirven para eliminar agentes patógenos o células cancerosas. *Agentes oxidantes*

3. Los distintos agentes oxidantes, especialmente el dióxido de cloro, se utilizan como desinfectantes en todo el mundo porque sus propiedades inhibitorias y destructivas de bacterias y virus se conocen desde hace mucho. En la extensa bibliografía del presente artículo, podrá encontrar trabajos sobre la inactivación de diversas bacterias y virus por medio del dióxido de cloro, como los de la hepatitis, el VIH o el poliovirus. Asimismo, hay

muchos trabajos que demuestran que los patógenos de la malaria, el *Plasmodium vivax*, el *Plasmodium falciparum*, el *Plasmodium ovale* y el *Plasmodium malariae*, son sensibles a los agentes oxidantes y, por ende, al dióxido de cloro.

La supervivencia del *Plasmodium*, al igual que la de las bacterias y las células tumorales, depende de que haya suficientes compuestos tioles. Cuando los tioles reaccionan con el dióxido de cloro, lo que hacen con suma facilidad, se forman, entre otros, disulfuros (RSSR), monóxido de disulfuro (RSSOR), ácido sulfénico (RSOH), ácido sulfínico (RSO2H) y ácido sulfónico (RSO3H), que destruyen el sustento vital del *Plasmodium*. Si el dióxido de cloro destruye suficientes tioles, el parásito muere. Además, el dióxido de cloro disminuye la cantidad de glutatión reducido disponible para los parásitos, los cuales precisan glutatión para su propio proceso de desintoxicación con el fin de no envenenarse con los productos de deshecho derivados de la digestión de la proteína de la hemoglobina que hay en los glóbulos rojos. Esto se debe a que por cada molécula de hemoglobina digerida se originan cuatro hemomoléculas redox activas, que reaccionan con el oxígeno que las rodea y generan agua oxigenada y otros agentes oxidantes tóxicos que envenenan a los parásitos. Por este motivo, los parásitos tienen que eliminar las hemomoléculas de manera rápida y constante, lo que solo pueden hacer a través del glutatión reducido. Dado que el clorito sódico y el dióxido de cloro oxidan el glutatión, provocan la muerte de los agentes causantes de la malaria. Muchos de los remedios empleados para combatir la malaria, como la quinina, la cloroquina o la mefloquina, actúan inhibiendo la hemodesintoxicación.

Debido a la creciente producción de glutatión, con el paso del tiempo muchos agentes patógenos de la malaria han ido desarrollando resistencia. Por medio de la utilización del dióxido de cloro, dicha resistencia puede deshacerse, ya que una única molécula de dióxido de cloro oxida cinco de glutatión, con lo cual quedan desactivadas.

4. Las poliaminas son esenciales para la supervivencia de tumores, bacterias y parásitos. En su ausencia, los agentes patógenos mueren y las células tumorales no pueden crecer, con lo que también terminan muriendo. Se sabe que, por medio de la oxidación, el dióxido de cloro destruye las poliaminas.

Puede consultar otros trabajos científicos sobre los procesos de oxidación y reducción en la siguiente página web en inglés:

www.bioredox.mysite.com

El efecto que la ingestión de agua con dióxido de cloro tiene sobre la sangre es espectacular: apenas una hora después de haber bebido agua con dióxido de cloro, la imagen tomada con un microscopio de campo oscuro muestra la disolución de la aglutinación de glóbulos sanguíneos. Además, los glóbulos aparecen más redondeados y saludables.

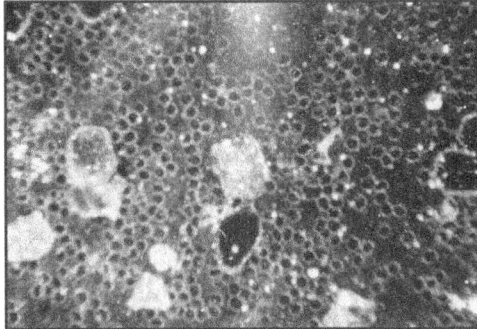

Sujeto varón

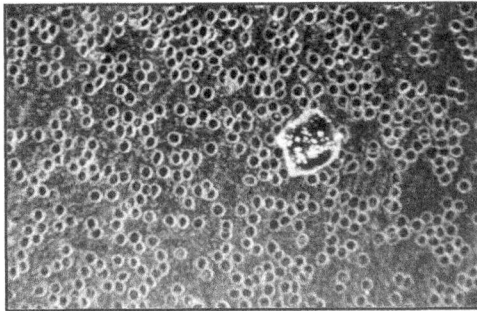

El mismo sujeto varón al cabo de una hora

Las imágenes del microscopio de campo oscuro fueron tomadas por Martina Schmidt, asesora técnica de Gestión Sanitaria en la Feria de la Armonía de Chemnitz, «Salud para el cuerpo, el espíritu y el alma», y fueron facilitadas por el Dr. Wolfgang Storch. El fenómeno de la mejora de la estructura sanguínea se dio, igualmente, en un sujeto femenino, así como al reducir a 20 minutos el tiempo de acción transcurrido entre la ingestión y la toma de las imágenes.

Los eritrocitos transportan el dióxido de cloro hasta el foco patógeno

Los eritrocitos reaccionan ante el dióxido de cloro igual que ante el oxígeno. A la concentración y dosificación previstas por Jim Humble, la solución de MMS, mezclada con ácido y rebajada con agua, tarda al menos una hora en liberar el dióxido de cloro en el cuerpo. Como los eritrocitos no distinguen entre el oxígeno y el dióxido de cloro, la sangre transporta este último hasta el lugar donde el cuerpo necesita oxígeno, como si de este se tratase. Una vez allí, el dióxido de cloro se libera. Debido a los procesos oxidativos, los agentes patógenos no pueden sobrevivir en presencia del dióxido de cloro. No obstante, el dióxido de cloro posee 100 veces más energía que el oxígeno, pero no daña ni las células ni la flora bacteriana sanas. O, para ser más exactos, hasta ahora no se ha podido observar que el dióxido de cloro, en la concentración y dosis empleadas por Jim Humble, reaccione con células sanas. Jim Humble piensa que esto puede deberse a que las células sanas son capaces de retener mejor los electrones por estar habituadas a los procesos oxidativos y que, por eso, no se oxidan tan fácilmente como los agentes patógenos inestables y los elementos ácidos.

El dióxido de cloro no solo mata a los patógenos, sino que también neutraliza las «sustancias tóxicas». Dado que la mayor parte de las sustancias que son perjudiciales para el cuerpo humano son ácidas, al actuar sobre estas tiene un efecto desintoxicante.

Los metales se oxidan

¿Se sabe por qué es eficaz frente a los metales pesados? Porque se oxidan fácilmente. Piense en el hierro cuando está expuesto al aire; algo como, por ejemplo, una puerta de hierro forjado. Si no se la somete a un tratamiento especial, como, por ejemplo, galvanizarla al fuego, podrá ver como se va oxidando lentamente. La herrumbre es el producto resultante de la descomposición del hierro por medio de la oxidación: no es tan resistente ni estable como el hierro y puede eliminarse con facilidad. Oxidarse es inherente a la condición de los metales, al igual que oxidar es inherente a la condición del dióxido de cloro. Una vez que los metales se oxidan, pierden su estabilidad y el cuerpo puede eliminarlos.

Jim Humble afirma que si el dióxido de cloro no da con ningún agente patógeno ni con ninguna sustancia ácida dentro del cuerpo, se va descomponiendo lentamente. Al hacerlo, capta entre uno y, a lo sumo, dos electrones. De ello resulta un producto intermedio a partir del cual el cuerpo produce ácido hipocloroso, que es uno de los pilares

El sistema inmunológico se ve reforzado

del sistema inmunológico. El organismo de los seres humanos necesita el ácido hipocloroso para matar tanto a los agentes patógenos como a las células cancerígenas. Ante toda enfermedad que precise de una respuesta por parte del sistema inmunológico, el dióxido de cloro es capaz de ayudar al cuerpo humano de una u otra manera y, al parecer, con suma eficacia.

Lo expuesto anteriormente se basa en la información que Jim Humble obtuvo gracias a sus muchas investigaciones y experimentos. Claro está que al tratarse de una única persona solo podía trabajar dentro del límite de sus posibilidades. No pretendió darle carácter científico en el sentido habitual que tiene hoy en día. Y, sin embargo, los resultados que obtuvo resultan convincentes para la mayoría de las personas que lo han utilizado.

Desde luego, sería deseable que se continuase investigando sobre los efectos que el dióxido de cloro ejerce sobre el cuerpo humano. La cuestión es quién podrá y querrá hacerlo.

Para llevar a cabo un proyecto de investigación semejante, se necesitan especialistas debidamente cualificados, un par de años de dedicación y las condiciones experimentales adecuadas. En el cuerpo humano, los procesos se desarrollan con mayor complejidad que en el ámbito de la química inorgánica, en el que se pueden preparar y efectuar reacciones concretas de manera aislada.

Resultados concluyentes

Afortunadamente, Andreas Kalcker, biofísico afincado en España, se interesó por el asunto. Ha comenzado a trabajar científicamente con el MMS, más exactamente con el dióxido de cloro, dentro del marco universitario. Cree que el efecto principal que ejerce el dióxido de cloro se debe a fenómenos físicos, por lo que podría resultar efectivo ante muchas indicaciones médicas. Aguardamos con impaciencia los resultados de sus investigaciones.

Sin embargo, para su aplicación práctica, no es indispensable saber cómo funciona exactamente, algo que, dicho sea de paso, en el caso de muchos fármacos no siempre se investiga. Tal y como nos enseña la experiencia, es completamente sensato aplicar un preparado que sabemos que es efectivo y no es perjudicial, aun cuando todavía tenga que ser investigado para llegar a conocer, de manera concluyente, todos los aspectos de su mecanismo de acción.

En cualquier caso, Thomas Lee Hesselink llega a la conclusión de que la utilización del clorito sódico, tal y como Jim Humble la recomienda, es sumamente beneficiosa, ya que el método es fácil de aplicar, actúa con rapidez y efectividad, es evidente que no resulta tóxico y, además, es asequible.

Resultados terapéuticos sensacionales

Cuando en el 2002 se publicó la primera edición de su libro *Breakthrough: The Miracle Mineral Supplement of the 21st Century*, Jim Humble ya contaba con innumerables informes de personas que se habían curado de malaria.

En la traducción al español de la obra, *El milagroso suplemento mineral del siglo XXI*, se reproducían, a modo de ejemplo, algunos de los muchos escritos que Jim Humble había ido recibiendo a lo largo del tiempo. Todos ellos referían numerosos casos de enfermos de malaria que se habían curado rápidamente tras haber tomado la «solución de la malaria». Jim Humble recibió, por ejemplo, una carta de John Tumuhairwe, de Uganda, en la que le informaba de que soldados seropositivos del VIH estaban siendo tratados con la «solución de la malaria» con muy buenos resultados. (Fuente: Jim Humble, *El milagroso suplemento mineral del siglo XXI*, en español está disponible en formato electrónico en http://www.bibliotecapleyades.net/salud/salud_miraclemineralsupplement_libro.htm)

También Manfred Romann, soldado alemán que había contraído la malaria mientras era prisionero de los rusos en la zona pantanosa del Volga y que la había padecido desde entonces, se había curado en poco tiempo con el MMS (véase «Experiencias Malaria»).

Documental: Entender el MMS   En el documental *Entender el MMS*, de la editorial Daniel Peter, hablan algunos coetáneos que manifiestan que, gracias al MMS, tanto sus pacientes como ellos mismos habían dejado de padecer los síntomas de diversas enfermedades. Pero, antes que nada, veamos qué es lo que Jim Humble dice en el documental.

> Jim Humble: «Durante los últimos meses, he estado hablando con cientos de personas por teléfono y he recibido miles de correos electrónicos y me he dado cuenta de que los microorganismos están afectando al cuerpo mucho más de lo que la gente piensa e incluso más de lo que la Asociación Médica Estadounidense piensa. Cuando matamos a los parásitos, hay gente

que viene y toma un par de dosis de MMS y los dolores que sufrían desde hacía 20 años desaparecen en cuestión de dos, quizá tres horas. He conocido a gente que entra con un bastón, sin apenas poder caminar, y dos o tres horas después tira el bastón a la basura. Y todo esto porque los microorganismos, que se asentaban en las articulaciones y los músculos, han sido exterminados. Cuando desaparecen, el dolor también desaparece y el cuerpo está listo para funcionar mucho mejor».

«[…] Estamos aquí, en la bahía de Kino, México, y cerca hay un pequeño restaurante cuya dueña es mexicana. Le di una botella cuando tenía una gripe y le dije: "Toma, toma esto". Le expliqué que debía activarlo con agua de limón. No tenía un libro ni nada. Solo dije: "Ten, toma esto". Ella empezó a tomarlo. Es una mujer que tenía una diabetes muy fuerte y que tenía que inyectarse insulina cada día y, después de estar tomando el MMS durante un par de semanas, dejó de inyectarse. Ya no notaba ninguno de los síntomas de la diabetes. No sé si ha consultado a un doctor, pero no ha tenido que inyectársela y se siente muy bien».

Diabetes

El médico estadounidense, el Dr. Humiston, que ejerce en México, también opina en el documental sobre el espectro de actividad y los efectos del MMS:

«Cuando se trata de medicamentos o de tratamientos, nos fijamos, primero, en la seguridad y, segundo, en la eficacia. ¿Es seguro tomarlo? Eso es siempre lo más importante. El MMS, en su dosis prescrita, no puede ser peligroso para nadie. Lo he utilizado con todos mis hijos. Todos de edades de entre 2 y 17 años. Creo que lo usamos con el menor antes de que cumpliera 2 años».

¿Es peligroso el MMS?

El profesor Antonio Romo Paz, catedrático de Química de la Universidad de Sonora, México, describe una experiencia con MMS:

«Me llamo Antonio Romo Paz. Soy químico y profesor en esta universidad, la Universidad de Sonora. Este producto lo conocí a través de Clara Beltrones y me interesó desde un principio porque ya lo conocía por cursos de allá, de la Universidad de México, en Ciudad de México, sobre ciertos productos que aumentaban la inmunidad de las personas. Me interesó cuando dijo: "Es un regulador de las defensas del organismo". [...] Y fue cuando empecé a investigar más sobre este producto, el MMS, que es dióxido de cloro, y empecé a buscar bibliografía. Me interesa mucho, principalmente porque es un regulador del sistema inmunológico. Entonces lo empecé a tomar debido

Laringitis   a una gripe y a una laringitis que tenía e inmediatamente se alivió. Al otro día, ya me había mejorado. Empecé a utilizar y a recomendar el dióxido de cloro, que es un potente antioxidante. Una amiga mía, una señora de 40

Parásitos   años, tenía una parasitosis intestinal, un parásito llamado *Giardia*. En mis
intestinales estudios de maestría ya había trabajado con ese parásito y lo conocía muy bien. Sabía que el dióxido de cloro era efectivo, pero nunca se había probado en personas. Entonces decidí probarlo, según la técnica de Jim, combinando las gotas y el ácido cítrico. Me di cuenta de que se podía generar mucho dióxido de cloro y le recomendé a esta persona... que tomara seis gotas dos veces al día durante cuatro días y al cuarto día se hiciera otra vez un análisis. Ese análisis resultó negativo y quedó muy contenta... El tratamiento tradicional es con metronidazol, una sustancia cancerígena que produce muchos efectos secundarios. Es una medicina, aprobada por la FDA, que provoca fuertes temblores; hay personas que han llegado a convulsionar al tomarla. Hay casos en los que tiene estos efectos secundarios. Por eso le dije que no tomara esa medicina, que tomara el dióxido de cloro generado por unas gotas de ácido cítrico, y así lo hizo. Al cuarto día dio negativo y se sentía bien. Esta persona había tenido cólicos intestinales, heces con sangre, y al cuarto día ya estaba completamente recuperada. (En un principio) dudaba, porque no había tenido otras experiencias. Pensaba que a lo mejor era necesario aumentar la dosis, pero no hubo necesidad. Seis gotas dos veces al día durante cuatro días y se curó de esa parasitosis, esa fuerte parasitosis que tenía, mientras que el medicamento tradicional le hubiera afectado a la mucosa intestinal».

Tuberculosis   «[...] En esta prisión (nota de la autora: en el estado de Sonora) hay enfermos de tuberculosis. Recomendé al personal médico que, además del tratamiento (aplican el tratamiento tradicional), probase el MMS. Se trata de gente muy colaboradora y decidieron probarlo en aquellas personas que eran resistentes al medicamento tradicional. En todo el mundo se utilizan los mismos... Lo probaron en una persona que era resistente a todos los antibióticos. Cuando son resistentes es muy difícil que se curen... Lo empezó a tomar. No eran dosis altas: eran ocho gotas al día (nota de la autora: gotas de MMS) y en poco tiempo, en menos de un mes, le tocaba hacerse una baciloscopia, que es un análisis que se hace para ver si está presente la micobacteria responsable de la tuberculosis. Le hicieron el análisis y salió negativo. Todo el personal médico se sorprendió de los resultados, ya que se había curado. Lo sigue tomando y está muy contento. A todos les dice que lo que lo curó fueron las gotitas del MMS. Y estas son mis experiencias con el dióxido de cloro».

Genero Ignacio Argunio ya no tiene psoriasis.

«[...] Yo tenía una enfermedad que se llama psoriasis... La psoriasis es una enfermedad incurable. Es hereditaria. Tenía psoriasis en forma de placas. Tenía inflamación, enrojecimiento casi sangrante. Estaba muy afectado. Acudí al médico y me recetó cortisona porque es un medicamento efectivo para las cuestiones de la piel. Entonces me dijo el profesor (Antonio Romo Paz): "Puedes utilizar este otro medicamento". Me dijo cómo debía preparar el clorito sódico con ácido cítrico. Así se liberaban los radicales del cloro, que tenían un efecto antiséptico y antibacteriano en la piel. Pues antes tenía muy muy afectada la piel sobre las articulaciones, las orejas, los codos, las rodillas... Y me apliqué el medicamento y se me curó... Todavía tengo secuelas, marcas de la enfermedad, como cicatrices. Pero antes estaba muy afectado, me ardía, casi lloraba del dolor y me sangraba. Padecía psoriasis crónica». *Psoriasis*

Más adelante, Adriana Cosme Duarte narra como, tras haber estado empleando el MMS dos veces al día durante cuatro días, se le quitó un dolor de muelas que llevaba cuatro meses padeciendo. Jim Humble da detalles acerca de cómo una mujer, que padecía cáncer de pulmón en fase terminal (los médicos le habían dado unas dos semanas de vida), al cabo de ocho días pudo salir de la cama, tras 11 días estuvo en condiciones de dar un largo paseo y pudo, finalmente, reincorporarse a su vida laboral. También Clara Beltrones cuenta como a su hija se le quitó la apendicitis aguda que padecía y como ayudó a su madre con una fuerte ciática. Dennis Richard nos cuenta que al cabo de pocos días de lavarse los dientes con MMS estos pasaron de estar flojos a estar nuevamente bien sujetos y Melvin Randolph, con un carcinoma de próstata, nos explica como, al haber tomado MMS, sus valores de APE bajaron de 48,7 a 1,29 en apenas seis meses. *Dolor de muela* *Cáncer de pulmón* *Apendicitis* *Ciática* *Cáncer de próstata*

Estas son algunas de las personas que expresan su entusiasmo delante de las cámaras en el documental *Entender el MMS*.

4.1 Experiencias en Bélgica, Dinamarca, Alemania, Inglaterra, Austria, Suiza y México

Los siguientes informes provienen de usuarios que, bajo su propia responsabilidad, consumieron o se aplicaron el MMS de manera externa, con o sin supervisión médica. Solo unos pocos de los que amablemente han accedido a dar a conocer públicamente la historia de su enfermedad desean que su nombre completo sea citado: es por ello por lo que en muchos de los casos solo aparecen las iniciales. Puedo asegurarle que detrás de cada inicial hay una persona real que ha vivido, exactamente, lo que va a leer a continuación. En algún caso particular he resumido algo el informe, pero sin alterar su sentido en modo alguno.

4.1.1 Experiencias de personas que lo han utilizado bajo su propia responsabilidad

09/12/2009: Señora S.

Fibroma / manchas de la edad

Hola, llevo una semana tomando MMS 1 y comencé con una gota por la mañana y otra por la noche. Ahora voy por cinco gotas; no tengo efectos secundarios. Tampoco las tomo con mucha regularidad, ya que trabajo por turnos. Quiero hacer constar que tanto las verrugas como las ásperas manchas de edad han desaparecido. ¡Me pregunto qué más estará pasando en mi cuerpo!

10/12/2009: Señora I. Z., Suiza

Bacterias intestinales (BLEE)

Todo un éxito: bacterias intestinales BLEE eliminadas por medio del MMS 1. Tengo 78 años y unos amigos alemanes me hablaron sobre el MMS 1. Hace cinco años tuve que someterme a una operación de los discos intervertebrales. Lamentablemente, sufría una lesión del nervio. Actualmente, tengo que tomar una medicación muy fuerte para poder tener cierta movilidad. El MMS 1 todavía no me ha ayudado con esto. Mientras estuve ingresada en el hospital, me infecté con la bacteria intestinal BLEE, resistente a los antibióticos, que, según afirmaban los médicos, no se podía curar. En cinco años tuve infección de vejiga en 34 ocasiones y 34 veces tuve que tomar antibióticos. En octubre del 2009 tomé MMS 1 por primera vez. Al cabo de 14 días, el cultivo en heces que había enviado a analizar al laboratorio dio negativo para bacterias BLEE; el resultado cayó en el laboratorio «como una bomba», aquello era inexplicable. Todavía tengo problemas de vejiga, pero no tiene «bacterias». Se me ha quitado un gran peso de encima. Hasta ahora, prácticamente no me podía ir de vacaciones. Todavía queda por resolver el problema del daño en los nervios a la altura de las vértebras L 4/5. Me pregunto si sería posible. ¿Debería tomar, además, MMS 2? Estoy entusiasmada con el MMS 1 y con su efecto tan sumamente amplio.

01/09/2010: Reproducción en este libro autorizada por Lothar Paulus

Informe del Sr. D., Geislingen (Alemania)
Con mucho gusto le autorizo a publicar mi «caso como ejemplo» y, como no es precisamente un único caso, lo haré telegráficamente:

- Niño, 6 años, 22 kilogramos, asmático, tres años de tratamiento infructuoso con antibióticos: al cabo de una semana tomando MMS, prácticamente sano, por primera vez en años toma helado y refresco de cola sin tener un ataque. *Asma*

- Dos niñas, 6 años, 18 kilogramos, el asma desaparece al cabo de una semana.

- Hombre, en torno a los 70 años, desde hace algunos años presenta trastornos circulatorios en el lado derecho del cuerpo. Desaparecen al cabo de una semana (¡dosis alta!); puede volver a caminar, se calza sin molestias. *Trastornos circulatorios*

- Mujer, 70 años, ningún oftalmólogo podía ayudarla, no había graduación suficientemente intensa. Al cabo de cuatro días (!), puede leer el prospecto de los medicamentos SIN gafas. En una semana puede subir las escaleras sin esfuerzo, se siente como «nueva». *Deficiencia visual*

- Mujer, 47 años: hemorroides inflamadas, desaparecen al cabo de una semana. *Hemorroides*

- Chica, 18 años, asma desde la infancia, ataques graves casi todos los meses, requiere de asistencia médica de urgencia en el hospital. Desaparece al cabo de dos semanas con una dosis baja; desde entonces, sana.

- Y el mejor caso de todos soy yo mismo, con un quiste en la espalda del tamaño de un huevo de gallina. Desapareció en dos semanas. No puedo explicármelo en absoluto, ya que un quiste no es una inflamación ni nada similar, pero el caso es que desapareció. *Quistes*

14/12/2009: Señora S.

Asma Estoy tomando MMS 1 desde hace unas seis semanas. El mismo día en que comencé a tomar seis gotas dos veces al día dejé de necesitar mi inhalador para el asma, el cual antes tenía que usar dos veces al día. Al cabo de dos *Artritis* días, también pude prescindir del vendaje que llevaba en una articulación *Pie de atleta* del brazo derecho debido a mi artritis. También me baño con MMS y mi pie de atleta ha ido desapareciendo paulatinamente, al igual que el flujo que *Flujo* padecía. Le recomendé el MMS a un amigo y también está encantado con él. En enero iré a Sudáfrica, donde viven mis hijos, y allí espero poder ayudar a otros…

11/01/2010: Peter Schneider, Spalt (Alemania)

Rinitis crónica Los antecedentes parecen un cuento, pero sin ser tan divertidos. Allá por el año 1966, me fracturé el hueso nasal en un accidente laboral. No era demasiado grave ya que solo afectaba al tabique pensé. Con el paso de los años —yo ya estaba en el ejército— fui teniendo problemas de respiración. De algún modo, siempre tenía un agujero de la nariz taponado. Entonces me enviaron a que me viera un otorrinolaringólogo, pero no pudo hacer ningún diagnóstico. Y así iba por la vida, atormentado por una nariz cada vez más frecuentemente taponada. En 1985 empeoré tanto que volví a ir al otorrino, porque, a la larga, los aerosoles nasales no son nada buenos para la salud. Pero tras varias pruebas de alergia —todas ellas negativas— y diversas exploraciones (la nariz rota no entraba en consideración), el médico me dio una pomada que él mismo había preparado, que, según se suponía, debía regenerar la mucosa nasal. El éxito fue rotundo, ¡ya no me entraba nada de aire! Así es que me deshice de la pomada y del médico. Volví a pasarme a los aerosoles nasales, y así durante los últimos 25 años. Siempre llevaba encima un atomizador para que mi voz no sonara tan «francesa». Y ahora es cuando se pone emocionante.

En algún momento del año 2009 leí algo sobre Jim Humble y su MMS en la revista *Nexus*. Como siempre he sido partidario de la medicina alternativa, me hice con el libro y, poco tiempo después, encargué la base de MMS y el ácido cítrico como activador. Al hacerlo no pensaba en la nariz. Comencé con dos gotas, al día siguiente con cuatro y luego con seis; mantuve esa dosis una semana, ya que a las personas mayores de 60 años Jim Humble les recomendaba seis gotas diarias. No se presentó ningún tipo de efecto secundario y yo me sentía bien. Una semana más tarde, no sabía cómo, había pillado algo: nariz taponada, picores en el cuello… Resiste los comienzos… Sobre el mediodía me permití el lujo de tomar 10 gotas de MMS y otras 12 en torno a las 16:00. A partir de las 17:30 estuve sin molestias y tremendamente sorprendido por la vertiginosa velocidad con la que había actuado. A la mañana siguiente volví a tomar 10 gotas como medida de precaución. No me había dado cuenta de que en todo el día no me había hecho falta el aerosol nasal. Por la noche, cuando me fui a la cama y pretendía darme un «chute» de aerosol para poder dormir, la nariz seguía despejada, así que lo dejé, aunque me lo llevé al dormitorio. Por la mañana seguía pudiendo respirar, lo que ya me estaba resultando inquietante porque no era capaz de explicarme de dónde provenía este súbito restablecimiento. Ahora lo sé: se debía al MMS. En una ocasión, hablando con Martin Frischknecht, este conjeturó que tal vez podía haberse debido a la presencia de metales pesados o a una micosis. Probablemente tenga razón y sea el MMS el que haya hecho todo el trabajo. No hace falta que diga que desde entonces tomo cada día mis seis gotas y que no he vuelto a tener molestias de ningún tipo. Muchos de mis familiares y amigos se han curado de diversas «pupitas» en nada de tiempo. Si hay alguien que hoy en día todavía vaya por la vida sin MMS, ¡allá él!

12/10/2010: Más de Peter Schneider

Según las estadísticas, uno de cada cinco ciudadanos de la República Federal de Alemania tiene hongos en las uñas. Eso equivale a unos 16 millones. Y yo me contaba entre ellos. Resulta muy curioso que a la industria farmacéutica no se le ocurra nada aparte de remedios sumamente caros, como laca de uñas o similares, y medicamentos cuyos efectos secundarios, tarde o temprano, te acercan a una muerte socialmente aceptable —y eso ¿por qué?—. ¡Pero, gracias a Dios, existe el MMS 1! Vayamos ahora con un servidor: hace muchos años tenía algunos caballos y uno de ellos me pisó el dedo gordo del pie izquierdo. Unos meses después de que se hubiese curado la lesión, observé que una zona había adquirido una tonalidad amarillenta bajo la cual la uña se estaba ahuecando. Acudí al médico y me dio el remedio habitual.

Onicomicosis (hongos en las uñas)

¡¡Efecto nulo!! Continuó así durante algunos años y la zona era cada vez mayor. Lo intenté con vinagre concentrado (consejo de un amigo) y obtuve un resultado momentáneo. El hongo dejó de crecer. Lamentablemente, al cabo de un tiempo empezó otra vez y ya nada resultó efectivo. Quité parte de la zona hueca de la uña y apenas me quedó un tercio. Aunque solo fuera por estética, había que hacer algo. Por aquel entonces, yo ya conocía el MMS y ya se había apuntado los primeros tantos. Como en el libro de Jim Humble también había leído sobre los usos externos, comencé a experimentar. Lo que resultaba efectivo contra bacterias, virus y micosis internamente también tenía que ser efectivo aplicado externamente. Llegado a este punto, he de decir que, en lo que respecta a mi salud, soy una persona relativamente rústica y que no aconsejo imitar lo siguiente en todos los casos.

Mezclé dos gotas de MMS y, una vez activadas, las puse en una pequeña jeringa —¡sin diluir!—. A continuación, rocié con la solución las zonas huecas que había debajo de la uña. Si uno no se pincha, es indoloro. Toda la matriz de la uña se puso blanca, como si estuviera encalada. Durante seis semanas repetí diariamente el tratamiento y, tras darme un baño de pies, me quitaba los trocitos de piel y de uña que quedaban sueltos. Transcurrido este tiempo, finalicé el tratamiento porque observé que la uña estaba creciendo desde la raíz, que ya no estaba hueca. Desde entonces han pasado siete semanas; la matriz de la uña tiene un color normal y la uña continúa creciendo. Ahora espero que siga así y que la uña vuelva a crecer hasta alcanzar su anterior tamaño, lo cual sería una victoria más para el MMS.

Conclusión: Se puede utilizar el MMS de manera poco convencional con toda tranquilidad; como todos sabemos, ¡nadie se ha muerto por el MMS! ¡Por productos farmacéuticos, sí!

02/06/2010: Sophia P., Baviera (Alemania), habla sobre su familia y sus experiencias con niños

Tos ferina　Lactante de ocho meses, 7,5 kilogramos, entró en contacto con dos niños contagiados de tos ferina. Tres días después, fiebre alta (hasta 39 °C), desasosiego, tos incipiente. Dosis: Una gota de MMS, dos veces al día durante cinco días. Al cabo de dos horas de la primera toma ya baja la fiebre; 12 horas después, ha desaparecido. La tos disminuye el primer día y sigue el curso normal, como un ligero resfriado.

Varicela　Niña de 8 años con varicela, 28 kilogramos, fiebre desde hace dos días, erupción fuerte muy pruriginosa, noches inquietas en vela. Toma una gota de MMS dos veces al día; al cabo de tres horas, la fiebre disminuye; pasadas cinco horas, puede dormir. Tras la siguiente toma de una gota de MMS, desaparecen los picores.

Niño de 12 años, 45 kilogramos; jugando al fútbol se cae de boca. Contusiones y heridas abiertas con fuerte hinchazón en el rostro. Durante más de tres días, toma dos gotas de MMS dos veces al día. Disminución de la fuerte hinchazón y del dolor en tres días.

Contusiones
Heridas

Muy buena tolerancia general y muy buena respuesta del lactante y de los niños al MMS. Al poco tiempo de tomarlo, el efecto es perceptible.

Sophia P. continúa escribiendo:

Experiencias con adultos:
Mujer de 37 años con edemas de mediana intensidad en las piernas en el noveno mes de embarazo. Únicamente lavándose los dientes con seis gotas de MMS cada vez, al segundo día (tres o cuatro veces al día) los edemas prácticamente han desaparecido.

Edemas

Mujer de 68 años, 62 kilogramos, tiene insomnio pese a llevar decenios tomando pastillas para dormir. Desde que toma cuatro gotas de MMS, solo por las noches, y se lava los dientes con él, duerme bien de manera habitual.

Insomnio

Al cepillarse los dientes con MMS, la sensibilidad de algunos dientes ante el frío y el dulce ha disminuido...

Dientes sensibles

En principio, Sophia P. recomienda:

[...] en vez de seguir la pauta de tomar las gotas de seis en seis, haciendo un total de 12, o dosis algo mayores —salvo que sea necesario—, es mejor tomar cuatro gotas tres veces al día (que también suman 12); es decir, con el fin de que hagan el mismo efecto, es mejor distribuir el mismo número de gotas a lo largo del día, pero asegurándose de que se tomen dentro de un intervalo de 12 horas.

11/06/2010: Señora A. Experiencia positiva con la enfermedad de Crohn

Enfermedad de Crohn

Estimado señor:

He esperado algunos días porque la cosa está algo movida con el asunto del MMS. Para mí, el mayor éxito ha sido el de una amiga mía, que padece la enfermedad de Crohn (se considera incurable), y, tras haber hecho la cura con el MMS, ha dado completamente negativo en el reconocimiento. Llevaba meses tomando infusiones y cortisona, que tiene una barbaridad de efectos secundarios, pero no le hicieron nada contra los cólicos. Después de hacer la cura con MMS, volvió al médico, que la encontró completamente restablecida. Lamentablemente, al volver a sumergirse en el estrés de la vida diaria, en un par de semanas su cuerpo volvió a reaccionar. En cuanto se echaba una pequeña dosis de seis gotas, los cólicos desaparecían de inmediato, lo que pone de manifiesto que no solo se trata de combatir los síntomas, sino que también hay que considerar el motivo por el cual ha surgido la enfermedad y qué es lo que debería hacerse para cambiar de vida. Pese a todo, me ha impresionado mucho porque la enfermedad de Crohn se considera incurable y el MMS venció todos los síntomas en menos de una semana. Personalmente, puedo dar testimonio de algunas infecciones víricas que incubé y sofoqué tomando solo seis gotas una vez al día. Si para entonces no se había disipado todo, al cabo de una hora tomaba otras seis gotas y volvía a estar bien. Otro consejo relativo a la toma: he probado a tomarlo con muchos zumos para ocultar el sabor a cloro. Con el que mejor lo tolero es con el zumo de plátano, ya que los zumos que contienen su propio ácido no disimulan tan bien el sabor del cloro. Yo misma empecé la cura hace dos años. Llegué hasta 15 gotas dos veces al día y luego, una semana de descanso. Tras haber hecho el tratamiento, algunos de mis amigos ya habían experimentado «curas milagrosas».

A uno se le había quitado la fiebre del heno, otra (fumadora) podía respirar más profundamente. Sus verrugas desaparecieron mediante la aplicación tópica y a mí se me curó, en un día, una picadura de insecto, tremendamente inflamada, que tenía en el pie.

24/06/2010: Britta E.

Micosis
Fibromialgia

El MMS ayudó a pequeños y a mayores. Con mucho gusto le contaré cómo el MMS nos ha ayudado a mí y a mi familia. Tenía una micosis vaginal. La cita con el ginecólogo era al cabo de dos días. Tomé seis gotas de MMS antes de cada comida: por la mañana, a mediodía y por la noche. El ginecólogo no diagnosticó micosis alguna. Nunca hubiera imaginado que el MMS actuase contra los hongos.

De nuevo volvió la fibromialgia, con dolores las 24 horas del día. Como estaba dando el pecho, no podía tomar medicamentos. Tomé MMS y, al cabo de tres días, los dolores habían desaparecido por completo. La movilidad, un 60 % mejor. Ahora estoy haciendo la segunda fase con seis gotas cuatro veces al día. Seguiré informando.

A mi hija pequeña, de 2 años, cuando tosía o tenía mocos, le daba un baño con 15 gotas de MMS. Se ponía buena inmediatamente. También le doy una gota de MMS más limón con zumo de manzana.

Niños con mocos y tos

A mi hija, una compañera de colegio le contagió la gripe H1N1. Inmediatamente le di seis gotas de MMS, otra vez al cabo de una hora y otra vez antes de irse a dormir. Al día siguiente estaba mucho mejor. Continuó tomando seis gotas de MMS tres veces al día. Al tercer día volvió al colegio. Su compañera estuvo tres semanas luchando contra la gripe H1N1 antes de recuperarse.

Gripe H1N1

Durante un tratamiento, el dentista me hizo una herida en la encía y se me inflamó. Por la noche me latía tanto que no podía pegar ojo. Entonces vi en el vídeo de Jim Humble que el MMS es muy efectivo en las encías; aseguraba que el dolor debía desaparecer al cabo de una hora. Preparé 15 gotas y me enjuagué con la mezcla. Transcurrida una hora, pude confirmar su afirmación y finalmente pude dormir toda la noche de un tirón. La inflamación desapareció enseguida.

Dolor de muelas

A una amiga mía de Trossingen (Alemania) le diagnosticaron gingivitis. Tenía que someterse a un tratamiento que costaba 80 euros y concertó una cita con dos semanas de antelación. Entonces le aconsejé que tomase MMS, que hiciese enjuagues con él y que lo echase en el cepillo de dientes. Tomó 10 gotas. Al cabo de dos semanas, el dentista constató, asombrado, que la inflamación había desaparecido y le preguntó cómo se las había ingeniado para conseguirlo. Ella le habló del MMS. Él se limitó a mover la cabeza.

Gingivitis

A una amiga se le quitó el asma. Nunca antes había podido respirar tan hondamente como desde que el MMS la ayudó. ¡El invierno sin gripe ni asma!

Asma

Problemas digestivos
Una amiga tenía problemas digestivos. Llevaba dos semanas sin poder evacuar. Le propuse que tomase MMS. Tomó únicamente seis gotas diarias. Al día siguiente evacuó y desde entonces no ha vuelto a tener problemas digestivos.

Julio del 2010: Nurhan B., Renania del Norte-Westfalia (Alemania), trató la onicomicosis con MMS

Querida Antje:

Onicomicosis
Mis clientes del salón de manicura y pedicura han obtenido muchos beneficios del MMS. Mezclo algunas gotas de MMS activado con un poco de agua y lo aplico en los pies. El pie de atleta no tiene nada que hacer. En muchos casos, también he obtenido buenos resultados tratando los pertinaces hongos de las uñas con un mínimo de tres aplicaciones externas diarias e ingiriendo seis gotas dos veces al día.

Psoriasis
En los casos de psoriasis en la palma de la mano o en la planta del pie, los baños han venido muy bien (30 gotas de MMS), acompañados por la toma de seis gotas de MMS dos veces al día. Estoy completamente entusiasmada con el MMS.

07/07/2010: Johanna S., Bielefeld (Alemania), vuelve a tener las vías respiratorias despejadas

Rinitis alérgica alternada con sinusitis recurrente
Durante mucho tiempo sufrí obstrucción de las vías respiratorias: una rinitis alérgica alternada con sinusitis recurrente, en ocasiones también combinada con bronquitis, me hacía la vida imposible. El 16 de mayo del 2010 comencé a tomar diariamente tres gotas activadas de MMS porque, en aquel momento, padecía una fuerte infección de las vías respiratorias superiores. La reacción fue (en primer lugar) un recrudecimiento de la tos y de la ronquera, además de sudar mucho y de segregar mucha mucosidad amarilla. A la noche siguiente ya no tosía y tenía la nariz despejada. El 18 de mayo tomé cuatro gotas de MMS por la mañana. Después me sentí completamente exhausta y dormí dos horas por la tarde; deposiciones muy sueltas. El 19 de mayo volví a tomar cuatro gotas de MMS a mediodía; las deposiciones volvían a ser normales. Actúa muy bien sobre las vías respiratorias. En los días sucesivos fui aumentando lentamente hasta llegar a siete gotas. Aquello me

sentó bien, secreción mucosa de vez en cuando. Hice una pausa desde el 30 de mayo al 2 de junio porque volvía a tener sudores y tosía tanto como antes del 16 de mayo. A partir del 3 de junio, volví a tomar siete gotas y fui aumentando poco a poco hasta llegar a 18 gotas, dosis que llevo 10 días tomando. Tuve reacciones cutáneas: pequeñas espinillas con pus en la cara y una mancha roja en la pantorrilla. Internamente me siento muy bien; hace tiempo que he vuelto a respirar bien.

Posdata del 26 de octubre del 2010: Estoy muy satisfecha con los efectos del MMS, mis vías respiratorias continúan despejadas.

20/07/2010: Udo B., 63 años, Düsseldorf (Alemania)

Dolores articulares e insomnio

El 29 de junio del 2010 compramos MMS. Sin apenas haberme informado previamente y por pura curiosidad, al mediodía tomé una única gota (1:1) con un vaso de agua. Comencé a sentir una leve somnolencia y me eché un sueñecito de unos 15 minutos. Me desperté verdaderamente reanimado y mis fuertes dolores artríticos se habían «evaporado», en el sentido más literal de la palabra: llevaba más de siete meses padeciendo unos fuertes dolores en las articulaciones de las rodillas y los codos. Debido a los dolores, me daba miedo acostarme o levantarme, porque al hacerlo los dolores se irradiaban desde las articulaciones al resto de las extremidades… Y ahora, en un momento, me había liberado de ellos. ¡Era increíble! En los días siguientes fui incrementando la dosis hasta llegar a la actual dosis estándar de seis gotas.

Desde hacía más de dos años tenía que tomar diariamente el antipsicótico Dipiperon, 40 miligramos, para combatir el insomnio y la agitación psicomotora. Desde que tomo MMS, lo he dejado. El éxito ha sido arrollador; por fin duermo con normalidad sin venirme abajo durante el día; me siento ligero y fresco, extremadamente sereno y durante el día no tengo depresión. ¡Una nueva libertad!

22/07/2010: Eva R., Altheim (Austria)

Eccema con prurito en el cuero cabelludo

Durante más de dos años, mi hija (10 años) tuvo una herida de casi un centímetro y medio en el cuero cabelludo; se trataba de un lugar en el que, sin darse cuenta, solía rascarse con frecuencia. A veces la herida tenía costra y otras veces se la había arrancado al rascarse y estaba algo inflamada. Había dejado de crecerle el pelo en toda esa zona. Entonces, las gotas de MMS llegaron a mis manos. Mezclé las gotas con el turboactivador y, una vez al día, le aplicaba dos gotas rebajadas directamente en la herida. El cuero cabelludo le escocía solo un poco y mi hija lo aguantó sin quejarse demasiado. Estuve aplicándoselo unos cuatro o cinco días. La costra se deshizo, los bordes de la herida quedaron limpios y, al cabo de unos 10 días, la herida había cicatrizado con una piel fina que tenía muy buen aspecto. Al poco tiempo, posiblemente por costumbre, mi hija volvió a rascarse y la herida se abrió. Volví a echarle las gotas en la herida durante dos días y esta volvió a curarse sin problemas; un par de días más tarde ya podía verse como comenzaba a crecerle el cabello. Nunca ha vuelto a darle problemas y no se ve ninguna cicatriz.

18/08/2010: Enviado por Stefan M., Baviera (Alemania)

Ciática

Depresiones

Inflamación imprecisa de los tejidos blandos

Sintomatología neurológica

El calvario de la señora M. comenzó antes de las Navidades del 2007, cuando empezó a dolerle el pie derecho, acompañado de un hormigueo, y no podía apoyarlo en el suelo sin que le doliese. No resultaba nada sencillo, especialmente porque la señora M. tenía que hacerse cargo de una casa con dos niños en edad escolar.

En enero del 2008, los dolores eran ya tan fuertes que no podía apoyar ni mover el pie derecho. El dolor se volvió insoportable. Hubo que hospitalizarla en la unidad de neurología.

Diagnóstico: Una paresia del nervio ciático derecho, es decir, una inflamación y parálisis parcial del nervio ciático derecho. Ya no podía subir ni bajar el pie. Le realizaron varias pruebas, como una punción lumbar, una tomografía por resonancia magnética de las extremidades inferiores, neurografías, electromiografías, etc. Se le puso un tratamiento a base de fuertes analgésicos (altas dosis de gabapentina y morfina), así como antidepresivos. La señora M. fue dada de alta con «[...] sintomatología dolorosa reducida con parestesia del pie derecho e inseguridad al caminar [...]».

Tras varios intentos de controlar la enfermedad por medio de la homeopatía y demás, el Dr. K., neurólogo, aconsejó a la señora M. que acudiese a la unidad de neurología del hospital de su zona, pues ahí disponían del equipo necesario para poder establecer la causa de la enfermedad. Así, en agosto del 2008, la señora M. fue ingresada en el área de neurología del hospital correspondiente, donde le realizaron más pruebas, como una tomografía por resonancia magnética de toda la columna vertebral.

Diagnóstico:

- Neuropatía de los nervios tibial y peroneo del lado derecho.
- Inflamación imprecisa en la zona de la corva derecha.

Tratamiento:

- Exploración quirúrgica del nervio tibial y del nervio peroneo común, concretamente del nervio ciádico derecho.

Para la realización de la intervención quirúrgica, la señora M. fue trasladada al área de neurología del hospital universitario.

- En la intervención no se encontró lesión alguna ni patología inflamatoria o tumoral.
- Sintomatología neurológica sin cambios.

Tratamiento y evolución:

- Adaptación e implantación de una férula (debido a la debilidad en la dorsiflexión).
- Fisioterapia.
- Analgésicos y antidepresivos.

Los dolores continuaron y la movilidad tampoco mejoró... Cuando la señora M. acudió al ortopedista, el señor R., para recoger unas plantillas especiales que había hecho para sus hijos, este le preguntó por qué llevaba la férula. Tras relatarle la historia de la enfermedad, el concienzudo ortopedista examinó el pie de la señora M. y le recomendó que dejase de utilizar la férula, ya que, de lo contrario, el músculo anterior de la espinilla se atrofiaría aún más de lo que ya estaba. El técnico también le aconsejó que, debido a su pie plano-valgo y a la inminente artrosis, acudiese al traumatólogo para que le prescribiese unos zapatos ortopédicos.

La señora M. tuvo listos sus zapatos ortopédicos en diciembre del 2008 y, a partir de ahí, empezó a caminar mejor. Pero el dolor continuaba y, en ocasiones, llegaba a ser insoportable.

Para controlar el dolor, el médico le recetó los parches transdérmicos Matrifen. Principio activo: fentanilo, con efectos secundarios muy molestos, entre ellos, el riesgo de adicción. Es un medicamento que únicamente se administra para el tratamiento de dolores muy intensos frente a los que otros analgésicos no son efectivos, fundamentalmente los dolores ocasionados por tumores.

Por pura casualidad, la señora M. coincidió con una mujer que se había liberado de los insoportables dolores que la artrosis le provocaba. Le dijo a la señora M. que se pusiera en contacto con el señor G. A continuación, la señora M. contactó con el señor G., quien le explicó el modo de empleo y de acción del DMSO (dimetil sulfóxido) y del MMS (*master mineral solution*) y se los proporcionó. El señor G. no tenía ningún interés comercial y no pretendía ganar nada con ello. Él mismo había estado gravemente enfermo y deseaba ayudar a otras personas, al igual que Jim Humble, cuyo libro le instó a leer.

Desde que comenzó a utilizar el **DMSO** y el **MMS**, mejoró sensiblemente. Tras unas pocas aplicaciones de DMSO en las zonas que le dolían, el dolor desapareció. Gracias al MMS, su estado mejoró considerablemente. La señora M. pudo volver a hacerse cargo de las tareas del hogar sin ningún problema. Ya no necesita tomar analgésicos, antidepresivos ni ponerse parches Matrifen…

Gracias de todo corazón al señor G. y a Jim Humble; todo el mundo debería leer su libro.

02/08/2010: Helga Scheibe, Lemgo (Alemania), mejora de diversos trastornos

Insomnio

Problemas de encías

Dolor de vientre

Tos

Picadura de abeja

He tomado MMS durante tres meses; al final, 10 gotas diarias (al cabo de un mes, 13 gotas durante casi dos semanas).

Comencé el 26 de abril y el 24 de julio del 2010 dejé de tomarlo temporalmente.

Al principio, una mejoría evidente:

- Podía dormir mejor.
- Las encías se fortalecieron.
- Tenía la cabeza más despejada.
- Disminuyeron los dolores difusos en la región abdominal (hipogastrio y zona renal).
- La tos que llevaba un año padeciendo se suavizó.

Estando en mi casa, a mi nieto de 11 años le picó una abeja dos veces en el pie. Mejoría inmediata: le humedecí la zona con 30 gotas diluidas en 100 mililitros de agua.

Dejé de tomarlo porque me daba «miedo». El olor era insoportable y la acidez, repugnante. Nunca lo mezclé con zumo porque no quería «engañar» a mis sentidos. Tenía la impresión de que el ácido se cristalizaba en el tejido muscular. Comenzó a dolerme el hombro derecho, aunque también podía deberse al trabajo en el jardín. Los dolores han desaparecido pese a seguir trabajando.

Ahora me siento relativamente bien (en comparación con cómo me sentía antes, es decir, antes de haberlo tomado).

28/08/2010: Barbara Berends, 53 años, Emden (Alemania)

Llevaba algunas semanas con unos picores atroces en la zona anal. Me sobrevenían especialmente por la noche, en el calor de la cama, y ya no era
capaz de controlarme; me rascaba hasta hacerme heridas. Me preparé una
mezcla de prueba con unas gotas de MMS y me la bebí. Era una mezcla con
tres gotas de cada frasco. Al cabo de 24 horas, los picores habían desaparecido y nunca más han regresado. Una semana más tarde me preparé una
dosis de MMS y estuve tomándolo durante más de 10 días, incrementando
la cantidad paulatinamente. Por así decirlo, para depurar el cuerpo. Ahora
estoy haciendo una pausa porque tengo problemas de respiración y, de
momento, no estoy durmiendo muy bien. Después de hacer un descanso,
volveré a tomarlo.

Prurito anal

El 13 de enero del 2011 añadió:

Me había salido una verruga gorda en el escote. Vertí una gota de cada
frasco y las dejé reaccionar. Luego empapé un bastoncillo en el líquido amarillo y di unos ligeros toques sobre la verruga. Hice esto cada día después de
la ducha y, al cabo de 10 días, de la verruga solo quedaba una diminuta
mancha.
Mi yerno había cogido un resfriado. El médico dijo que se trataba de un
virus. Tomó cuatro gotas de MMS tres veces al día y, al cabo de tres días,
volvía a tener olfato, sentido del gusto y estaba sano.

*Papiloma-
virus*

06/09/2010: Monika K., Baviera (Alemania)

Me encontraba en una fase de debilidad de las defensas frente a diversos
agentes patógenos. *Candida*, toxoplasmosis y, encima, un vestigio de *Borrelia*, más un virus en la uretra. Después de tres semanas tomando MMS a
modo de experimento, mi médica, enormemente asombrada, no pudo encontrar ni rastro de ellos. Subjetivamente, sin embargo, no me sentí bien
hasta varias semanas después.

*Infección de
las vías
urinarias*

Candidiasis

Toxoplasmosis

Borrelia

12/09/2010: Ulla M., Múnich (Alemania)

Nódulos tiroideos

Contracturas musculares

Gingivitis

Placa dental

En dos fines de semana en los que no tenía ningún plan, estuve intentando tomar una mezcla de 16 gotas (repartidas en dos tomas de ocho gotas debido al sabor) por la mañana, durante dos días seguidos y en ayunas. El efecto fue muy positivo, especialmente sobre las contracturas musculares, pero extremadamente desagradable, ya que en los días posteriores a estas dosis «concentradas» tuve que enfrentarme a una seria diarrea y a flatulencias. He vuelto a la dosis de ocho gotas diarias por la mañana y por la noche, que también me ayuda perceptiblemente, aunque algo más despacio. De esta manera, las molestias intestinales son algo menores y, por lo tanto, más llevaderas.

Esta semana he tenido una fuerte inflamación en el paladar y en las encías, en los espacios interdentales. Al pasarme la seda dental, me dolía muchísimo. Así es que me preparé una mezcla con seis gotas de cada, le añadí algo de agua y me enjuagué tres veces seguidas «moviendo» cada vez el agua por la boca durante un minuto, aproximadamente. Al cabo de dos días, la inflamación había desaparecido y únicamente quedaba una pequeña zona, en la muela de atrás, que me dolía un poco. Descubrí que tenía un agradable efecto secundario, consistente en una reducción de la oscura placa dental en los bordes. De ahora en adelante, seguiré haciendo estos enjuagues bucales por la mañana y por la noche después de haberme cepillado los dientes. Ya veremos hasta dónde llega.

Mi nódulo tiroideo continúa disminuyendo. La semana que viene tengo una cita con el médico internista para un chequeo y me pregunto cuál será el resultado. Con mucho gusto le mantendré informado.

La única gota de amargura son las manos. Por desgracia, no noto ninguna mejoría en los espolones. Pero simplemente con que se queden como están puedo defenderme sin necesidad de operarme, lo que ya supone una enorme ayuda.

06/10/2010: John G., Gran Bretaña, rezó por su novia enferma de cáncer y oyó hablar del MMS

Linfoma

Mi novia tenía un linfoma. Estaba casi muerta y únicamente seguía viva gracias a su fuerza de voluntad y a su actitud positiva. Aguantó toda la quimioterapia, pero tenía muchísimos dolores. Tras el octavo ciclo de quimioterapia, su estado era tan malo que los médicos dijeron que debía hacerse un escáner para ver cómo iba y comenzar con la radioterapia. Le hablé del MMS y, tras el último ciclo de la quimioterapia, comenzó a tomar cinco gotas cinco veces al día. Cuando un mes más tarde le hicieron el escáner, los médicos encargados del reconocimiento se quedaron muy sorprendidos. No encontraron nada en absoluto. No quedaba nada que tuviera que ser radiado. No había ni rastro del cáncer.

Cada día se sentía un poco mejor y sus dolores fueron disminuyendo día tras día. En el hospital nadie podía creérselo y su familia tampoco. ¡Se sentía tan feliz!

Mentalmente había acabado preparándose para asumir la posibilidad de un mal final. Quiero darte las gracias en su nombre y decirte que estoy en deuda contigo, porque quiero tantísimo a esta mujer que recé a Dios para pedirle que hiciese un milagro y la curase. Desde luego, voy a hablar a otras personas acerca del MMS. Oí decir a un familiar mío, que es médico, que el contenido del MMS es inocuo en comparación con otros medicamentos que tomamos habitualmente y que tienen numerosos efectos secundarios.

01/10/2010: Remitido por Ann Schneider-Cullen; Leon E., Gran Bretaña. Se siente como si hubiese vuelto a nacer

Me compré el MMS 1 y comencé a tomar las gotas por la mañana y por la noche. Realmente quería desintoxicarme, por lo que fui aumentando la dosis rápidamente. Aquello no fue bueno porque se removieron demasiadas toxinas. Tenía náuseas con frecuencia y una fuerte diarrea. Al pasar de las seis a las siete gotas, padecí una fuerte diarrea durante tres días y estuve bastante débil. Ahora sé que había ido demasiado deprisa y que no debí haberlo hecho así. Hace poco me he hecho con el MMS en píldoras y la experiencia está siendo mucho mejor: nada de diarrea ni de malestar.

Desintoxicación general

Ahora que todo ha pasado, me siento muy muy bien, tanto física como mental y espiritualmente. Me siento definitivamente purificada, mi nivel de energía ha aumentado y mi percepción sensorial se ha intensificado. Soy más consciente de las cosas malas que meto dentro de mí, como, por ejemplo, cuando bebo agua del grifo, que huele a cloro. Antes no me daba cuenta. Ann me ha explicado que se debe a la purificación del cuerpo. Ahora mi cuerpo es más sensible. Recomiendo a todos los habitantes del planeta que utilicen MMS. Después de haberme recuperado, solo puedo decir: ¡¡me siento como si hubiera vuelto a nacer!!

10/10/2010: Ursula Tasche, Heiden (Suiza)

Dolor crónico de vientre

Durante más de 10 años tuve un dolor de vientre continuo, a veces más fuerte, a veces más flojo; no respondía a ningún tratamiento. Después de haber estado tomando MMS durante unas semanas, ha desaparecido. Comencé con tres gotas y, en el transcurso de 14 días, fui aumentando hasta llegar a las 15 gotas.

16/10/2010: Señora E. S., Lippe (Alemania)

Bronquitis crónica

Arañazos
Heridas

Dolor de estómago

Tenía bronquitis durante todo el año, tanto en verano como en invierno. En mi caso, el MMS funcionó de la siguiente manera:

Tres semanas tomándolo mañana y noche. Comencé por una gota y en ese tiempo aumenté hasta ocho gotas, pero solo tomé ocho gotas en una ocasión; muchos días solo tomaba seis gotas, ya que me daba asco beberlo. Deposiciones diarias blandas hasta llegar a diarrea y sensación de náuseas. Resultado: al despejarse los bronquios, la tos bronquial mejoró mucho. Ahora, un año después, no ha empeorado. De manera preventiva, cada dos o tres meses vuelvo a tomar tres gotas (mañana y noche) durante unos tres o cinco días.

Con respecto a la higiene bucal, por las mañanas me enjuago y hago gárgaras con una o dos gotas.

Trato todas las heridas, los arañazos y las excoriaciones con unas gotas que diluyo en un cuarto de un vaso de agua: excelentes resultados. Trato el picor en el borde de los párpados de la misma manera.

A mi amiga, tras 14 días de tomarlo, se le quitaron por completo el dolor de estómago que tenía siempre que bebía leche y también muchas otras pequeñas molestias. ¡No puedo sino recomendar encarecidamente el MMS! ¡Yo sigo experimentando!

20/10/2010: Heidrun Eibl, Kempten (Alemania)

Diabetes
Dolores en piernas y espalda

Llevo unos pocos días tomando MMS y estoy completamente entusiasmada con su efecto.

Desde hace 43 años —desde mi primer embarazo—, tengo diabetes y llevo 15 años inyectándome insulina —entre tres y cuatro veces diarias—, una de acción rápida y, por la noche, una de acción prolongada. Desde hace algunas semanas, tengo fuertes dolores en las piernas; pueden ser un efecto tardío

de la diabetes o un reflejo de la espalda (hace muchos años que tengo *Artrosis*
dolores de espalda y artrosis en varias articulaciones). En cualquier caso,
ayer pude, por primera vez desde hace semanas, dormirme sin dolores en *Gingivitis*
las piernas —una sensación maravillosa—. Además, como medida de precaución, en vez de 15, me inyecté 13 unidades de insulina de acción prolongada, a pesar de lo cual, por la mañana, tenía buenos valores. Esta
mañana también me he inyectado una unidad menos de insulina de acción
rápida y, una hora y media antes del almuerzo, tenía el valor casi de una ba-
jada de azúcar. Me parece estupendo. Esta mañana me he despertado sintiéndome mucho más fresca de lo habitual y la espalda me duele menos.
También me siento mejor en los demás aspectos. Sin embargo, debo admitir
que he tomado dos gotas desde el principio. Hay otro efecto positivo adicional del MMS. A menudo se me inflaman las encías y, siguiendo el consejo
de mi dentista, durante varias semanas he probado con el «efecto aceite»,
es decir, hacer enjuagues con una cucharada de aceite de girasol, de una a
tres veces diarias, durante un cuarto de hora, para reducir la presencia de
bacterias en la cavidad bucal. Funcionaba en cierta medida, pero desde que
tomo MMS la inflamación ha desaparecido.

22/10/2010: E. S., Schleswig-Holstein (Alemania)

A mediados de marzo, a mi marido, Wilfried, le diagnosticaron una metástasis *Cáncer*
hepática de cáncer colorrectal. Seguidamente le operaron y le realizaron un *colorrectal con*
orificio anal artificial. Debido a la metástasis en el hígado, le prescribieron *metástasis*
quimio. Debilitado por la intervención quirúrgica, la quimio hizo que el
estado de mi marido fuese cada vez más delicado. Decidió que «¡se acabó
la quimio!». Por aquel entonces nos enteramos de la existencia del MMS y
para nosotros está claro que ES una alternativa. El 19 de julio del 2010 empezó tomando dos gotas tres veces al día y fue aumentando hasta que el 2
de agosto llegó a las siete gotas cuatro veces al día. Luego fue incrementando
dos gotas diarias, pero le dio diarrea. Desde septiembre, según el nuevo
protocolo, toma 28 gotas disueltas en un litro de agua a lo largo del día.
Hoy, tras cuatro meses tomando MMS, mi marido se encuentra estable. El
último TAC, del 22 de septiembre del 2010, muestra que el crecimiento de
las células tumorales del hígado se ha detenido. En un análisis de sangre del
30 de septiembre del 2010, se observa una mejoría del hemograma, en el
que los valores de los marcadores tumorales descendieron de 730 a 330. Mi
marido va recuperando las fuerzas y su peso se mantiene estable.

21/11/2010: H. R., Suiza

Gripe

Resfriado

Lumbago

Dolor dental

Llevo más de un año utilizando el MMS, tanto para mí como para mi familia, con tres hijos adolescentes. Algunos de mis amigos también quedaron impresionados por la solución del MMS y empezaron a tomarla. Aquí cito algunas de las dolencias frente a las que usamos el MMS con muy buenos resultados:

1. Resfriados e infecciones gripales incipientes: uno o dos tratamientos con tres gotas de MMS activado y un buen sueño interrumpen el desarrollo del catarro.

2. Lumbago crónico recurrente: tras nueve meses de tratamiento quiropráctico, no experimenté una verdadera mejoría. Dos dosis de MMS provocaron excreciones y secreciones y ¡¡el final del dolor de espalda!!

3. A mi marido le dolían los dientes desde la última intervención que el dentista le había realizado para tratarle unas infecciones en los nervios de las raíces. Dos días de enjuagues bucales con MMS, junto con su ingesta oral, le libraron definitivamente del dolor, de la misma manera que lo habría hecho un tratamiento de una semana a base de analgésicos con prescripción facultativa.

4. Tratamos a nuestro perro de manera preventiva contra el cáncer. Hacía cuatro meses que le habían extirpado un tumor. Las probabilidades de desarrollar metástasis en el hígado o en el bazo son bastante altas. Como precaución, le administramos el MMS con el agua y esperamos lo mejor.

28/11/2010: Franz y Marianne Salinger, Paderborn (Alemania)

Sedimentación globular elevada

Sensación de entumecimiento (síndrome del túnel carpiano)

Rinosinusitis

La primera vez que oí hablar del MMS fue en mayo de este año. Tras recibir una breve información al respecto, lo perdí de vista. Transcurrido casi medio año, volví a encontrarme con información sobre el MMS. En esta ocasión me informé más detalladamente y me hice con las gotas de MMS, así como con el libro de Jim Humble. Mi marido comenzó a leerlo detenidamente. También comenzamos a tomar las gotas inmediatamente, dos veces al día (incrementando una gota diaria), de tal forma que cada noche tomábamos una gota más. Nos sentaron bien y nos encontrábamos estupendamente. Mi marido incrementó el número de gotas a 15, tres veces al día, y así durante ocho días. Llegado a este punto, tuvo algo de diarrea, pero era soportable. Seguimos tomando MMS, ya que, como consecuencia de la desintoxicación, teníamos una constante sensación de bienestar. Actualmente tomamos 15 gotas por las noches y estamos sorprendidos por la desintoxicación que tiene lugar a lo largo de la noche. Antes de comenzar a tomarlo, el médico de cabecera le había hecho a mi marido un reconocimiento y le había dicho que presentaba un elevado valor de sedimentación globular. Al mismo tiempo, tenía una sensación de entumecimiento en las manos. Diagnóstico: síndrome del túnel carpiano.

Ronquidos

Hipertensión

Al cabo de tres semanas tomando las gotas, volvió a hacerse un análisis de sangre. Esta vez la sedimentación era la adecuada y los demás valores estaban bien. El médico de cabecera no podía explicarse qué había provocado que los valores mejorasen y sospechaba que era debido a un error del laboratorio. La sensación de entumecimiento en las manos también se ha atenuado y, a los pocos días de tomarlo, comenzó a tener una sensación de calor en las muñecas.

Mi marido solía padecer frecuentes rinosinusitis y resfriados. Solía tratarse con Meditonsin. Al poco tiempo de tomar las gotas de MMS, los síntomas remitieron por completo. También se acabaron los ronquidos. La presión arterial de mi marido, que siempre estaba ligeramente alta, bajó a niveles normales.

12/01/2011: Susanne Schüttler

La primera vez que el MMS atrajo mi atención, hace año y medio, no podía ni imaginarme lo mucho que este producto iba a cambiar mi vida y la de los miembros de mi familia. En aquel momento, era el último rayito de esperanza al que podía aferrarme para escapar de una operación de amígdalas. Puede que para algunos lectores se trate de una intervención rutinaria de la que no vale la pena hablar, pero yo no quería perder a la «policía del cuerpo» de esta manera. Aquellos que hayan padecido una amigdalitis crónica sabrán lo desagradable que es la sensación de tener un nudo permanente en la garganta, de despertarse cada noche con tos irritativa seca y de estar fastidiado con un catarro casi todos los meses del año. Cuando me di cuenta de que las inflamadas anginas apenas me dejaban un resquicio de espacio en la garganta, el tiempo apremiaba y había que actuar. Hacía tiempo que los antibióticos no surtían efecto y los remedios homeopáticos aliviaban algo, pero no tenían un éxito rotundo. Entonces encargué un generador de plata coloidal y por primera vez vi el libro de Jim Humble, *El milagroso suplemento mineral del siglo XXI*, en una pequeña hoja publicitaria que me habían incluido. Una vez que hube leído el libro, tenía que probar el remedio; a fin de cuentas, no podía ir a peor.

Amigdalitis crónica

Tos irritativa

Resfriado

Rinitis alérgica

Dermatitis atópica

Intolerancia alimentaria

Sobrepeso

Y así, en julio del 2009, comencé a tomar MMS. Por aquel entonces, los nuevos protocolos para su toma todavía no existían, por lo que comencé tomando una gota por las noches y, poco a poco, fui aumentando la dosis. Por la mañana y por la noche tomaba el MMS debidamente activado y, al llegar a las cinco gotas, por primera vez experimenté sus efectos desagradables. Pero, al mismo tiempo, notaba como mi cuerpo necesitaba la desintoxicación perentoriamente. Lo primero que noté fue que ya no me resfriaba con tanta frecuencia, así que iba progresando. El último verano pude pasar por una pradera en flor sin estornudar ni una sola vez. Fue entonces cuando me di cuenta de que mi alergia al polen había desaparecido; llevaba casi 25 años padeciéndola. Entretanto, pasé al protocolo de dosificación según el cual, en el transcurso de ocho horas, se toman ocho pequeñas dosis de MMS. Y me compré un tensor (también conocido como varilla). Esta adquisición bien valió lo que había costado. Ahora puedo determinar la dosificación con mucha precisión por medio de una simple consulta. De ese modo averigüé que, además de las amígdalas, también el hígado, el corazón y los pulmones están infestados de bacterias.

Desde poco antes de Navidad puedo volver a comer de todo (también tenía una intolerancia alimentaria) y vuelvo a estar libre de alergias. También ha desaparecido la contaminación bacteriana del corazón y los pulmones, y la del hígado y las amígdalas es cada vez menor. Mi cuerpo estará totalmente desintoxicado en unos cuatro meses. Y, dicho sea de paso, mi peso vuelve a aproximarse a un valor que se corresponde con mi estatura. Y sin ninguna «dieta milagrosa». Así es como se nota que los órganos sobrecargados, especialmente el hígado, pueden volver a realizar sus verdaderas funciones.

Tras haber consultado, también le di MMS a mi hija (de 7 años) y ya lleva un par de días desintoxicada; se ha librado de todas sus alergias, ya no tiene dermatitis atópica y está en plena forma.

Incluso mi hijo (dos años y medio) toma ya MMS para deshacerse de todas las toxinas provenientes de tantas vacunas.

También le he «recetado» a mi marido tres gotas de MMS tres veces al día para que pueda deshacerse de la persistente helicobacteria.

Tengo que recomendar a la gente que no se dé por vencida si al cabo de unas pocas semanas no ven resultados positivos. A fin de cuentas, nuestro cuerpo, en su conjunto, es una obra de arte y antes de que lleguemos a percibir realmente la enfermedad le han afectado muchas pequeñas cosas que nos han pasado inadvertidas. Pero ¿qué son uno o dos años en comparación con toda una vida dependiendo de farmacias, médicos y fármacos químicos que realmente no curan a las personas?

Además, el MMS solo es perjudicial para las cosas malas que hay en el cuerpo (en las dosis adecuadas). Mi flora intestinal está en perfecto estado, cosa que no sucede después de un par de días tomando antibióticos.

12/01/2011: Elke S., 46 años, Bad Oeynhausen (Alemania)

Llevo casi seis semanas tomando las gotas de MMS y estoy sorprendida de lo rápido que se notan los resultados positivos. Llevo años padeciendo asma bronquial y la verdad es que no puedo salir de casa sin mi inhalador. Al poco tiempo de empezar a tomarlo, ya hubo una clara mejoría: el número de inhalaciones se había reducido a la mitad. El aspecto que la piel tiene debido a la dermatitis atópica está empezando a mejorar claramente: las zonas que antes estaban secas y picaban, o bien han desaparecido, o bien son considerablemente menores.

Asma

Dermatitis atópica

14/12/2010: Claudia Siedl

Tengo 44 años y desde hacía casi tres tenía liquen escleroatrófico, una enfermedad cutánea autoinmune que, según la medicina convencional, es incurable: el tejido cutáneo se autodestruye y se vuelve similar a la porcelana, fino y blanquecino; también está asociado con picores.
Puede aparecer por todo el cuerpo o en los genitales; yo tenía zonas de piel blanquecinas y picor en el clítoris… Gracias a la mezcla de aceite de almendras con árbol de té y aceite de lavanda, lo tenía muy bien controlado… Para evitar los picores, tenía que aplicarme el aceite en las zonas afectadas unas cuatro veces al día y a veces no podía dormir por las noches, ya que el calor de la cama hacía que fuesen más intensos…
Llevo unas cinco semanas utilizando MMS: he ido aumentando la dosis hasta llegar a las ocho gotas, tal y como se describe en el libro… La aplicación simultánea por medio de la pulverización ya provocó alivio… Luego he aplicado MMS puro cuatro veces en la vagina; escoció mucho, pero, en cierto modo, no era tan desagradable como el picor… Por entonces resultaba ya algo menos desazonante… Y desde entonces me lavo solo dos veces por semana con 30 gotas de MMS y el doble de cantidad de activador (de 10 gotas aumenté a 20; luego, a 30). Tengo la sensación de que el MMS me atraviesa la piel y me entra en el cuerpo… Después siempre me entra sueño… Probablemente esté desintoxicada…

Liquen escleroatrófico

Prurito

Desde entonces ¡¡los picores han desaparecido completamente!!

Puedo volver a comer de todo, ya que el azúcar, el picante, las cosas saladas, etc., ¡¡todo aumentaba el picor inmediatamente!! Así es que mi digestión también ha salido ganando… Sin embargo, en las comisuras de los párpados me salieron unas zonas secas que me picaban —según la medicina china, los ojos representan el hígado—, algo que me pasó durante la fase de toma intensiva del proceso de desintoxicación, así como un aumento de los sacos lacrimales (riñones)… Ahora que solo me lavo dos veces por semana con él, ha vuelto a desaparecer…

Además, tras haber tomado ocho gotas lo dejé porque le cogí mucho asco… He intentado meterlo dentro de cápsulas y tragarlas, pero también en el estómago tenía una sensación de quemazón …

Poder volver a comer de todo y vivir sin picores representa una enorme mejora de mi calidad de vida.

No sé si estoy curada; para averiguarlo hay que hacer una biopsia por punción con aguja gruesa, algo a lo que nunca me sometería. En cualquier caso, no se puede detectar a través de la sangre… Ya no tengo picores y únicamente sigo tomando los baños por la desintoxicación general… Las zonas blanquecinas siguen estando ahí, tal vez un poco más tenues; ya se verá… Ya no utilizo champú y tanto el pelo como el cuero cabelludo también me han cambiado gracias al MMS… Aguanto mucho sin lavarme el pelo —nada de picores de cabeza—.

28/11/2010: Remitido bajo las iniciales E. M.

Úlcera venosa
Insuficiencia cardíaca
Hipertensión

Hace 10 años, a mi marido (70 años) le extirparon las primeras varices, lo que probablemente le produjo una infección por SARM; la herida de la pierna ya no se cerraba y, si lo hacía, en menos de un año volvía a abrirse. Debido a una insuficiencia cardíaca —según decían, su corazón funcionaba apenas a un 20 %—, hace cinco años le pusieron el primer desfibrilador interno. Esta primavera fue ingresado en el hospital. Había que realizarle trasplantes en dos zonas abiertas que tenía en la piel de la pierna. Cinco semanas después, el resultado fue inmovilidad, seis heridas abiertas en la pierna y, tras ponerse en pie por primera vez, gran hinchazón de los pies, con coloración azul oscuro. Opinión de los médicos: «No podemos hacer nada más». Le proporcionaron una silla de ruedas y con aquello bastaba. Dado que yo misma (70 años) hace muchos años que evito todo consultorio médico, convencí a mi marido para que devolviera al médico todos los medicamentos «para bajar la tensión», investigué en Internet y di con el sitio web del MMS y del Strophanthin. Desde entonces, diariamente tomamos, nosotros y nuestro perro, MMS, Strophanthin y té de espino blanco. Mi marido y el perro están de maravilla y yo, ni qué decir tiene. La úlcera varicosa ha desaparecido por completo. La presión arterial alta, ni sabemos lo que es. Cada día damos un paseo de una hora, como mínimo, y viajamos por toda Europa con la autocaravana.

12/02/2011: Enviado por Elisabeth W.

Hace 10 años tuve serios problemas en una vértebra lumbar (desplazamiento vertebral) y me dijeron que una operación quirúrgica no entraba en consideración, ya que era inoperable y que, en cualquier caso, entre los 50 y los 60 años acabaría en una silla de ruedas.

Diagnóstico: «silla de ruedas»

Ahora tengo más de 50 años y en octubre del 2010 mi problema volvió a hacerse bien patente. Tenía fuertes dolores al levantarme y al caminar y solo podía andar yendo muy despacio. Subir las escaleras también resultaba muy doloroso.

A mediados de enero del 2011, una amiga me habló del MMS —ella misma acababa de conocerlo—. Como desde que tenía 14 años ella había tenido que hacer frente a problemas con el maxilar y los dientes (foco purulento crónico), probamos a tomar MMS, cada hora seis gotas de cada (2 ×). Las dos nos sentíamos muy inseguras al respecto, pero nos dijimos que si aquello podía ayudarnos, teníamos que seguir adelante durante unos días.

Al día siguiente ya noté una mejoría y fui capaz de subir las escaleras divinamente. A mi amiga se le redujo el pus y los dolores se le suavizaron.

Entonces me compré el libro de Leo Koehof, *MMS – Krankheiten einfach heilen* («MMS: Curar fácilmente las enfermedades»*). Estaba (y estoy) completamente entusiasmada y decidí poner en práctica la cura de tres semanas (cada hora tres gotas de MMS más tres gotas de ácido cítrico al 50 % durante ocho horas). Con el día de hoy, llevo ya 11 días y estoy encantada. Antes de beberme la solución, meto los dedos limpios en el vaso y me masajeo las uñas, lo que las fortalece.

También he dejado de morderme las uñas, lo que hacía desde que era niña. Desde que tengo MMS, me ha servido para tantas cosas que, para poder contárselo todo, tendría que superar los límites monopolizando su valioso

---

* No disponible en español.

tiempo; por ello le doy las gracias con todo todo mi corazón por su ayuda y celebraría que el MMS de Jim Humble se diese a conocer al mundo entero. Por último, muy brevemente: mi amiga fumaba. Desde que toma MMS lo ha dejado, porque ya no le sabe bien: está contentísima. ¡GRACIAS, JIM HUMBLE! ¡Gracias por su trabajo!

Posdata del 14/20/2011

Una cosa más acerca del MMS: es como un sueño, ¡día tras día noto cómo disminuyen los dolores!

18/11/2010: Monika S., Lippe (Alemania)

Verrugas En primavera empecé a tomar MMS de manera profiláctica. Comencé con una gota y llegué a 10 para luego volver a ir reduciendo una gota diaria, hasta llegar a una sola gota. Entonces hice un descanso de unas dos semanas y, a continuación, volví a tomarlo durante otras dos semanas: seis gotas una vez al día. Por aquel entonces, me di un par de toques con MMS en una verruga y luego me olvidé del asunto. Pues bien, tres meses después me di cuenta, asombrada, de que ya no tenía la verruga que desde hacía años había tenido en la zona púbica.

16/02/2011: Antonia Socher, 85 años

Tuberculosis pulmonar

Asma

Hace 60 años contraje tuberculosis pulmonar. Con el tiempo, el pulmón izquierdo se descompuso. Se deshizo y estuve escupiendo auténtica porquería. Por medio de una intervención quirúrgica, los médicos me extirparon siete costillas y me colocaron una placa de cera. Luego me pusieron muchas inyecciones de penicilina. Entretanto, el pulmón izquierdo se deshizo completamente y desapareció. Hace algunos años, además, comencé a tener asma. Cuando el asma era ya insoportable, me enteré de la existencia del MMS. Lo estuve tomando durante ocho días. Fui aumentando lentamente, de dos a 15 gotas. Por aquel entonces tuve una fuerte diarrea y expulsaba moco por la nariz. Fue una desintoxicación corporal completa. Para mayor seguridad, a los 10 días fui al médico para que me reconociera. Me auscultó por delante; luego, por detrás; luego, otra vez por delante, y sacudió la cabeza. Finalmente le pregunté, preocupada, qué pasaba y él respondió: «¿Qué ha hecho? ¡Hace años que sus pulmones no estaban en tan buenas condiciones como lo están ahora! Sea lo que sea lo que haya hecho, ¡continúe haciéndolo!».

Informes provenientes de consultorios médicos

Octubre del 2010: Sabine G., 47 años, Baviera (Alemania)

Antes de tomar MMS, evacuaciones cada cuatro o cinco días (estreñimiento crónico). Tomar sales de Schüssler y otros remedios no ayudó en absoluto. Desde que toma diariamente de dos a cuatro gotas, la paciente evacua diariamente con normalidad, sin necesidad de tomar remedios adicionales. El aspecto de su cutis también ha mejorado.

Estreñimiento crónico

Piel con mala apariencia

Octubre del 2010: Martin S., 49 años, Baviera (Alemania)

Hacía ocho años que el señor S. había sufrido un accidente de tráfico que le había provocado una grave fractura abierta en la rodilla derecha. Desde entonces padece dolor crónico en la rodilla cada vez que la mueve. Tras tomar seis gotas de MMS dos veces al día durante unos dos meses, ya no tiene dolores. También han desaparecido completamente los dolores en las articulaciones del hombro —especialmente al jugar al voleibol—.

Dolor crónico de rodillas

Octubre del 2010: Fritz G., 73 años, Renania del Norte-Westfalia (Alemania)

Hace dos años, el dermatólogo le extirpó un carcinoma basocelular de un lateral de la nariz. Según el análisis histológico posterior, la extirpación, por desgracia, había sido incompleta. Clínicamente reapareció, por lo que había que volver a intervenir. Dada la ubicación crítica del tumor, estaba dispuesto a probar a tratarlo con MMS. Para ello diluyó en agua tres gotas en una proporción de 1:1, empapó un algodón, se frotó el lateral de la nariz y lo dejó actuar durante 15 minutos, al cabo de los cuales se lavó con agua. Transcurridos siete días, había sanado y la piel se desprendía.
Tras 14 días, el tumor pigmentado había desaparecido y la cicatrización de la intervención había mejorado estéticamente.

Basalioma

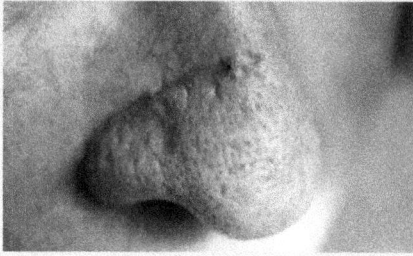

F. G., nariz con basalioma

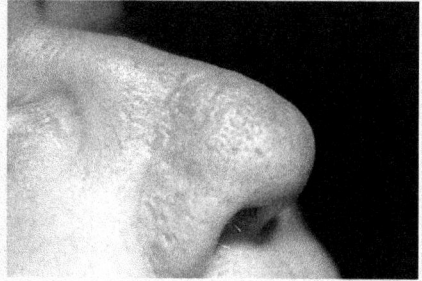

F. G., 16 días después

Octubre del 2010: Señora H. H., 70 años, Renania del Norte-Westfalia (Alemania)

Aftas La señora H. era una mujer discapacitada a quien le salió un afta en la membrana bucal. A través de la aplicación local de MMS diluido varias veces al día, no pudo establecerse ninguna mejoría subjetiva transcurridos tres días. Por este motivo, tomó oralmente dos gotas de MMS en agua cuatro veces al día. Después de tres días (es decir, de haber tomado un total de 24 gotas), la señora H. dejó de tener molestias y, según su enfermera, las aftas se habían curado.

Octubre del 2010: Lara S., 11 años, Renania del Norte-Westfalia (Alemania)

Mordedura de perro Las heridas se trataron por cirugía traumatológica primaria y, seguidamente, se empleó un tratamiento antibiótico preventivo. Después de 14 días, el estado de la niña había empeorado considerablemente. La mejilla herida, así como el labio superior y el párpado izquierdo, estaban muy enrojecidos e inflamados. Presentaba el cuadro clásico de un flemón extendido.
Al día siguiente, la niña volvió a ser intervenida por un cirujano maxilofacial. Se levantó la costura quirúrgica, se limpió el pus de la herida y se tomó una

muestra de tejido del lecho de la herida para proceder a un análisis bacteriológico. No se detectó presencia de microorganismos. Pese a estar tres días con tratamiento antibiótico intravenoso con Clindamycin, la sintomatología inflamatoria no remitía. Se presentó una leucocitosis. El lecho de la herida se lavaba diariamente y se desinfectaba con una gasa estéril impregnada con yodoformo. Pese a ello, el estado de la niña no mejoraba. Tras utilizar MMS (primer día, una gota; segundo día, dos gotas; tercer día, cuatro y seis gotas; a partir del cuarto día, dos tomas de seis gotas diarias), la inflamación comenzó a disminuir hasta normalizarse al cabo de los 10 días.

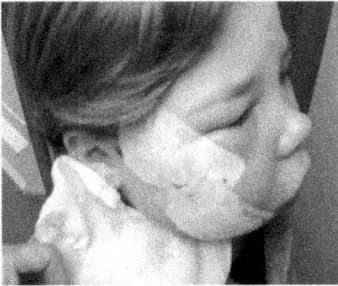

Lara, mordedura de perro en la mejilla derecha

Lara al cabo de 10 días

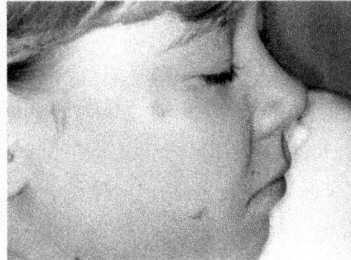

Octubre del 2010: F. T., 5 años, Renania del Norte-Westfalia (Alemania)

Al niño también le mordió un perro en la zona de la mejilla derecha. En este caso, la herida se trató sin intervención quirúrgica ni medicación adicional, únicamente con MMS de manera local (aplicando cada hora en la herida una solución con cuatro gotas en 10 mililitros con un bastoncillo de algodón) e interna (seis tomas de dos gotas diarias). Las heridas de la mordedura se curaron en el transcurso de una semana, sin inflamación alguna.

Octubre del 2010: Christoph S., 30 años, Baviera (Alemania)

Sobrepeso

Resfriado

El señor S. tenía un problema de sobrepeso y, tras haber tomado seis gotas dos veces al día, perdió 13 kilogramos en un plazo de dos meses sin haber cambiado sus hábitos alimenticios. En conjunto, se siente mejor y desde entonces tampoco ha vuelto a tener resfriados.

Octubre del 2010: señora Brigitte S., 59 años, Renania del Norte-Westfalia (Alemania)

Fibromialgia

Dolor crónico en los hombros

Rosácea

Insomnio

Sangrado de las encías

Paradontosis

Mareo (viaje)

Debido a un dolor crónico en los hombros que padecía desde hacía meses, la señora S. tomó MMS (ocho gotas por las noches). Después de tres días, los dolores se le habían quitado completamente. Al mismo tiempo, observó que la rosácea de sus mejillas iba disminuyendo y que su ciclo del sueño mejoraba, al igual que su estado general («ahora me siento divinamente»). Ha disminuido el sangrado de las encías de la mandíbula superior (hace ya 10 años que perdió los dientes de la inferior como consecuencia de la paradontosis y lamenta no haber conocido las gotas 10 años antes). Al sentirse bien, dejó de tomar MMS. Tres días después comenzaron de nuevo los síntomas de la fibromialgia. Como es lógico, también su sueño se vio afectado. Así es que volvió a tomar MMS. El resultado: los dolores remitieron inmediatamente. Un par de semanas después volvió a hacer la prueba de dejar el MMS. Una vez más, volvieron los dolores. Por ahora ha decidido tomar MMS de manera regular por las noches, ya que así no siente molestias y sabe que es debido al MMS. Recientemente hizo un crucero. Cuando empezó a sentirse mal (mareo), tomó cinco gotas de MMS y al cabo de 30 minutos volvía a encontrarse bien.

A finales de noviembre me informó de que, tomando MMS con regularidad, no tenía ningún síntoma de fibromialgia.

Octubre del 2010: Señor J. D., 19 años, Renania del Norte-Westfalia (Alemania)

Otitis media

Desde su infancia, el señor D. padecía otitis media recurrente que, pese al tratamiento con antibióticos, regresaba al cabo de dos o tres semanas. Estando de vacaciones, se le presentó una fuerte otitis media. La madre le dio ocho gotas de MMS por la noche y, transcurridas tres horas, ya sintió una clara mejoría. A lo largo de los dos días siguientes fue tomando 24 gotas diarias; al tercer día, la otitis media se le había quitado y pudo disfrutar de sus vacaciones buceando sin molestia alguna.

La madre, Brigitte D., 44 años, Renania del Norte-Westfalia (Alemania)

La señora D. padecía una fuerte infección vírica y, pese al intensivo trata- *Infección* miento antibiótico de tres días que estaba siguiendo, su estado general era *vírica* tan precario que no era capaz de levantarse del sofá. Su marido le habló del MMS y tomó ocho gotas. Al cabo de cuatro horas, su estado ya había me- *Aftas* jorado. Tres días después (habiendo tomado 24 gotas diarias distribuidas a lo largo del día) estaba totalmente recuperada.
El marido tardó una semana en restablecerse.
La señora D. también solía padecer aftas (duración habitual: en torno a dos semanas; tras realizar enjuagues con ocho gotas de MMS y tomar ocho gotas por vía oral, las aftas desaparecieron al cabo de dos días). También solía padecer cistitis, especialmente durante las vacaciones, debido al uso de retretes extraños. Tras tomar ocho gotas de MMS, las molestias desaparecieron en dos días y pudo disfrutar de sus vacaciones.

Octubre del 2010: Dra. U. P., de Renania del Norte-Westfalia (Alemania), trabaja como médica en un hospital

La señora P. padeció, durante tres semanas, una infección crónica con bron- *Infección* quitis y afección de las cuerdas vocales. El tratamiento con diversos antibió- *crónica* ticos no produjo mejora alguna. Oyó hablar del MMS y, tras informarse en *resistente* Internet, decidió tomar 24 gotas distribuidas a lo largo del día. En apenas *a los* 24 horas, el habla ronca se había normalizado y su estado general había *antibióticos* mejorado tanto que apenas podía darle crédito. En vista de lo sucedido, re- comendó el uso de las gotas de MMS a otros colegas de su departamento. También constató que su sistema inmunológico se había recuperado.

Octubre del 2010: Jannik G., 11 años, Renania del Norte-Westfalia (Alemania)

Infección extendida por herpes

Jannik solía sufrir extensas infecciones de herpes que le afectaban a toda la cavidad bucal, a la garganta y a los labios. Pasaba unas dos semanas en la cama durmiendo casi todo el tiempo, no podía leer y le costaba trabajo hablar, comer y beber. Fundamentalmente tomaba té de salvia y también le trataban los labios con compresas de salvia.

Ante una nueva infección de herpes, se trató al niño con biorresonancia, lo que provocó un cierre de las cavidades de rostro y garganta; a continuación, probó a realizar enjuagues bucales con cuatro gotas de MMS. Tomó una cantidad aproximada de dos gotas de MMS. Según su padre, tres horas después la inflamación del labio superior había bajado considerablemente. El niño tomaba 12 gotas de MMS a lo largo del día diluidas en un litro de agua. Al día siguiente, el niño ya tomaba parte en la vida normal de la familia y no tuvo que guardar cama. Diluyeron seis gotas de MMS en unos 100 mililitros de agua, la cual se vertió en un atomizador con el fin de poder desinfectar la zona genital afectada y las manos. Al quinto día, el niño ya iba al colegio y al entrenamiento de fútbol; el labio aún no estaba completamente cicatrizado.

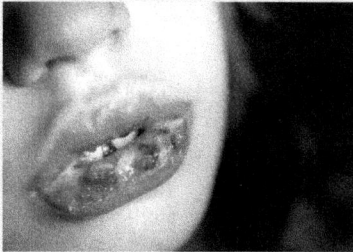

Jannik G., herpes labial

Jannik G., a los siete días

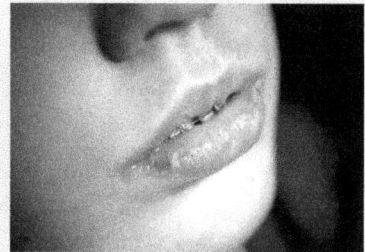

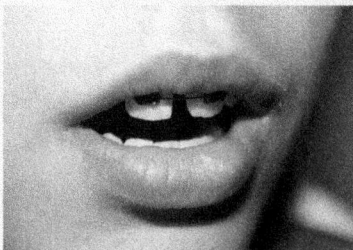

Jannik G., a los 14 días

Octubre del 2010: Siegfried L., 57 años, Renania del Norte-Westfalia (Alemania)

El señor L. es un paciente de 57 años, con cáncer de próstata y metástasis ósea, que ha recibido tratamiento quirúrgico y quimioterapia, así como bisfosfonato intravenoso, durante varios meses. El señor L. presentó una necrosis en el maxilar inferior, región lateral izquierda, de la 36 a la 38. Tras someterse a un tratamiento odontológico infructuoso, fue remitido al cirujano maxilofacial. Camina con ayuda de bastones debido al dolor en la pelvis y en los muslos. El señor L. recibió información sobre el MMS y durante las tres semanas previas a la intervención quirúrgica del maxilar estuvo tomando 30 gotas diarias. Se le extirpó la parte necrosada del maxilar y el hueso restante se recubrió con membrana mucosa mediante cirugía plástica. No hubo tratamiento antibiótico posterior. Transcurridos 14 días de la operación, se retiraron las suturas. La herida cicatrizó sin incidencias ni dehiscencias. Igualmente, los dolores en la pelvis y las piernas remitieron, de manera que el señor L. camina sin dolor ni necesidad de bastones. Para gran satisfacción suya, también los valores de PSA fueron disminuyendo poco a poco. Declara, además, que hacía mucho tiempo que no se sentía tan bien como ahora. Al no padecer dolor en las extremidades, su sueño ha mejorado considerablemente. Actualmente está tomando 50 gotas de MMS distribuidas a lo largo del día y las tolera bien; sin embargo, desde un primer momento las tomó con zumo de manzana, ya que disueltas en agua le producen náuseas.

Cáncer de próstata

Dolores en las piernas

Insomnio

Bisfosfonato

Osteonecrosis

22/11/2010: Rita H., 55 años, Bad Oeynhausen (Alemania)

Desde hace seis años, la señora H. padece una neuralgia del trigémino, rama terminal del nervio infraorbitario del lado derecho, que se manifiesta en forma de «estallidos» regulares. Habitualmente le sobrevenían de tres a cuatro golpes al día acompañados de intensos dolores, pero desde hace ocho meses (desde marzo del 2009) se han incrementado hasta casi 20 al día, que aparecen como explosiones de salvas, lo que la ha conducido a una depresión. El dolor que la neuralgia del trigémino provoca es uno de los dolores más fuertes que existen. La medicación (fuertes analgésicos) y la fisioterapia apenas daban resultado. La reflexología plantar le resultaba muy dolorosa. El dolor era tan intenso que en el hospital universitario de Heidelberg y en el de Minden le sugirieron una intervención quirúrgica para seccionar el nervio. Una operación de ese tipo es muy arriesgada.

Neuralgia del trigémino

Dolores intensos

Depresiones

La paciente estuvo dos semanas tomando 12 gotas de MMS a lo largo del día y cada semana tomaba un baño con 15 gotas de MMS. Ahora no tiene molestia alguna y está contentísima.

Cuando el 24 de enero del 2011 la editorial se puso en contacto con ella, nos dijo lo siguiente:

Ya no padezco los «estallidos». Ahora debo aprender a librarme del miedo a tenerlos de nuevo.

Durante las fases agudas, pasaba semanas enteras sin poder beber, comer, cepillarme los dientes, echarme crema en la cara o sonarme la nariz sin esperar un «estallido».

Había perdido la costumbre de reírme, ignoraba el timbre de la puerta o el del teléfono porque todo gesto me producía un estallido. Pasaba meses enteros sin salir de casa porque un pequeño soplo de viento me desencadenaba una explosión en el rostro.

Las relaciones con la familia se redujeron al mínimo. Para vencer el miedo a que estos estallidos explosivos me sobreviniesen en público, tenía que tomar todavía más pastillas que me tranquilizasen.

Aún sigo teniendo cuidado cuando hace frío o viento.

Vuelvo a disfrutar de salir con mi marido y de jugar con mi nieto sin tener que temer que me agarre la cara.

Más sobre Rita H., Bad Oeynhausen (Alemania)

Mi padre necesita cuidados continuos desde hace 10 años.

Pasa 22 horas diarias en la cama y se alimenta a través de una sonda gástrica. Realmente sería un anciano con muy buen humor si no fuese por el continuo malestar. Después de la buena experiencia que tuve con el MMS, llevamos siete semanas administrándole tres gotas, dos veces al día, a través de la sonda gástrica. A las cuatro semanas, el malestar había desaparecido y podía volver a tomar parte en la vida familiar.

El pasado lunes cumplió 80 años y celebró su cumpleaños en compañía de sus 55 invitados. Por otra parte, mi nieto, de tres años, pasó todo su último año de prescolar con toses, catarros y fiebre. Cogió todas las enfermedades posibles. Desde noviembre del 2010 toma tres gotas cada noche y desde entonces no ha vuelto a moquear.

Agosto del 2010: Señora C. B., Renania del Norte-Westfalia (Alemania)

La señora B. se quejaba de que el cuarto molar superior izquierdo se le movía como si fuera el rabo de una vaca y que solo estaba sujeto por unos hilillos. Creía que no le quedaba más remedio que sacarse la muela. Ya no podía comer nada sólido porque masticar le resultaba muy doloroso. Tenía la encía inflamada. Después de que le hablase del MMS, quiso hacer una prueba. Inmediatamente comenzó a tomar dos gotas dos veces al día. Además, hacía enjuagues con dos gotas de MMS activado diluidas en unos 10 mililitros de agua tres veces diarias.

Parodontosis

Diente flojo

Después de enjuagarse la primera vez, el dolor remitió notablemente. Al segundo día, la señora B. podía volver a morder con cuidado y, sobre todo, sin dolor. Dos días después, volvía a masticar con normalidad: la muela se movía considerablemente menos y ya no se hablaba de extracción. La señora C. B. estaba felizmente sorprendida porque, con su acentuada paradontosis, no había albergado grandes esperanzas.

Noviembre del 2010: México

Una señora de México, que trabaja con niños autistas, tiene en observación a 55 niños que toman MMS. En el periodo de 70 días, algunos comenzaron a hablar o a hacer otra serie de cosas que antes no hacían.

Autismo

En caso necesario, puede ponerse en contacto con ella, en español o inglés, a través del sitio web www.autismo2.com.

11/02/2011: Hans M., Glückstadt (Alemania), urgencia urinaria nocturna

Querida Antje:

A principios de julio del 2010 comencé a tomar MMS debido a la urgencia urinaria nocturna; fui aumentando de una a ocho gotas, dos veces al día. Al cabo de un mes más o menos, la urgencia urinaria fue disminuyendo. En vez de tener que ir tres veces al baño por las noches, voy dos a lo sumo, y si me tomo una cucharadita de aceite de calabaza por la noche, solo una.

Urgencia urinaria

17/02/2011: Diethelm Schmittat, Kaufbeuren (Alemania)

Varices Mi esposa y yo hicimos una prueba con el MMS: comenzamos con dos gotas y fuimos aumentando hasta llegar a siete gotas el séptimo día —dos veces diarias— y, al cabo de 18 días, dimos el experimento por terminado. Me quedé muy sorprendido cuando mi esposa me enseñó las piernas. Tenía varices desde hacía más de 30 años y, una de ellas, que estaba en la corva, sobresalía 8 milímetros. Para nosotros fueron tales la sorpresa y la alegría que decidí hacer partícipe de la noticia al señor Peter inmediatamente, y de ahí la presente carta. Se ha producido un fenómeno desfavorable: el intestino no tenía la misma regularidad que antes de la cura, pero eso también lo hemos vuelto a controlar gracias a la sal de Glauber. Si tiene alguna noticia a este respecto, le quedaríamos muy agradecidos si nos la hiciera saber (nota de la autora: hasta ahora no he oído nada de estreñimiento después de tomar MMS). Les deseo mucho éxito para que el círculo de aquellos que se interesan por el MMS siga creciendo, tal y como está sucediendo. ¡Las venas protuberantes de las piernas de mi esposa estaban planas al cabo de 18 días!

10/12/2011: Posdata de Diethelm Schmittat, Kaufbeuren (Alemania)

Al publicar mi carta, tenga en cuenta que depende del estado concreto en el que se encuentre cada individuo. En cualquier caso, para poder observar cómo actúa el MMS en uno mismo, yo aconsejaría quedarse en tres o cuatro gotas desde el día 18 al 28.
¡Espero que mi experiencia haya podido ser de utilidad!

23/02/2011: Angelika Vanden Broucke Bergemann, Bruselas

Infección Desde hace casi tres años vengo tratando a toda mi familia, a mí misma, a
dental mis amigos, a mis animales y a mis plantas con MMS. Entre los éxitos que
con absceso he obtenido en los últimos años figuran los siguientes:
Tanto mi marido como yo misma nos hemos tratado infecciones dentales con abscesos. El diente sobresalía cada vez más de la hilera de dientes y ya no parecía estar sólidamente cimentado en la mandíbula. En estos casos, lo habitual es que tanto el dentista como la endodoncia aparezcan en el programa. Nos estuvimos tratando de dos a tres semanas con MMS y el diente vuelve a estar fijo y el absceso ha desaparecido.

Debido a cistitis hemorrágicas reiteradas, una de nuestras perras llevaba años en tratamiento con una medicación muy fuerte. Como ya no toleraba la química, se convirtió en la primera paciente que traté con MMS. Había leído ya mucho sobre el MMS, pero como no conocía personalmente a nadie a quien pudiera preguntar, me temblaban las piernas mientras vertía, con ayuda de la pipeta, las primeras gotas activadas en la boca de la perra —dado que compro el MMS en un laboratorio de PRIMERA en el que solo hay productos para depurar el agua, también tuve que enfrentarme al aviso de color rojo vivo: «Peligro de muerte si se ingiere sin diluir»—. En dos días, la perra estaba totalmente recuperada —y sin efectos secundarios—. Después de tomar las pastillas siempre dejaba de comer y adelgazaba considerablemente. *Cistitis con hematuria*

Con el herpes labial obtuve un éxito colosal. Mi marido y mi hija lo padecen ocasionalmente y, para estos casos, guardo en la nevera una pequeña reserva de pomadas medicinales. Por desgracia, no son muy efectivas y las vesiculitas siguen igualmente su curso infeccioso: transcurre más de una semana hasta que está totalmente cicatrizado. *Herpes labial*

Pero no con el MMS: se mezclan cuatro gotas con 20 gotas de activador (ácido cítrico al 10 %), al cabo de tres minutos se añaden de dos a tres centímetros de agua, se aplica en la zona afectada con un bastoncillo y en poco tiempo se llega a buen puerto. La mayoría de las veces, al cabo de dos días ya no se nota nada.

Siempre tapo el vaso con un platito para que el contenido permanezca activo durante más tiempo.

El MMS también funciona de maravilla con la caspa y los eccemas. Tras aplicar tres veces el tratamiento, ya NO cae por el cuello. Los champús especiales no tienen ni punto de comparación… *Psoriasis*

Hace una semana, mi querida vecina, que acaba de cumplir 90 años, tenía colitis y cistitis. Como confía en mí y es muy abierta de mente, ve con buenos ojos los tratamientos alternativos y accedió a tomar MMS. Hoy vuelve a estar en plena forma (aunque esta noche tuvo calambres y una fuerte diarrea, se siente bien). También los pies, que tenía inflamados desde hacía muchos años, están más finos desde que toma MMS. ¡Hasta el color rojizo casi ha desaparecido! *Colitis*

Mi precioso ficus benjamina de repente se llenó de ácaros (secreciones pegajosas en las hojas). Así es que enseguida preparé una solución con 12 gotas y un cuarto de litro de agua, la vertí en un frasco y pulvericé el árbol unas tres veces manteniendo cierta distancia. Por lo que puedo ver, las hojas ya no están pegajosas. *Ácaros*

07/03/2011: Dr. Luise Stolz, 33098 Paderborn (Alemania)

Desintoxi-cación

Al igual que la autora del libro que tiene delante, soy médica de medicina general, homeópata y psicoterapeuta. Cada uno de nosotros tiene algo así como convicciones íntimas o principios. Para mí, una regla conductual importante es que yo misma tengo que probar lo que recomiendo a otros. Esto no solo es aplicable a los fármacos convencionales, de los cuales hago un uso moderado, sino también a todo lo que pertenece al ámbito de la medicina alternativa y complementaria. Así, entre otras cosas, hace algún tiempo estuve tomando diariamente una gran cantidad de almendras amargas, nada menos que durante casi 12 meses. Este «producto alimenticio» es muy controvertido, tanto en los medios de comunicación como en Internet: mientras que unos lo ensalzan por ser muy efectivo contra el cáncer, otros lo consideran altamente tóxico. Físicamente me sentía muy bien tanto antes como durante como después de haberlas tomado. Puede ver una parte de mis experiencias en el sitio web de la Sociedad para la Lucha contra el Cáncer de Heidelberg (Alemania), incluidas las recomendaciones para su uso en lo concerniente a la dosificación.

Y ahora vayamos al MMS. Había oído hablar de las gotas prodigiosas a través de diversas fuentes y un día hablé con la Dra. Antje Oswald acerca de ellas y del libro que iba a escribir. Mediante sus experiencias me alentó a probar el MMS. Preparé mi propia solución. Mientras paso consulta, suelo beber de entre un litro y medio y dos de agua, y como no quería tener que repetir el procedimiento de activación cada vez, preparé una solución con 10 gotas de cada, la vertí en una botella oscura llena de agua e iba añadiendo una parte al agua normal conforme bebía. Seguí así durante unas cuatro semanas sin ningún problema. Sin embargo, hubo una cosa que me llamó la atención: al cabo de una o dos semanas empecé a tener una enorme cantidad de flujo vaginal, lo que en un primer momento me inquietó porque provengo de una «familia con cáncer». El corazón y la intuición me decían que aquello debía ser interpretado como parte de un proceso de desintoxicación. Y así fue, en efecto; transcurridos 10 días, todo volvió a la normalidad.

Entonces llegaron las vacaciones. Mi amiga, que también está familiarizada con el MMS —evidentemente, su información es distinta a la mía—, me explicó que hay que beber la mezcla diluida en agua nada más prepararla. Al estar de vacaciones, y considerando que ya estaba acostumbrada, me preparaba dos veces al día una mezcla con ocho gotas. Entonces experimenté el poder de estas modestas gotitas: unos dolores de vientre fortísimos y una diarrea maloliente y acuosa. Al principio no pensé en el MMS, pero al tercer día me di cuenta de que había una clara relación entra la toma de MMS y mis trastornos. Dejé de tomar las gotas durante cuatro días, hasta que el intestino se hubo tranquilizado, y volví a comenzar con una dosis de dos gotas dos veces al día, la cual aguanté sin problemas. Fui aumentando esta dosis lentamente —guiándome por mi «olfato»— y me fue bien. Mi experiencia: puntualmente se presentan claros «síntomas de desintoxicación», es decir, una mayor secreción de mucosidad, orina, heces, lo cual, desde el punto de vista de la medicina naturista, es deseable y necesario para el proceso curativo.

Y una segunda cuestión: si, al igual que hice yo, imprudentemente tomara una «sobredosis», déjelo durante un par de días y luego vuelva a comenzar desde el principio; así todo irá sin problemas y su salud se beneficiará. Estoy muy satisfecha con el efecto que el MMS ha tenido sobre mi cuerpo. Dado que ya me sentía bien con anterioridad, no puedo hablar sobre la desaparición de síntomas de dolencias. Pero después también me seguía sintiendo muy bien.

Mayo del 2011: señora Joneikies, Düsseldorf (Alemania)

La señora Joneikies es una enfermera que ha trabajado durante muchos años en oncología. Cuando ella misma enfermó de cáncer, sus experiencias negativas con la quimioterapia la impulsaron a buscar una alternativa y optó por el MMS. En enero del 2009 le diagnosticaron un cáncer de páncreas por medio de una tomografía computarizada (TC). En mayo del 2009 comenzó a tomarlo poco a poco: comenzó con una gota y fue aumentando hasta hacer una toma de 10 gotas por la noche y de otras seis gotas a lo largo del día.

Cáncer de páncreas

Después de nueve meses tomando MMS, volvió a hacerse un TC. Ya no se detectaba el cáncer de páncreas.

Un mes antes ya se había encontrado mejor y los dolores habían desaparecido. Durante ese periodo no había seguido ningún otro tratamiento aparte del MMS. Hasta la fecha (diciembre del 2011) se encuentra bien.

20/06/2011: Carolyn Czichos y Reinhard Kalus, Bamberg (Alemania)

Paradontosis

Problemas cutáneos e intestinales

Tomamos MMS con regularidad para tratar pequeñas cuestiones de salud, como paradontosis, problemas cutáneos o intestinales, y notamos cómo surte efecto.

Mi primera impresión intuitiva acerca del MMS es que no solo actúa en el ámbito físico, sino que, en primer lugar, actúa en un ámbito de vibración mental más alto o en el plano del elemento aire. Esto se corresponde con mi percepción del sistema de los *chakras* dentro de la escala vibratoria de la anatomía luminosa humana (por ejemplo, en comparación con los meridianos o el cuerpo astral). Parece que el MMS aviva e incrementa la vibración de los *chakras* individuales y, con su consumo regular, de todo el sistema de *chakras* en su conjunto.

Iluminación de chakras

Por lo tanto, dado que el MMS posiblemente actúe sobre el plano vibratorio mental, también tengo la impresión de que este remedio puede contribuir a un ascenso mental positivo, claro y luminoso del campo del propio aura, así como de la energía colectiva de la humanidad. Según mi propia imagen interna, el MMS podría rociarse sobre la cabeza o como fluido sobre la piel. Este aspecto de su efecto podría dar lugar al esclarecimiento y la desenvoltura del componente mental del aura, lo que haría que los propios pensamientos fuesen más puros y ligeros, similar al efecto que produce una prolongada estancia a orillas del mar, capaz de purificar completamente el aura. Semejante esclarecimiento de la parte mental del campo del aura podría contribuir, además, a la percepción de los entes luminosos positivos, como los ángeles. Así, al hilo de esta idea, el MMS en aerosol podría aplicarse, por ejemplo, a las discordancias y la polución del aire o podría dársele un uso exterior, como pueda ser para purificar estelas químicas y pesticidas, así como para las viejas formas de pensamiento acumuladas —sobre estados mentales internos inarmónicos—, o sobre un terreno, en el vecindario donde uno vive o para incrementar la energía de los sitios de poder.

04/07/2011: Nina Rohlmann, Münster (Alemania)

El MMS llegó a nuestro grupo de meditación en el 2008. Todos tomamos MMS a modo de pequeña cura y la mayoría tuvo diarrea o vómitos. Solo yo estuve sangrando fuera de mi periodo, lo que a todos nos sorprendió mucho. Entonces, en una revisión ginecológica rutinaria, me diagnosticaron cáncer de cuello de útero y tenía que someterme a una operación, sin que estuviera muy claro cuánto había que extirpar. Por aquel entonces tenía 28 años y todavía no tenía hijos. Hablé con mi médica y le pedí que me diese un plazo de seis semanas para realizar un tratamiento con MMS. Si para entonces no pudiera constatarse que se había producido una diferencia importante en los tejidos, me sometería a la operación...

Cáncer de cuello de útero

Entonces comprendí que el MMS había intentado eliminar los agentes patógenos a través del sangrado.

Mi madre y yo dispusimos de un fin de semana completo y durante dos días estuve tomando una dosis alta de MMS cada dos horas (aunque por las noches solo lo tomaba si estaba levantada, para permitirle al cuerpo descansar).

Después, al tercer día, lo tomé (dosis altas) cada tres horas; luego, cada cuatro, cada cinco, y así sucesivamente, bajando muy poquito a poco. Durante un par de días más estuve tomando 11 gotas de MMS por la mañana y por la noche (simultáneamente estuve haciendo lavados vaginales con las sales básicas de Peter Jentschura, tres veces al día durante siete días).

Quisiera añadir, a modo de advertencia, que siempre que se tome una cantidad elevada de MMS debe hacerse con un acompañante, porque durante aquel periodo me sentía muy mal y no tenía fuerzas. Por ese motivo me fui a casa de mi madre para hacer el tratamiento.

Al cabo de seis semanas, la doctora quedó asombrada al ver lo mucho que había mejorado el tejido y, poco tiempo después, estaba completamente sano. Vuelvo a ser tratada como una paciente sana.

Todo esto sucedió hace apenas tres años. Me encuentro muy bien y estoy encantada de haberme librado de la intervención. Y, además, cuento con todos mis órganos, así que ¡podré formar una familia!

06/07/2011: Peter Schmidt, Goldbach (Alemania)

Estuve tomando MMS durante cierto tiempo según las indicaciones de Jim Humble. Sencillamente, no podía admitir ni creer que esto del MMS surtiese efecto. Al cabo de un par de días empecé a notar que los dolores que la artrosis me producía en las articulaciones de las rodillas y de los pies iban remitiendo día tras día. Aquello fue en el verano del 2010, unas seis semanas después de haber empezado a tomarlo. Desde entonces no tengo molestia alguna y a mis 60 años recién cumplidos ¡puedo subir corriendo las escaleras! Naturalmente, también obtuve resultados positivos con otras pupas.

Artrosis dolorosa

¡Aún hoy me cuesta creerlo! Para mí, personalmente, el MMS es más valioso que un lingote de oro. Es recomendable para todo el mundo, incluso para las personas que se encuentren bien, como medida de precaución.

Luca S., 17 años, Renania del Norte-Westfalia (Alemania)

*Monon-
ucleosis
infecciosa*

El martes 19 de julio, a mi hijo le dio un fuerte dolor de garganta y fiebre que, por la noche, le aumentó a 41,3 °C. Pese a ponerle compresas frías y darle jarabe para bajarle la fiebre, la temperatura se mantuvo en torno a los 40 °C o más hasta el viernes. Se sentía muy mal, vomitó varias veces, apenas podía hablar y la mucosidad de la garganta le causaba muchísimas molestias. Antes de administrarle las gotas de MMS por primera vez, se sometió a una terapia de biorresonancia contra virus y bacterias. El viernes comenzó a tomar las gotas de MMS; el domingo, la fiebre estaba por debajo de los 39 °C y le apetecía tomar helado, que, pese al dolor de garganta, fue el primer alimento que pudo tomar —hasta entonces solo había tomado té y agua a sorbitos—. El dolor de garganta continuó disminuyendo durante el domingo hasta que, por la noche, ya pudo volver a ingerir alimentos sólidos en forma de pasta. El lunes, la fiebre ya estaba por debajo de los 38 °C y estuvo en condiciones de volver a levantarse y de comer. El martes siguiente ya no había rastro alguno ni de fiebre ni de febrícula. Tenía cierta flojera y algo de cansancio. Durante cuatro semanas le estuve dando, diariamente, un vaso con cuatro gotas, tres veces al día. Además, a partir del sábado, cada dos días tomaba un baño con algunas gotas. Tras haberle hecho un análisis de sangre el jueves, 21 de julio del 2011, y el martes, 26 de julio del 2011, el pediatra nos lo confirmó: mononucleosis infecciosa (con un nivel de fiabilidad del 99 %). El pediatra se sorprendió por lo rápido que se había recuperado. Gracias al MMS, Luca volvió a estar en plena forma en unos pocos días (finales de julio).

04/08/2011: Beatrix Krause, Gräfelfing (Alemania)

*Cálculos en
la glándula
salival*

Desde hace unas dos semanas estoy depurándome los riñones, es decir, estoy tomando un té depurativo, según indica Andreas Moritz. Hace ocho días que tomo MMS y cada mañana he ido aumentando el número de gotas sin haber tenido náuseas. Hoy voy por 12 gotas, tres veces al día, y apenas tengo una ligera diarrea. Entonces, el fin de semana se me inflamó la parótida (glándula

salival) y fue debido a que tenía piedras en ella —han salido por sí mismas—.
¡Es una reacción fantástica!

Me pregunto qué más va a suceder, o sea, ¡de qué más cosas irá a liberarse mi cuerpo!

12/08/2011 Dr. Wolfgang Storch, Hermsdorf/Bad Klosterlausnitz (Alemania), www.malaria-hilfe.de (en alemán)

En la piel de la espalda, poco a poco, se me formaron tres manchas marrones muy próximas entre sí, las cuales rociaba de vez en cuando con agua de dióxido de cloro. Acto seguido, las cubría durante 24 horas con un compresa que mantenía humedecida con una solución de dióxido de cloro al 0,3 %. Aquello me produjo una fuerte irritación en la piel, casi como una quemadura. Al cabo de una semana, la piel de la zona se regeneró completamente. Después fui observando como dos de las manchas iban palideciendo, mientras que la que estaba en el medio (de unos seis milímetros de diámetro) adquiría una tonalidad cada vez más oscura. En el transcurso de tres semanas, esta mancha comenzó a crecer con relativa rapidez. En circunstancias normales, este habría sido un caso para el dermatólogo, quien, con toda seguridad, habría procedido a extirparla.

Observación de manchas oscuras en la piel

Continué rociando la mancha con una solución de agua con dióxido de cloro al 0,3 % y, el 4 de agosto del 2011, fui a las termas Kristallbad, en Bad Klosterlausnitz (Alemania), donde tomé un baño en una solución salina al 12 % (20 minutos), seguido de otro en bicarbonato de sodio (20 minutos).

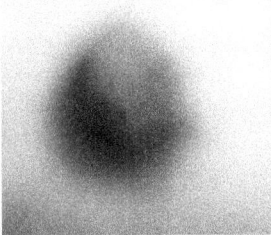

Fotografia 1

Después volví a colocar una compresa con solución de dióxido de cloro. El 7 de agosto del 2011 me di cuenta de que la mancha negra se había desprendido. Yo mismo traté de fotografiar esta situación. Por la noche pude retirar las zonas negras de piel, que sangraban levemente (fotografía 1). Pude parar el sangrado aplicando la solución de dióxido de cloro. Entonces la piel sanó. La fotografía número 2 está tomada después de haber vuelto a tomar los baños en solución salina y en agua con bicarbonato de sodio

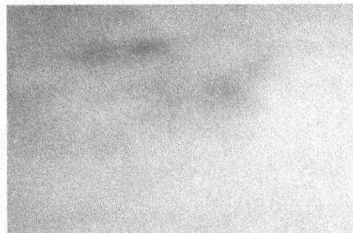

Fotografia 2

en las termas de Klosterlausnitz. Ahora solo queda un ligero enrojecimiento en la piel, que apenas es perceptible.

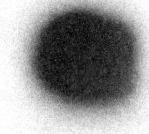

Fotografía 3

En la fotografía número 3 aparece la piel desechada.

Pese a la deficiente calidad de las fotografías, sirven para documentar el autotratamiento con agua salada y dióxido de cloro.

Los fenómenos que he observado son congruentes con otras observaciones de la evolución de manchas cutáneas, las cuales considero un «vertedero de basura». Por lo que parece, la piel posee un mecanismo de autodefensa y acumula los metabolitos molestos, aquellos que no se pueden excretar de otra manera, en determinados lugares que se distinguen a través de los colores marrón o negro. Cuando la piel satisface su continua necesidad de autodesintoxicación, está en condiciones de deshacerse de las sustancias nocivas acumuladas, lo que yo mismo presencié. Pese a que otras personas me habían hablado ya de semejante fenómeno, hasta ahora solo me había creído «a medias» que el agua de dióxido de cloro produjese este efecto. Parece ser que tenía que convencerme de los asombrosos efectos de la solución de dióxido de cloro a través de mi propia experiencia.

Esta desintoxicación de la propia piel tiene lugar muy lentamente. Algunos pierden la paciencia y permiten que les extirpen las manchas oscuras. Al hacerlo, las manchas desaparecen, pero el proceso de autodesintoxicación, tan necesario, deja de funcionar. Todavía no sé si, en mi caso, ha vuelto a funcionar de manera armónica. Sea como sea, me tranquiliza que una mancha negra que estaba creciendo rápidamente desapareciera de la piel con ayuda de la solución de dióxido de cloro.

28/09/2011: Anita Carapina, Voerde (Alemania), otitis media

Otitis media

A mi hijo, de 13 años, le salió una otitis media durante la noche y no parecía que hubiese manera de controlarla. Calor, saquitos con cebolla picada, instilación de gotitas de aceite de oliva templado en el oído... Nada daba resultado.

En torno a las 03:00 le pregunté si debíamos probar el nuevo remedio, el MMS. Accedió de inmediato: activé una gota, la diluí en algo de agua y vertí un poco en el oído (tenía un poco de miedo porque no había leído en ninguna parte que el MMS pudiera emplearse como gotas para los oídos, pero entonces me dije: si el MMS puede beberse, ¿por qué no se va a poder verter en el oído?). Una sola gota fue suficiente. Creo que no tardó ni cinco minutos: al preguntarle cómo estaba, me respondió: «¡Se me ha pasado!». El año pasado, después de haber hecho yo misma una cura de 14 días con MMS (mañana y noche, incrementando el número de gotas), no volví a tener migraña en unos 10 meses y tuve menos dolores de cabeza que antes.

Octubre del 2011, Harm-Wulf Sluyterman, Dinamarca

Mi experiencia directa con el MMS:
- Aftas en la boca: el MMS me ayudó en el transcurso de medio día.
- Fuertes dolores en el dedo gordo del pie, probablemente gota (mi padre también la padeció): desaparecieron al cabo de una hora.
- Ocasionalmente, en el cepillado de los dientes y para combatir el mal aliento.
- En lesiones externas, como, por ejemplo, inflamación por una astilla.
- De dos a tres gotas en un litro de agua para mis plantas; crecen estupendamente.
- Un amigo de Copenhague tenía un hongo (Candida) en el estómago; a los 10 minutos de haber tomado MMS, ya no tenía síntomas y, transcurrido un año y medio, aún no ha recaído.
- Dos amigos de mi amigo de Copenhague tenían herpes genital; se curaron en tres días. De esto hace ya un año y continúan sin molestias.

Aftas
Dolor intenso
Gota
Mal aliento
Candidiasis
Herpes genital

01/11/2011: Familia Rasch, Bad Wörishofen (Alemania)

Conocemos el MMS desde hace unos dos años. Desde entonces, toda la familia lo toma para tratar las más diversas enfermedades (hongos en las uñas y en la piel, impurezas y erupciones cutáneas, cicatrices y heridas, resfriados, candidiasis, gingivitis), por lo que ya hemos recabado un amplio espectro de efectos y resultados derivados del uso del MMS.
Nuestro botiquín, tanto el de casa como el de viaje, casi se ha reducido a un único remedio que todo lo puede.
Pero no solo aplicamos el MMS para tratamientos de emergencia; también lo utilizamos para hacer una desintoxicación general. Llevamos mucho tiempo estudiando en profundidad el asunto de la salud y por eso sabemos lo importante que es eliminar las sustancias que contaminan el cuerpo.

Onicomicosis y micosis cutánea

Impurezas del cutis

Erupción cutánea

Estamos absolutamente convencidos de la eficacia del MMS y, por ello, hace unas semanas nos atrevimos a administrárselo también al miembro más pequeño de nuestra familia. El perjuicio derivado de la contaminación del medio ambiente, de los parásitos y de las impurezas no solo nos afecta a nosotros, las personas, sino que también afecta a nuestras amadas mascotas.

Cicatrización

Resfriado

A Jessy, nuestra terrier West Highland de 10 años, llevamos tres semanas administrándole MMS activado con la comida, por la mañana y por la noche.

Candidiasis

Nunca hemos alimentado a Jessy con alimentos preparados, sino que, con mucho cariño, nosotros mismos le hacemos una comida adecuada para perros. Con el paso del tiempo, a nuestra perra le sobrevino cierta indolencia. Al principio lo achacamos a la edad, pero luego abrimos los ojos.

Gingivitis

Desde que Jessy toma MMS, ocurren cosas estupendas y estamos muy contentos con este cambio tan positivo: todos los supuestos síntomas de vejez se han evaporado y las garrapatas que se le pegan se mueren apenas succionan un poco. También podemos dejar de administrarle el antiparasitario con toda tranquilidad, pues el MMS elimina los parásitos.

04/11/2011: Josef Neuhold, St. Nikolai ob Draßling (Austria)

Tengo cierta experiencia con el MMS y suelo recomendarlo. Si se combina con una dieta equilibrada y rica en vitaminas que incluya alimentos crudos, puede mantener bajo control prácticamente toda dolencia o molestia.

Intolerancia a la lactosa

En la primavera del 2008 averigüé que era intolerante a la lactosa y, nada más saberlo, evité tomar productos lácteos. A los pocos días de haberme enterado y de haber dejado de lado este factor de estrés, experimenté algunos cambios muy positivos: me bajaron las pulsaciones, me sentía más relajado, dormía mejor, estaba más sereno, tenía la piel limpia…

Al dejar de consumir ciertos alimentos, mi nivel de estrés se redujo, por lo que también en el trabajo pude volver a encargarme de ciertos asuntos sintiéndome bastante más relajado.

Al principio no hubo ningún problema porque el placer de golosear se veía compensado por la mejora de mi calidad de vida. En algún momento del verano del 2008 volví a probar el chocolate (con leche, ¡naturalmente!). Como mi cuerpo ya no estaba habituado a este perjuicio (diario), reaccioné con mayor intensidad y al día siguiente me desperté con la cabeza ardiente y la cara y el cuello dolorosamente inflamados. Me puse muy malo y aquello me volvió a «curar» de tomar chocolate durante una temporada.

En septiembre del 2008 me topé con Jim Humble, es decir, con el MMS y poco tiempo después comencé a probarlo. Mi lógica se basaba en lo siguiente: a través de la estimulación del sistema inmunitario hasta 100 veces —y esto a lo largo de 24 horas, más concretamente, el efecto antinflamatorio—, las consecuencias de los productos lácteos (en mi caso, especialmente el chocolate y los helados) quedarían neutralizadas. Tal y como se indica en el libro, empecé por seis gotas y fui aumentando hasta llegar a 12; después mantuve esta dosis durante un par de semanas con el fin de desintoxicarme el cuerpo completamente. A continuación, volví a bajar a unas seis gotas cada dos días (preventivamente) y, según la necesidad, es decir, cuando como chocolate o helado, tomo MMS nada más llegar a casa.

La dosis está entre 12 y 15 gotas, según el tiempo que lleve sin tomarlas (la sobredosis no es perjudicial, pero puede provocar náuseas o tener un efecto laxante). A diferencia de antes, salvo que tome dosis muy bajas, ahora consigo amortiguar casi todas las molestias. O sea, que pese a comer chocolate duermo toda la noche de un tirón, me despierto sin inflamación o, como mucho, durante unos días tengo impurezas en la piel.

Entretanto, ya me he acostumbrado y el MMS supone una enorme mejora en mi calidad de vida. Gracias al MMS puedo tomar y disfrutar todas las cosas que me gustan sin reparo alguno.

Desde hacía algunos años tenía también una ligera alergia a diversos arbustos y gramíneas, por lo que, en noviembre o diciembre del 2008, me propuse iniciar un tratamiento contra la alergia consistente en unas gotas. Estaba previsto que este tratamiento durase unos tres meses y, para la próxima temporada de polen, ya sería resistente. Por este motivo, había acudido al otorrinolaringólogo hacía poco. Para poder encargar las gotas, hicimos una nueva prueba de alergia: el resultado fue asombroso y no he vuelto a dar positivo por ningún arbusto ni gramínea desde hace tres años. ¡Absolutamente nada! Tras haber revisado la base de datos, me preguntaron si había tomado algún tipo de preparado inmunológico durante ese tiempo, a lo que naturalmente respondí que no, por lo que la curación era inexplicable. Como estoy completamente seguro de estas gotas y para mí es una satisfacción poder ayudar a otros con ellas, he ido recabando numerosas confirmaciones a lo largo del tiempo.

Alergia a determinados arbustos y a las gramíneas

Un amigo (45 años, fumador empedernido) se hizo una fractura maleolar en diciembre del 2008. Los huesos no soldaban según lo previsto, por lo que la retirada de la escayola se iba posponiendo más y más. Además, se le produjo una dolorosa inflamación y, pese a que ya habían transcurrido dos meses, todavía no podía apoyar el pie. Aunque anteriormente se había negado a tomar las gotas con escepticismo, por fin las probó. También resultó

Inflamación dolorosa

fascinante: al cabo de dos días, la inflamación había desaparecido y podía apoyar el pie.

Otro caso:

Fuertes dolores articulares (gota)

Mi tía (enfermera jubilada de más de 60 años) padece fuertes dolores en las articulaciones desde hace algunos años (gota) y toma mucha medicación para combatirlos. Por desgracia, el resultado es muy limitado y con frecuencia no puede ni salir de casa. Está muy abierta a posibles alternativas y también ha probado las gotas de MMS (diciembre del 2008). Debido al desagradable olor del cloro, solo podía tomarse una parte de las gotas, por lo que apenas pudo incrementar la dosis hasta llegar a las ocho gotas, más o menos. Sin embargo, en unas dos semanas experimentó una fuerte mejoría, que se ha mantenido hasta la fecha. Sus articulaciones tienen más amplitud de movimiento y puede volver a mover los dedos hasta cierto punto —la intensidad del dolor se ha reducido hasta un nivel soportable—. Y así se han producido otros muchos casos —todos ellos positivos—, como, por ejemplo, la corrección de unos valores en sangre relacionados con la glándula tiroides, que eran muy críticos, o, en otro caso, con la próstata, etc.

¡Tan simple y tan efectivo!

07/11/2011: Informe proveniente de la consulta del homeópata y Dr. en Ciencias Naturales Hartmut Fischer, Lauterbach (Alemania)

Picaduras de abejas

El 6 de agosto del 2011, Ludwig Sch. (6 años) fue atacado por un enjambre de abejas y tenía unas 11 picaduras. Todas las partes afectadas, especialmente rostro y cuello, se inflamaron a una velocidad sospechosa, ya que Ludwig tenía una predisposición alérgica. La familia acudió inmediatamente a consultarme porque el chico también estaba muy alterado psíquicamente. Recomendé la toma de MMS conforme al protocolo MMS 1000: debía tomar un total de 10 gotas (en un litro de agua) distribuidas en pequeñas tomas cada hora. Además, debían rociar las zonas enrojecidas donde estaban las picaduras. Pocas horas después, la madre me telefoneó para informarme de que la inflamación había registrado una clara mejoría, que su hijo estaba muy aliviado y que se había tomado bien las dosis que le correspondían en cada hora.

Estreñimiento crónico

Miriam T. (29 años) acudió a mi consulta en agosto del 2011 en busca de consejo sobre un problema crónico de estreñimiento que llevaba varios años padeciendo. Había probado muchos laxantes sin obtener resultado alguno y el doloroso estreñimiento había acabado por provocarle cierta malnutrición con una intensa descamación en las manos y amenorrea. Le expliqué que, tras el prolongado consumo de laxantes, sería muy sensato proceder a desintoxicar el cuerpo en primer lugar. Siguiendo mi recomendación, la paciente bebió una solución de MMS 1000 (activación lenta según Fischer) con tres gotas cada hora; después de varias tomas, aparecieron fuertes náuseas y diarrea. Seguidamente, y para su sorpresa, los procesos digestivos e intestinales se normalizaron completamente. Más adelante, la paciente reconoció que, en un primer momento, no había tenido ninguna fe en la efectividad de la solución y me informó, entusiasmada, de que había recuperado el apetito y el placer de comer. Unas tres semanas después se fue de vacaciones y a su regreso volvió a quejarse de un fuerte estreñimiento, el cual había comenzado cuando subió al avión. Quería volver a tomar la solución y le recomendé que, en esta ocasión, tomase una dosis menor para evitar las náuseas —sin embargo, estas no se produjeron como lo habían hecho la vez anterior—. Al volver a tomar la dosis inicial, se repitió el esperado éxito del tratamiento y el estreñimiento crónico desapareció. Dado que inició esta segunda toma la semana pasada, esperamos ver cómo mejoran los demás síntomas.

El señor Karl Ludwig (64 años) acudió a mi consulta en el mes de junio porque, tras dos años luchando contra un cáncer de próstata, ya no respondía a ningún tratamiento. La gammagrafía mostraba múltiples metástasis en el esqueleto y en los pulmones. Muchos de los ganglios linfáticos se palpaban endurecidos e inflamados y el valor del PSA estaba en 1562 miligramos/mililitros (valor normal: entre cero y cuatro miligramos/mililitros). El señor Ludwig se encontraba en un estado lamentable y le costó un gran esfuerzo subir los tres peldaños de la entrada a mi consulta. Por indicación mía, comenzó a tomar diariamente la solución de MMS 1000 (activación lenta según Fischer) y rápidamente aumentó la dosis hasta las ocho gotas por toma. No obstante, esto le produjo unos intensos dolores de localización variable. Aunque simultáneamente se adoptaron medidas para reforzar el hígado, se procedió a cambiar y a desacidificar su dieta y se hicieron otros ajustes semejantes, fue necesario volver a reducir la dosis considerablemente. Más adelante toleró muy bien la solución de MMS 1000 (activación lenta según Fischer) tomando dos gotas por dosis. Transcurridos unos dos meses y medio, el 8 de septiembre del 2011, el valor de PSA estaba en 193 miligramos/mililitro. Por aquel entonces, el señor Ludwig había vuelto a montar en bicicleta, hacía planes para sus vacaciones y había comprado muebles

Cáncer de próstata

nuevos —en resumidas cuentas, había recuperado sus expectativas de vida—. Su respiración había mejorado visiblemente y la mayor parte de los ganglios linfáticos de la zona de la cabeza y el cuello, así como los de las ingles, apenas eran perceptibles. Entretanto, el valor del PSA ha descendido por debajo de 100 miligramos/mililitro y el paciente continúa tomando la solución de MMS indicada, es decir, lo toma durante cinco días seguidos y luego hace una pausa de uno o dos días, según le convenga.

21/11/2011: Heike y Manfred Romann, Wittlich (Alemania)

Malaria He tomado MMS bajo mi propia responsabilidad y me ha dado buenos resultados. También se lo recomendé a mi novio, hoy marido. Se «trajo» la malaria de la guerra y a lo largo de los últimos 50 años ha tenido muchos ataques. Él mismo lo ha escrito:

«Me llamo Manfred Romann y tengo 87 años. Con 18 años fui soldado y tras un breve periodo de instrucción me enviaron al frente ruso. En la primavera de 1944 todos los frentes comenzaron a replegarse. Durante la retirada, los rusos me hicieron prisionero. Nos cargaron en vagones de mercancías y, tras días de viaje, llegamos al campo de concentración. Nuestro campo estaba en las afueras de Stalingrado. Allí estuve trabajando como albañil y también como electricista. Cuando no había ningún trabajo de construcción que hacer, nos asignaban todo tipo de tareas imaginables. Así, un día fui a parar al bosque con un destacamento. Nuestro trabajo consistía en talar árboles. En aquel bosque quedaban todavía fosos y cráteres de las bombas. Cuando llegó el deshielo y el Volga se desbordó, los fosos y los cráteres se llenaron de agua. Estos fosos eran un foco ideal para los mosquitos. Me picaron un sinfín de ellos y en el invierno de 1948, cuando acababa de cumplir 24 años, enfermé de malaria. Como ya no estaba en condiciones de trabajar, me liberaron y me fui a casa.

En los años siguientes sufrí ataques de malaria con regularidad, unas dos o tres veces al año. Tenía escalofríos, fiebre y periodos sin fiebre, todo ello alternativamente. Con el tiempo, los ataques se fueron suavizando, pero, a partir de los 70 años, volvieron a recrudecerse. No me libraba de ellos.

Un día, una querida amiga —que hoy es mi esposa— me dijo que había un remedio contra esta enfermedad. Dijo que el remedio se llamaba MMS. Al principio me mostré escéptico, pero, tras haber leído el libro de Jim Humble, me convencí. Hice una cura comenzando con una gota diaria y terminando con 15 gotas. Estuve tomando las 15 gotas durante ocho días y después hice una pausa. De esto hace dos años. Desde entonces estoy esperando a que se produzca un ataque, pero hasta hoy no ha tenido lugar. Así es que el tratamiento con MMS fue todo un éxito. Estoy convencido de que el remedio también es efectivo contra otras enfermedades. Sea como sea, la malaria está derrotada».

05/12/2011: Reinhard Kalus, Bamberg (Alemania), www.lichtwegegehenrkcc.de (en alemán)

Quisiera volver a señalar que la tolerancia al MMS mejora mucho si se le añade bicarbonato sódico. El siguiente informe sobre el MMS me lo proporcionó una persona que previamente había viajado a la India:

«Le agradezco que me recomendara el MMS. Durante el viaje que hicimos a la India en el 2009 tuvimos muy buenas experiencias con el MMS, el cual utilizamos para potabilizar el agua y también para lavar la fruta. Nuestra salud ha salido airosa del viaje. Algunos de nuestros compañeros de viaje, que no fueron tan precavidos, enfermaron, pero el MMS hizo que se recuperasen».

¡Espero que siga teniendo mucho éxito dándolo a conocer e informando a las personas sobre aquello que toman!

05/12/2011: Paula, Baviera (Alemania)

El 9 de diciembre del 2010 me caí en el hielo y me fracturé el tobillo y, como consecuencia, tuvieron que intervenirme. La operación transcurrió bien, pero al cabo de tres o cuatro días surgieron problemas con la cicatrización de la herida: no se curaba. Los médicos me explicaron que el tejido estaba necrosado. Durante meses me trataron con fuertes antibióticos orales sin ningún éxito (600 miligramos de principio activo de Clindamycin, tres veces al día), tenía fuertes dolores y apenas podía caminar. Por casualidad, un conocido me presentó al señor G., quien me explicó cómo se empleaban el MMS y el DMSO. Siguiendo sus instrucciones, activé 30 gotas de MMS y las vertí en la bañera. Tras el primer baño ya hubo mejoría. Tomaba un baño con MMS de tres a cuatro veces por semana y me cubría la herida con

Problemas de cicatrización

Dolor intenso

DMSO al 80 % dos veces al día. Al cabo de 14 días, la herida estaba completamente cicatrizada. Es algo que agradezco de todo corazón y quisiera recomendar el MMS y el DMSO a todo el mundo.

27/01/2012: Ing. dipl. Ali Erhan, 48 años, Hannover (Alemania)

Intolerancias alimentarias

Hiperacidez

Hongos intestinales

Llevaba más de cinco años padeciendo intolerancia a la lactosa, una grave celiaquía, una extrema intolerancia a la histamina acompañada de la aparición de manchas marrones en la piel (mastocitosis: acumulación en cristales del excedente de histamina en mastocitos), una fuerte hiperacidez crónica y hongos en el intestino. Después de dos o tres días tomando dosis crecientes de MMS cada hora, experimenté una mejoría de un 95 % en todos los trastornos y dolores, ¡vuelvo a comer pan y chocolate!
www.HeilenmitMMS.de (en alemán)

Febrero del 2012: Sophia P., conversación telefónica

Niño con borreliosis

A un niño de 2 años, aquejado de borreliosis, se le administraron tres gotas tres veces al día (dosis diaria de entre ocho y nueve gotas) en leche de avena durante 10 días. Después, los síntomas desaparecieron.

4.1.2. Experiencias de dueños de animales

29/01/2010: Señora P.

Conejo pigmeo con resfriado

Mi conejo pigmeo, de 3 años, se acatarró. Sufría continuos estornudos y lagrimeo en los ojos. Le administré al pequeñín una gota en su cuenco para el agua y vi que, transcurridos tres días, estaba mejor y los ojos volvían a estar en buenas condiciones. De vez en cuando estornuda, por lo que voy a seguir dándole MMS durante otra semana más. Parece que también le gusta, porque se bebe el cuenco entero en dos días. ¡¡¡Estoy encantada!!! De momento, también yo tengo un fuerte catarro y llevo una semana tomándolo (siete gotas); va mejorando, lento pero seguro, y, sobre todo, por fin puedo volver a expectorar. ¡¡¡Tengo que recomendar el MMS!!! ¡Gracias!

09/06/2010: Con autorización de Lothar Paulus

Desde hace casi seis meses tengo dos ratones rex en casa y a uno de los pilluelos le salió un tumor (frecuente en los ratones rex). Una amiga mía opinaba que debía llevarlo a que lo durmiesen, pero yo no quería dar a mi Braini por perdido (se llaman Pinky y Brain) así sin más porque le había cogido mucho cariño. Como ya había tenido unas cuantas experiencias positivas con el MMS, por ejemplo, la derrota de mi persistente reflujo gástrico, pensé que podía intentarlo. El tumor de mi ratón había crecido con exuberancia y resultaba fácilmente visible y palpable. Y, además, a mi pequeño le salía sangre de los ojos, supongo que debido a que el tumor estaba en la zona del cuello. Desde hace casi dos semanas le estoy dando MMS con el agua y casi no podía ni creérmelo cuando, al cabo de una semana, el tumor ya no era visible y volvía a ver con normalidad, ya que la sangre de los ojos había desaparecido. También vuelve a comer con regularidad, lo que antes casi había dejado de hacer. Ahora el tumor ya casi no se ve y creo que en los próximos días lo habré derrotado y mi Braini seguirá conmigo una buena temporadita. Le doy las gracias de todo corazón por este remedio revolucionario. Nos ha ahorrado mucho sufrimiento a mí y a mi ratón.

Ratón rex con tumor

Gracias a usted, mi calidad de vida es un poco mejor. Ocho años de reflujo gástrico con una extremada acidez han pasado a la historia. Donde la medicina convencional fracasó, el MMS me devolvió la salud.

24/06/2010: Enviado por Britta E.

Cuando el perro se pasaba el día aullando detrás del gato, nos decidimos a darle el MMS. Tenía un ojo inflamado. Solo le di una gota de MMS más una gota de ácido cítrico al 50 %. Al día siguiente estaba sano. Gracias al MMS ya no voy al veterinario ni tengo que andar con vacunas. Cada semana les doy una gota a mis mascotas como medida profiláctica.

Gato con oftalmía

15/06/2010: Con autorización de Lothar Paulus

¡Gracias, MMS 1!
Un domingo, al pasar en el coche por una calle, vi a varias personas alrededor de un gran pato blanco al que sacudían del cuello. Al pato le salía una especie de mucosidad verde. ¡Se estaba ahogando! Me detuve y les pregunté

Pato salvado

qué le sucedía. Nadie sabía nada. Me acordé del MMS y me fui a casa a toda velocidad. Vertí agua en la botella…, taza…, MMS y… en marcha. Cuando llegué al lugar, mezclé el MMS. Añadí agua…, lo agarré del pico…, fui virtiendo el líquido poco a poco… Ya se había desplomado. Le di tres gotas. Al cabo de 10 minutos, dio algunos tumbos, se puso en pie y fue andando patosamente hacia el estanque. Aquel domingo me sentí muy feliz. Dejé mi número de teléfono; si algo le sucediese, podría volver a darle MMS. Más tarde me acerqué para preguntar y al pato le va de maravilla. La gente dijo que había sido providencial y yo les respondí que le dieran las gracias a Jim Humble. ;-) Desde entonces siempre llevo MMS en el coche, ¡por si las moscas!

29/07/2010: Margita P., Lage (Alemania)

Gato con infección en el ojo

Nuestro gato, Wob, se clavó una rama de sauce en el ojo mientras jugaba: desgarro de retina. Medicación: ruda como remedio homeopático, pomada oftálmica antibiótica y ungüento curativo oftálmico. Al cabo de una semana se le detectaron bacterias (clamidia). Otra semana después, el desgarro había cicatrizado y solo se veía un punto. La veterinaria quería hacer un estudio bacteriológico inmediatamente porque no estaba satisfecha con el efecto de la pomada y el ojo no mejoraba. Entonces me acordé del MMS. Le retiré toda la medicación.

Le di al gato un mililitro por vía oral y le tapé cuidadosamente el ojo cerrado con una gasa humedecida en MMS. Cinco días después, el reconocimiento indicó que todo estaba bien.

Septiembre del 2010: Kerstin Depping, Lage (Alemania)

Perro con incisivo flojo

Mi perra Lucky, de 13 años, tenía un incisivo muy flojo que amenazaba con caerse. Estuve dándole MMS durante una semana. Comencé con una gota de MMS y con cinco gotas de activador y fui aumentando hasta llegar a cinco gotas. Lo toleró sin ningún problema y el diente vuelve a estar firmemente asentado en la mandíbula.

Además, desde entonces está más despierta, alegre y en mejor forma en general que antes, de manera que, gracias al MMS, puede volver a dar largos paseos.

08/09/2010: Emma, Inglaterra

El diez de agosto del 2010 comencé a tratar con MMS a mi perro, de 9 años, debido a un tumor en el abdomen. Un par de semanas antes me habían dicho que, a la vista de los resultados de las pruebas del laboratorio, de las radiografías y del TAC, debido al tumor en el abdomen y a la metástasis en los pulmones, a mi perro le quedaban unas semanas de vida, a lo sumo un par de meses. Durante ocho horas le estuve dando una pastilla de dos dosis cada hora (nota de la autora: se trata del MMS C30 como remedio homeopático en forma de glóbulos, fabricado por la empresa Ainsworth a base de una solución de clorito sódico con un grado de pureza técnica del 28 % y ácido cítrico al 10 % como activador —probablemente artificial—). Luego continué con cuatro tomas de tres gotas diarias y después con cuatro tomas de cuatro gotas. Cuando comencé, no comía con normalidad y solo toleraba arroz cocido con hígado y pollo. No podía andar y había perdido mucho peso, estaba aletargado y tenía diarrea. Ahora, un mes después de haber comenzado a darle MMS, vuelve a comer con normalidad y ha ganado peso. Está muy contento y vuelve a dar sus paseos habituales. Tiene la misma energía que tenía antes de la enfermedad y, si no tuviera el vientre hinchado, diríamos que es el mismo de antes. El tumor estaba muy duro; ahora está definitivamente más blando. En una visita reciente al veterinario, este se sorprendió muchísimo y me aconsejó que continuara con lo que estuviera haciendo, fuera lo que fuese, y desde luego que lo estoy haciendo. En lo que respecta a su vida futura, estoy llena de optimismo y agradecida por haber descubierto el MMS, porque estoy convencida de que es el res-. ponsable de este cambio tan notable que se ha producido en su estado.

Perro con tumor

Octubre del 2010: Richard, Inglaterra

El veterinario le diagnosticó una insuficiencia renal a mi perro y le dio un par de días más de vida. Dos terceras partes de los riñones estaban perdidas. Los análisis del laboratorio revelaron que apenas una tercera parte seguía funcionando. Estaba verdaderamente grave. Llevábamos seis meses asistiendo a su derrumbamiento. Dos días antes de llevarlo al veterinario, no era capaz de andar ni de comer. Aquel día, al volver del veterinario, encargué el MMS. Tardó un par de días en llegar y el perro empeoraba día tras día. En cuanto comenzamos a darle MMS, su estado se estabilizó, luego empeoró y luego volvió a estabilizarse. Esta dinámica se mantuvo durante algún

Perro con insuficiencia renal

tiempo. En este periodo tuvo vómitos y diarrea, pero, poco a poco, nos fuimos dando cuenta de que su estado mejoraba. Resultaba difícil aumentar la dosis porque casi siempre tenía náuseas y no podía comer mucho. Al cabo de 14 días se produjo una auténtica mejoría. Empezó a animarse, a comer y volvía a querer dar sus paseos, aunque fueran muy cortos.

Ahora hace siete semanas desde que comenzamos a darle MMS y está aquí, a mi lado, mirándome como si nada hubiera pasado. Vuelve a hacer sus caminatas habituales de cuatro a cinco kilómetros por la mañana y por la tarde, y a la hora de comer toma sus raciones normales. Le brilla el pelo y parece dos años más joven que antes. Le doy una pequeña dosis de mantenimiento por la mañana y por la noche. Todavía resulta más increíble si se tiene en cuenta que es un perro que tiene 13 años.

14/02/2011: Enviado por Marion Schlenzka

Caso 1: Yegua con laminitis crónica

A una yegua que estaba afectada por un ataque de laminitis se le administró una dosis de 120 gotas diarias, dado lo aguda y extremadamente dolorosa que era la enfermedad. Se llegó a esta dosis partiendo de una dosis inicial de 30 gotas, que se fue incrementando durante varios días, hasta llegar a las 120.

El MMS activado se mezclaba con salvado de trigo y se lo comía sin ningún problema.

La yegua no empeoró en ningún momento y no dio muestra alguna de intolerancia. Al contrario, en todo momento fue mejorando y al cabo de una semana podía volver a salir al pastizal.

El tratamiento se mantuvo durante cuatro semanas con una dosis de 120 gotas diarias y luego, durante varias semanas, se le dio una dosis de mantenimiento de 50 gotas. El MMS se le administraba tres veces al día junto con el salvado de trigo.

Actualmente, la yegua camina y galopa alegremente por la dehesa. En un primer momento, la propietaria había pensado en sacrificarla, especialmente después del último ataque de laminitis, ya que no veía ningún tratamiento posible. Esta dolorosa enfermedad provoca un gran sufrimiento a los caballos. El MMS ha salvado a su yegua y es muy posible que la haya curado para siempre.

En la actualidad, periódicamente se le administra a la yegua un tratamiento profiláctico de 50 gotas diarias durante cuatro semanas, por ejemplo, en primavera y otoño, cuando la propensión a la laminitis es mayor. Si se repite el ataque de laminitis, volverán a tratarla con dosis altas de 120 gotas de MMS activado. Está mejor que antes de enfermar de laminitis. También ha vuelto a pacer, lo que con la propensión a la laminitis le resultaba imposible.

12/07/2011 Peter Schneider, Spalt, Baviera (Alemania)

Cortando el césped encontramos un gatito de tres semanas —repudiado por su madre— con un tumor del tamaño de una cereza en un ojo. Cada dos horas le administramos unos toques con solución de MMS para que se la bebiera con ayuda de una pipeta —también mezclada con la comida—. Ahora, cuatro semanas después, el gato está sano —todo bien—, también el ojo.

Bulto en un ojo del tamaño de una cereza

Actualmente también se lo administramos al resto de la tropa gatuna mezclado con la comida. Fórmula: dos gotas activadas en 40 mililitros de agua.

Octubre del 2011: señor A. G., Baviera (Alemania)

Aunque todavía estoy en fase de experimentación, estoy muy satisfecho con los resultados que he obtenido. Por cada 20 kilogramos de alimento para abejas, añado 36 gotas de MMS activado. Gracias a esto, en mis 19 colmenas se han producido menos mutaciones causadas por los virus de las abejas de las que cabría esperar, no ha habido pillaje entre las propias colonias (lo que indica que las poblaciones están vivas) y no he tenido ninguna pérdida por la varroasis, mientras que los otros apicultores sí las han sufrido (colmenas abandonadas, colapso de colmenas, etc.). Se me ocurrió la idea de darle esta aplicación al MMS porque ya nos había prestado buenos servicios a mí y a mi familia; entre otros, haber curado en poco tiempo a mi perro, que agonizaba por una grave parvovirosis. Así es que decidí probarlo también con mis abejas, ya que el remedio que habitualmente se emplea contra la varroasis, el ácido oxálico, también es un potente agente oxidante. A diferencia del Perizin o de los antibióticos, no deja residuos en la miel. Sospecho que con el MMS sucede lo mismo si se añade a la comida y animo a mis colegas apicultores a que experimenten.

Abejas con varroasis

Parvovirosis

Noviembre del 2011: Informe de una clienta de la editorial Daniel Peter

Terneros más saludables

A mis terneros les doy de beber 20 gotas de MMS por cada litro de leche. Desde que lo hago, los terneros crecen mucho más saludables y no se muere ninguno. ¿No es maravilloso? (Nota de la autora: por favor, tenga en cuenta que si se administra MMS a terneros y aparece diarrea, ¡el tratamiento con MMS debe interrumpirse de inmediato! Véase el capítulo 14, «MMS para animales»).

Noviembre del 2011: Un cliente de la editorial Daniel Peter

Muy buenos resultados con palomas

El MMS es efectivo contra muchas de las enfermedades que afectan a las palomas. Generalmente, los criadores consiguen muy buenos resultados cuando les administra MMS en el agua de forma habitual. La dosis recomendada es de seis gotas de MMS por cuatro litros de agua. Si las palomas también disponen de agua de lluvia, suelen tardar unos 14 días en habituarse a beber el agua con MMS. Solo ayuda hasta cierto punto contra las enfermedades causadas por tricomonas.

Psitacosis, una enfermedad de los loros

Experimentó una mejoría muy intensa y rápida en un caso de psitacosis —una enfermedad de los loros que provoca mucho lagrimeo— habiendo procedido de la siguiente manera: directamente se le administró en el pico una gota de MMS con 20 mililitros de agua por medio de una jeringa (¡sin aguja!). Actuó de inmediato.

Declaración

Queremos volver a manifestar nuestro más profundo agradecimiento a todos aquellos que nos han hecho llegar sus informes. También pedimos a aquellas personas que hayan tenido alguna experiencia con el MMS que nos la hagan llegar para incluirla en futuras ediciones o en un libro adicional. Sus experiencias pueden servir para ayudar a otras personas.

Si desea contarnos su vivencia con el MMS, incluya los siguientes aspectos:

- Nombre de la enfermedad/diagnóstico y, dado el caso, los antecedentes.
- ¿Cuándo comenzó a tomar MMS?
- ¿Cuántas gotas tomó diariamente?
- ¿Cuántas veces al día?
- ¿Cuántos días transcurrieron hasta que se produjo un cambio en su estado?
- ¿Cómo fue este cambio?
- ¿Dispone también de un diagnóstico médico anterior o posterior?
- Asimismo, le rogamos que al escribirnos nos indique si accede a que publiquemos su experiencia y si podemos incluir su nombre completo junto en ella. Al hacerlo, reforzará usted la credibilidad de su propia experiencia sobre la eficacia del MMS.

Puede escribirnos a:
DANIEL PETER VERLAG
Kirchröttenbach, D 45
91220 Schnaittach
Alemania
info@daniel-peter-verlag.de
www.daniel-peter-verlag.de

Lista de las enfermedades que se han tratado con éxito con MMS

[Fuentes: 1) Diapositivas de Jim Humble; 2) informes de usuarios enviados a los sitios webs *www.jimhumblemms.de, www.mmsjimhumble.de* y *www.jim-humble-mms.de*; 3) comentarios de usuarios]

Estas declaraciones no constituyen promesas de curación ni son una relación exhaustiva. En Mönchengladbach (Alemania), en el 2010, Jim Humble volvió a subrayar este aspecto. Entretanto, ha visto como muchas enfermedades que no aparecen en esta lista se han curado por la acción del MMS.

Según sus propios informes, personas con las enfermedades que aparecen a continuación respondieron bien al MMS. No puedo asegurar que en su caso particular vaya a serle de ayuda, ya que el historial de cada persona es algo sumamente individual.

Accidente cerebrovascular

Acidez de estómago

Acné

Afecciones de próstata

Afecciones del páncreas

Aftas

Alergia al pelo de los gatos

Alergias

Amigdalitis

Anemia

Angina

Carbunco

Arritmia cardíaca

Artritis

Asma

Aspergilosis broncopulmonar alérgica

Ateromas

Bartonelosis

Basalioma

Beta-talasemia menor

Borreliosis

Bronquitis

Bursitis

Calambres

Calambres en el estómago

Cálculos renales

Callosidades

Cánceres de algunos tipos

Cáncer de hueso

Cáncer de mama

Cáncer de páncreas

Candidiasis

Cansancio

Cataratas

Cefalea tensional

Ciática

Cirrosis

Colitis ulcerosa

Condilomas

Contractura muscular

Convulsiones y contracciones nerviosas de las piernas

Culebrilla

Debilidad física

Depresión crónica (distimia)

Depresión

Dermatitis atópica

Diabetes *mellitus* tipo 1 y 2

Diarrea

Disentería

Diverticulitis

Dolor de cabeza

Dolor de oídos

Dolores de huesos, músculos y del tejido conjuntivo

Eccemas

Edemas

Enfermedad de Alzheimer

Enfermedad de Crohn

Enfermedad de Cushing

Enfermedad de Morgellons

Enfermedad de Parkinson

Enfermedades causadas por micoplasmas

Enfermedades crónicas del riñón

Enfermedades cutáneas

Enfermedades de la vejiga

Enfermedades de las uñas

Enfermedades del corazón

Enfermedades del esófago

Enfermedades del estómago

Enfermedades del intestino grueso

Enfermedades del oído

Enfermedades del riñón

Enfermedades del uréter

Enfermedades durante el embarazo

Enfermedades hepáticas

Enfermedades intestinales

Enfermedades maxilares

Enfermedades venéreas (incluidas gonorrea y sífilis)

Enfermedades y trastornos de la vista

Enfisema

Eritema indurado de Bazin (forma tuberculosa con induraciones en placas o ulceraciones en la piel, especialmente en las pantorrillas)

Eritema nudoso

Erupción cutánea

Escarlatina

Esclerosis lateral amiotrófica

Esclerosis múltiple

Escoliosis

Espinillas

Espondilitis anquilosante (*morbus* Bechterew)

Estenosis espinal

Evitación de trasplantes o de las molestias posteriores

Fibrilación auricular

Fibromialgia

Fibrosis quística

Fiebre

Fiebre amarilla

Fiebre del dengue

Fiebre Q

Gingivitis

Gota

Granulomatosis de Wegener

Gripe

Halitosis

Hemangioma

Hemopatías

Hemorragias nasales

Hemorroides

Hepatitis

Herpes labial y herpes zóster

Impurezas cutáneas

Infarto de miocardio, miocardiopatía dilatada

Infección por *Helicobacter*

Infecciones (de todo tipo)

Infecciones gastrointestinales

Infecciones por hongos

Infestación parasitaria (también de mascotas)

Inmunodeficiencia

Insomnio

Insuficiencia renal

Intestino irritable
Intoxicación alimentaria
Intoxicación por metales pesados
Intoxicaciones
Leishmaniasis
Lepra
Leucemia
Leucemia linfocítica crónica
Leucocitosis
Linfoma
Lupus eritematoso
Malaria
Mastitis
Megaesófago
Melanoma
Meningitis
Metástasis ósea
Miastenia grave
Micosis
Micosis en los senos paranasales
Mieloma múltiple (plasmocitoma)
Migraña
Mioma
Mononucleosis infecciosa
Náuseas
Nefritis
Nerviosismo
Neumonía
Neuralgia del trigémino
Obesidad
Oclusión arterial
Osteopenia
Osteoporosis
Osteosarcoma
Palpitaciones
Parálisis
Parálisis de las cuerdas vocales
Parvovirosis
Pérdida de audición
Picaduras de mosquitos

Piernas inquietas
Problemas capilares
Problemas de cicatrización
Problemas de espalda
Problemas digestivos
Problemas pulmonares
Prostatitis bacteriana
Psoriasis
Quemaduras
Queratosis actínica
Quistes ováricos
Reacción hipersensible a diversas
   sustancias
Resfriados
Retinoblastoma
Rinitis alérgica
Rubéola
Sangrado de las encías
Sarcoidosis
SARM (infección por *Staphylococcus
   aureus* multirresistente)
Sarro
Sensibilidad ante los cambios de
   tiempo
Shigelosis (disentería bacilar)
Sida
Síndrome de fatiga crónica
Síndrome del dolor pélvico crónico
   CPPS
Síndrome del túnel carpiano
Sinusitis
Sobrepeso
Teniasis
Tétanos
Tifus
Tinnitus
Trastorno bipolar
Trastornos circulatorios
Trastornos de las encías
Trastornos de tiroides

Trastornos del pensamiento, la concentración y la memoria

Trastornos derivados de trasplantes

Trombocitopenia

Tuberculosis

Tumores neuroendocrinos

Tumores en la hipófisis

Tumores, cancerosos y no cancerosos

Úlcera gástrica

Úlcera venosa

Varicela

Varices

Vejiga hiperactiva

Verrugas

VIH

Virus del papiloma humano

Los resultados terapéuticos descritos tal vez le induzcan a pensar que el MMS es una especie de remedio milagroso capaz de curarlo todo, aunque es algo con lo que no estoy de acuerdo. Jim Humble tampoco ha dicho nunca que eso sea así. El MMS es sumamente efectivo en el tratamiento de la malaria: hasta este momento, no tengo constancia de que haya ningún informe que diga otra cosa. Hace aquello que puede hacer, que es matar agentes patógenos y desintoxicar, nada más... y nada menos. Si eso es suficiente para que una persona sane, entonces sanará; si no, no.

El hecho de que una persona que haya tomado MMS no tenga cáncer no significa que vaya a ser así en todos los casos. Dicho de otra manera, si las células cancerosas son sensibles al MMS, entonces sí podría ser, pero no se puede garantizar. Si quiere averiguarlo, lo único que puede hacer es probarlo −bajo su propia responsabilidad−. Lo mismo es aplicable a cualquier otra enfermedad. Como médica, no debo aconsejarle que ingiera un producto cuyo uso está admitido por las autoridades como desinfectante para el agua, pero no para su consumo. Pero tampoco le disuadiría de hacerlo. A fin de cuentas, son muchas las personas que ya lo han utilizado y han conseguido mejorar su estado de salud o incluso curarse. Y tampoco escribiría un libro sobre él si yo misma no estuviese satisfecha con el efecto del MMS. No obstante, un libro no puede sustituir el dictamen de un experto debidamente formado. Si padece una enfermedad grave, lo sensato es que acuda a la consulta de un médico u homeópata en pleno ejercicio activo de su profesión y que se deje aconsejar. Después, siempre podrá decidir si desea tomar MMS, cuándo y cómo hacerlo.

DÓNDE PUEDE ADQUIRIR MMS

Jim Humble no ha querido patentar el MMS porque, ante todo, ha querido que estuviese al alcance de todos aquellos que lo necesitasen. Él no comercializa el MMS.

Hace ya tiempo que hay muchos vendedores en el mercado. Usted mismo puede buscarlos en Internet si introduce los términos «MMS», «solución de dióxido de cloro» o «productos para la desinfección del agua potable» en un buscador.

Tiendas de productos dietéticos En las secciones dedicadas a «productos de limpieza» o «higiene corporal» que hay en las tiendas de productos dietéticos también podrá adquirir una solución de dióxido de cloro (*CDS*) al 0,29 % para la purificación o esterilización del agua potable.

En su libro *El milagroso suplemento mineral del siglo XXI*, Jim Humble recomendaba emplear ácido cítrico como activador porque se tolera mejor que el vinagre y, además, porque este último está contraindicado en casos de candidiasis. Entretanto, los usuarios han descubierto que el uso de ácido tartárico o de ácido clorhídrico le proporciona un sabor más agradable, lo que hace que resulte más soportable. A fin de poder comparar los resultados obtenidos por los distintos usuarios a través de un procedimiento homogéneo, Jim Humble solo recomienda la utilización del ácido clorhídrico al 5 % como activador. Yo recomiendo utilizar ácido clorhídrico al 3 % o 5 % o ácido tartárico al 50 %, dependiendo de la tolerancia de cada uno. Por el contrario, el ácido cítrico, que suele elaborarse sintéticamente a partir de *Aspergillus niger*, provoca intolerancia con mayor frecuencia, por lo que solo lo recomiendo en aquellos países en los que no sea posible conseguir ácido clorhídrico o tartárico.

Qué necesita En cualquier caso, se necesita un frasco de MMS (que es una solución de clorito sódico al 22,4 % o 28 %) y un frasco de activador. Puede elegir entre ácido clorhídrico, tartárico o cítrico. Existen soluciones de clorito sódico de calidad técnica para fines industriales y para la esterilización del agua, por ejemplo, para piscinas o para potabilizar agua.

Todo tipo de clorito sódico que se emplea en laboratorios o para depurar agua también es adecuado para producir MMS. Todas las soluciones de clorito sódico que, al menos, cumplan con lo estipulado en el artículo 11 de la norma industrial alemana EN 938 del 2009 para el abastecimiento de agua potable son de excelente calidad.

La mayoría de las empresas que venden MMS disponen de un surtido muy amplio: formatos estándares en frascos de 100 o 120 mililitros, descuentos por compra de grandes cantidades, etc. Jim Humble ha adquirido el clorito sódico allí donde haya podido obtenerlo a mejor precio o donde estuviera disponible, por ejemplo, en aquellos lugares en los que se venden artículos para piscinas. Su efectividad le pareció muy satisfactoria y las numerosas personas a las que se lo ha suministrado en África y Sudamérica también lo han tolerado bien. Una gran parte de las soluciones de clorito sódico que se venden en todo el mundo se fabrican conforme a esta calidad de productos destinados a la higiene de piscinas. En Europa, las circunstancias son diferentes. Como consecuencia de la inadecuada dieta y del modo de vida desacorde con la naturaleza que impera en este continente, las personas suelen ser más sensibles y es más frecuente que reaccionen con molestias ante pequeñas cantidades de contaminantes. Por lo tanto, si es usted una persona más bien sensible, será más seguro que adquiera un MMS de buena calidad. También es importante que se tome el tiempo que sea necesario para poder elegir, preparar y consumir una dieta que sea lo más natural posible.

MMS de uena calidad

No todos los fabricantes de MMS indican el grado de pureza de su solución. Si prefiere un MMS que cumpla con los criterios alemanes para el abastecimiento de agua potable, consulte al fabricante. Para la mayor parte de usuarios de MMS del mundo entero, el tipo de MMS que consumen carece de importancia, pero para personas especialmente sensibles sí que la tiene. La solución de clorito sódico de máxima pureza se corresponde con un 22,4 % o 22,5 % de la solución de clorito sódico de calidad técnica del 28 %, ya que se suprimen los aditivos habituales del 20 % relativos a la fabricación.

Solución de clorito sódico al 22,5 %

Por motivos de seguridad y para minimizar las impurezas, prefiero que el MMS cumpla con los criterios de pureza establecidos en el artículo 11 del abastecimiento de agua potable en Alemania; que el activador 1:1 sea ácido tartárico al 50 % o ácido clorhídrico al 3 % o 5 %; y que el envase sea un frasco de cristal o de polietileno. Los envases de plástico PET no son apropiados.

Frascos de cristal violeta para una mayor protección

En virtud de la situación jurídica alemana, las empresas que comercializan MMS no deben dar consejos sobre su uso interno. Por lo tanto, no debe sorprenderse de que la mayor parte de las empresas no vayan a proporcionarle por teléfono información alguna sobre su toma y su dosificación.

Si lee este libro detenidamente, encontrará la respuesta a la mayor parte de sus preguntas.

Términos de búsqueda alternativos Si ya no pudiera encontrar el término «MMS» en Internet, busque «solución de clorito sódico al 22,5 %» dentro de «productos para la desinfección del agua potable» o «productos para potabilizar el agua» y busque luego un activador para producir dióxido de cloro, como puedan ser el ácido clorhídrico o el tartárico, o, dado el caso, también puede buscar «solución de dióxido de cloro al 0,29 %».

Los glóbulos de energía de MMS son otra posible alternativa para todos aquellos entusiastas de la medicina energética. Véase el apartado 8.15.

Activador	Proporción de la mezcla	Número de gotas	Tiempo de activación
Ácido cítrico*, ácido tartárico al 5 %	1:10	10 gotas	3 minutos
Ácido cítrico*, ácido tartárico al 10 %	1:5	5 gotas	3 minutos
Ácido clorhídrico entre el 3 % y el 9 %, ácido tartárico al 50 % o ácido cítrico al 50 %	1:1	1 gotas	entre 40 y 60 segundos

* Solo se aconseja emplear ácido cítrico como activador cuando no se pueda conseguir ácido clorhídrico o ácido tartárico.

La tabla toma siempre como referencia una gota de solución de clorito sódico y muestra la proporción de la mezcla correspondiente a los activadores actualmente disponibles. El tiempo de activación varía desde los 40 segundos hasta los 3 minutos. Sabrá que la solución está activada por su color dorado.

En el momento de la impresión de la quinta edición de *La guía del MMS*, algunos vendedores de MMS dejaron de comercializarlo por requerimiento de las autoridades. A mi entender, no hay motivo justificado para prohibir el MMS. Véase el capítulo 17, «Aspectos legales».

Si tiene la posibilidad, le aconsejo que almacene MMS en cantidad suficiente. Si está en envases de cristal o de polietileno, se conservará durante muchos años.

Es indispensable que actúe Tal y como están las cosas en este momento, si quiere seguir disponiendo libremente de MMS en un futuro, tendrá que abogar por él.

Cómo utilizar el MMS

Lo vuelvo a repetir: ¡siempre bajo su propia responsabilidad! Por tratarse de un producto para la desinfección del agua, su uso interno no está autorizado. Por lo tanto, como médica no puedo aconsejarle que lo utilice para fines distintos a la purificación del agua. Pero tampoco me considero obligada a disuadirle de que lo haga, ya que son muchas las personas han tomado MMS y están agradecidas por los resultados que han obtenido. Por lo tanto, queda bajo su criterio aventurarse a probarlo o no. Lo que sí le aconsejo, sin embargo, es que si padece algún tipo de molestia intensa de manera continuada, acuda a un médico para buscar la causa. Todo tratamiento debe iniciarse partiendo de la base de un diagnóstico bien fundado.

Si decide tomar MMS, le ruego que lea este capítulo atentamente. Si quiere obtener un buen resultado, es importante que siga las instrucciones de dosificación de Jim Humble. También es importante que cumpla con las normas de seguridad: ¡está manipulando una sustancia peligrosa!

Al igual que sucede con toda herramienta que sea muy efectiva –como puedan ser un mechero o un producto de limpieza–, debe emplearse con la debida precaución, mantenerlo fuera del alcance de los niños y protegerlo de la luz solar. Antes de adquirirlo o de utilizarlo, lea las indicaciones de seguridad (véase el capítulo 11).

Qué necesita

El MMS es una solución de clorito sódico del 22,4 % al 28 % que se activa por medio de un ácido. Por lo tanto, necesita un frasco de MMS y otro de activador. Para ver dónde adquirirlo, consulte el capítulo 5. También necesitará un vaso de cristal que esté limpio y seco. En cualquier caso, utilice un recipiente que sea de cristal, porcelana o plástico, ¡nada de metal! No es necesario agitarlo. Si lo desea, utilice una varilla de madera o una cuchara de plástico, pero nada de metal; si lo hiciera, parte del poder oxidante se malgastaría inútilmente.

Hay tres formas, reiteradamente probadas, de utilizar el MMS: el nuevo protocolo estándar de Jim Humble, el antiguo protocolo estándar de

Jim Humble y el protocolo 6 + 6 de Clara. Los tres están basados en el mismo principio: activar una solución de clorito sódico del 22,4 % al 28 % mezclándola con ácido clorhídrico, tartárico o cítrico diluidos y, transcurrido un determinado tiempo de espera, mezclarlo con agua y beberlo. Los distintos protocolos solo se diferencian en el número de gotas y en los intervalos entre las tomas. En cualquier caso, Jim Humble aconseja a los enfermos graves que apliquen su nuevo protocolo estándar. Gracias a la toma más frecuente de cantidades más pequeñas, el usuario puede llegar a tomar una mayor dosis diaria de MMS de lo que el antiguo protocolo estándar permitía.

Los ejemplos siguientes son aplicables a los tres protocolos anteriormente mencionados:

6.1 Ejemplos de preparación y utilización

1. Verter una gota de MMS en un vaso seco y limpio (sin restos de lavavajillas).

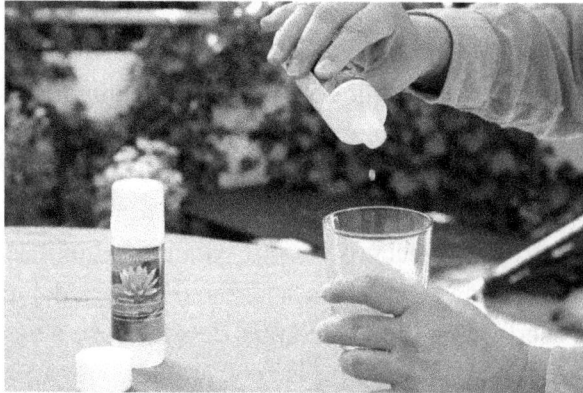

2. Añadir el activador.
   Proporción de gotas 1:1 con activador:
   - Ácido clorhídrico del 3 % al 5 %, o
   - Ácido tartárico al 50 %, o
   - Ácido cítrico al 50 % (recomendado solo en determinadas circunstancias).

   Es decir, si se emplea cualquiera de estos activadores, hay que añadir una gota. Asegúrese de que las gotas se mezclen bien.

Proporción de gotas 1:5 con activador:

- Ácido tartárico al 10 %, o

- Zumo de limón o de lima puro y recién exprimido, o

- Ácido cítrico al 10 % (recomendado solo en determinadas circunstancias).

Es decir, si se emplea cualquiera de estos activadores, hay que añadir cinco gotas.

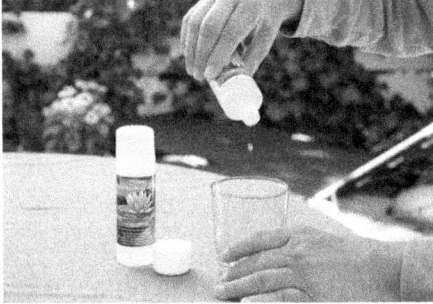

3. Agitar el vaso.

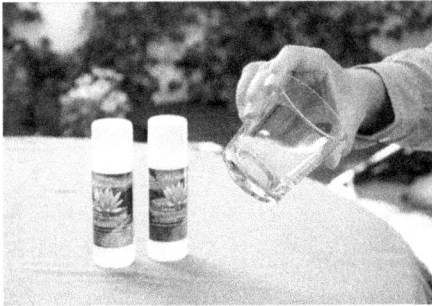

4. Esperar el tiempo de activación.

De 40 a 60 segundos si el activador es:
- Ácido clorhídrico del 3 al 5 %, o
- Ácido tartárico al 50 %, o
- Ácido cítrico al 50 % (recomendado solo en determinadas circunstancias).

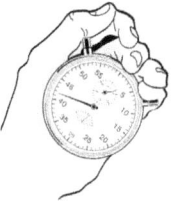

Tres minutos si el activador es:
- Ácido tartárico al 10 %, o
- Zumo de limón o de lima puro y recién exprimido
- Ácido cítrico al 10 % (recomendado solo en determinadas circunstancias).

La solución adquiere un color entre amarillo y dorado ocre, lo que indica que está activada; se origina el auténtico principio activo, el dióxido de cloro, un gas con olor a cloro.

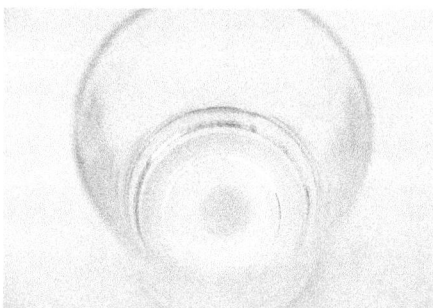

5. Rellenar el vaso con 150 o 300 mililitros de agua; el agua adquirirá una tonalidad amarilla clara o verdosa.

6. Beber el contenido del vaso bajo su propia responsabilidad.

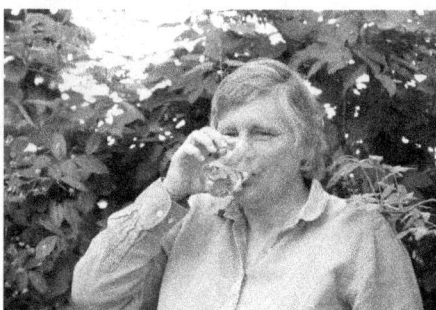

Comience siempre con la dosis más baja y, solo si la ha tolerado bien, vaya aumentándola lentamente según su grado de sensibilidad.

Si emplea como activador ácido clorhídrico del 3 % al 5 %, ácido tartárico al 50 % o, no teniendo otra posibilidad, ácido cítrico al 50 %, vierta en el vaso el mismo número de gotas de ácido clorhídrico, ácido tartárico o ácido cítrico que haya vertido de MMS. Esto también es aplicable cuando se utiliza ácido cítrico al 50 %. Si emplea ácido cítrico al 10 % como activador, necesitará un número de gotas cinco veces mayor. Preste mucha atención al tiempo de activación, ya que varía de unos activadores a otros. En el caso del ácido cítrico al 10 % o del zumo de limón fresco, es de tres minutos; para el ácido tartárico al 50 %, el ácido clorhídrico del 3 % al 5 % o el ácido cítrico al 50 %, es de apenas entre 40 y 60 segundos. Algunos fabricantes indican en sus instrucciones de uso que el tiempo de activación con ácido clorhídrico del 3 % al 5 %, con ácido cítrico al 50 % o con ácido tartárico al 50 % solo es de entre 20 y 30 segundos. También Jim Humble recomienda hacerlo así. Los resultados de mis propias pruebas, sin embargo, indican que es mejor esperar, al menos, 40 segundos, incluso cuando se emplea ácido clorhídrico al 5 %. Esperar más de 60 segundos no tiene sentido. Si desea orientarse por los valores promedio de los que tengo constancia, puede utilizar la mezcla hasta transcurridos dos minutos; por encima de ese tiempo debería desecharla. Superados los dos minutos, la activación es demasiado fuerte. En el caso de que utilice zumo de limón recién exprimido o ácido cítrico al 10 %, el tiempo de activación óptimo es de tres minutos. Un par de segundos más o menos carecen de importancia. Puede suceder que se presente algún imprevisto y, por un descuido, no observe el tiempo con toda exactitud. Hasta transcurridos cinco minutos puede beberse la mezcla. Superado ese tiempo, es preferible que la deseche y prepare una nueva. Si se deja mucho tiempo en reposo, la mezcla de MMS y ácido se cristaliza, con independencia del activador empleado. Este es el proceso normal y no significa que el MMS o el activador sean de mala calidad.

En cualquier caso, cuando esto sucede debe desecharse y no utilizarse. La mayor parte del dióxido de cloro que se libera mediante la activación ya se ha escapado en forma de gas. Al añadir el agua en el momento oportuno, el dióxido de cloro se diluye en esta, por lo que puede llegar a ser utilizado hasta cuatro días después, siempre y cuando la solución se mantenga en un sitio fresco y oscuro y en un recipiente cerrado.

Con el fin de tantearse a sí mismo poco a poco y de evitar efectos adversos, lo más seguro es que la primera vez que tome MMS comience por una gota.

Para la mayoría de las personas, el momento más indicado para tomarlo es a los 50 o 60 minutos después de haber comido, especialmente para aquellos que tengan el estómago delicado. Con el estómago vacío, el efecto es más intenso, pero puede provocar irritación. Sin embargo, en torno al 21 % de los usuarios lo toleran mejor con el estómago vacío (quinesiológicamente comprobado por mí misma), para un 20 % (quinesiológicamente comprobado), aproximadamente, es indiferente y, según mis pruebas quinesiológicas, para un 60 % es mejor tomar MMS 50 o 60 minutos después de haber comido.

Independientemente del activador que utilice, puede suceder que, de manera inmediata o al cabo de cierto tiempo, el sabor le disguste; si le produjo náuseas, también puede ocurrir que el olor del gas del cloro le induzca dicho recuerdo y le provoque aversión. Sería una lástima que tuviera que dejar de tomar MMS por este motivo. Hay varias formas sencillas de solucionar el problema. Durante el tiempo de activación es conveniente mantener la mezcla de MMS y activador a unos dos o tres metros de distancia y, dado el caso, mantener una ventana abierta puede ser de gran ayuda. También es una buena idea tapar el vaso, por ejemplo, con un platillo, ¡nunca con la mano! Además, mientras se bebe, también puede taparse la nariz. En el caso de que el sabor le desagrade, puede llenar el vaso con agua solo hasta la mitad y completar el resto con el sabor que prefiera. Puede emplear todos los zumos, salvo el de naranja o los zumos que contengan vitamina C añadida. Tampoco debe tomar néctar, concentrados de frutas ni mezclas de zumos que contengan pulpa espesa.

Después puede tomarse un caramelo, pero, naturalmente, que no contenga un suplemento de vitamina C.

La vitamina C neutraliza el efecto del MMS **La vitamina C reacciona con el dióxido de cloro y neutraliza el efecto del MMS.** Por este motivo no deben tomarse comprimidos de vitamina C durante las cuatro horas anteriores y posteriores a la toma de MMS. Los zumos que puede tomar para mejorar el sabor (¡siempre sin vitamina C añadida!) son los de manzana, piña, cereza, arándanos y uva. Pese a que estos zumos tienen un elevado contenido de vitamina C, no hemos podido constatar que produzcan una disminución significativa del efecto.

Puede prepararlo de la manera que mejor le sepa. También puede aumentar la proporción de zumo hasta los dos tercios, pues, aunque ralentiza algo el efecto, no desempeña un papel decisivo en la duración de este. Si hace aquello que le haga sentir bien, la decisión siempre será la correcta. Teniendo en cuenta estas reglas, ayudará a su proceso de recuperación. Además, pasar un par de días con náuseas no resulta de ayuda. Alégrese de que el MMS esté trabajando a su favor, pero alcanzará igualmente su objetivo, aunque sea un poco más lento, sin necesidad de experimentar reacciones fuertes. Que aparezcan náuseas, diarrea o gases tampoco constituye un signo preocupante. Al dejar de tomar MMS, estas molestias desaparecen completamente al cabo de pocas horas; en algunos casos, a lo sumo, en uno o dos días. Después, las personas que lo han tomado suelen sentirse muy bien, dependiendo, naturalmente, de su estado general de salud o de la enfermedad que padecieran.

En la mayor parte de los casos, las reacciones del sistema digestivo se deben a la intolerancia al ácido activador. En este sentido, el que puede tener un efecto más intenso es el ácido cítrico. Es especialmente fácil que aparezcan molestias si el hígado está afectado. Encontrará consejos a este respecto en el capítulo 7, «¿Qué hacer en caso de efectos adversos?». Como alternativa, cabe la posibilidad de cambiar, o bien a una solución de dióxido de cloro, que no precisa de ácido activador y que, casi sin excepciones, es bien tolerada, o bien a los glóbulos de energía de MMS (véase el apartado 8.14).

Con el fin de favorecer la eliminación, durante la cura debería beber mucho, es decir, unos dos litros y medio de agua por cada 70 kilogramos de peso corporal. *¡Hay que beber mucha agua!*

Vaya aumentando diariamente la cantidad de MMS. Comience con una gota hasta llegar a un máximo de tres gotas ocho veces al día. Esta es una pauta general para personas con un peso de 68 kilogramos. Aquellas personas que pesen más de 68 kilogramos deberán tomar una cantidad mayor, de manera proporcional, que puede llegar hasta cuatro o, como máximo, cinco gotas ocho veces al día (al hablar de gotas siempre se refiere a las gotas de MMS con la cantidad correspondiente de activador, considerando el tiempo de activación y el agua que hay que añadir). Es importante que intente averiguar cuántas gotas tolera bien. Lo mejor es que vaya aumentando lentamente y que cuando sienta que le está exigiendo demasiado a su cuerpo, haga un descanso o reduzca la cantidad. Si en algún momento tiene una reacción con muchos gases, diarrea o náuseas intensas, haga una pausa hasta que las molestias hayan desaparecido, lo que suele suceder al cabo de unas pocas horas o, puntualmente, en uno o dos días. Después, tome dos gotas menos de las que había tomado la última vez. Si funciona bien, mantenga su dosis máxima personal durante una temporada (por término medio, unos 14 días) y, a continuación, intente volver a incrementarla con cuidado. Si volviera a encontrarse mal, reduzca nuevamente la dosis, tal y como se indicó anteriormente, y vuelva a aumentarla más adelante. Dele a su cuerpo solo aquello que sea capaz de tolerar. Salvo que padezca una enfermedad que ponga su vida en peligro, no hay prisa. Si está gravemente enfermo, necesitará asistencia integral por parte de un médico, de un naturópata y, puntualmente, de un psicoterapeuta.

Puede ser conveniente que tome MMS de manera complementaria. Jim Humble recomienda distintas maneras de tomar MMS en función de cada enfermedad. Las encontrará en el capítulo 12, «Recomendaciones para la dosificación según las distintas enfermedades». A continuación, se dan otras nociones fundamentales para el uso del MMS:

Activación del MMS con ácido clorhídrico del 3 % al 5 % o ácido tartárico al 50 % o, en caso necesario, ácido cítrico al 50 %

1. Verter una gota de MMS en un vaso limpio y seco y añadir una gota de ácido clorhídrico del 3 % al 5 % o ácido tartárico al 50 %. Agitar el vaso para que las gotas se mezclen bien.
2. A continuación, esperar el tiempo de activación (entre 40 y 60 segundos). Las gotas adquieren un color amarillo u ocre dorado y desprenden olor a cloro.
3. Después, llenar el vaso con agua y el zumo que se prefiera. Puede ser cualquier zumo, salvo el de naranja o zumos con vitamina C añadida.
4. Beber la mezcla activada.

Si ha tolerado bien la primera toma, transcurridas 12 horas vuelva a repetir el proceso incrementando el número de gotas a dos gotas de cada. Es decir, vierta dos gotas de MMS y otras dos gotas de ácido clorhídrico del 3 % al 5 % o de ácido tartárico al 50 %, vuelva a esperar entre 40 y 60 segundos, llene el vaso con agua y zumo y bébalo. La próxima vez, tome tres gotas de MMS y tres gotas de ácido clorhídrico del 3 % al 5 % o de ácido tartárico al 50 %; luego, cuatro gotas, y así sucesivamente mientras lo tolere bien.

Si **tolera bien** la dosis de tres gotas activadas ocho veces al día, continúe tomándola hasta que sus molestias hayan desaparecido completamente. Después, puede dejar de tomar MMS o seguir tomando una dosis de mantenimiento. Véase el capítulo 13, «MMS para personas sanas». Dependiendo del estado en el que uno se encuentre, algunos usuarios recomiendan tomarlo durante tres o cuatro semanas y luego hacer una pausa de otras tres o cuatro semanas, ya que la labor oxidativa puede resultar dura para el cuerpo. Si nota que al tomar MMS se siente agotado, es mucho mejor que haga una pausa. Para reforzar su organismo de la mejor manera posible, es conveniente que, durante este descanso, tome vitamina C en abundancia y otros antioxidantes y nutrientes. También hemos visto a personas que han estado tomando seis gotas diarias ininterrumpidamente durante un año o más sin haber tenido ningún tipo de problema. Al contrario, estas personas se sentían extraordinariamente bien y eran menos propensas que antes a padecer cualquier tipo de infección.

Activación del MMS con ácido cítrico al 10 % o con zumo de limón o de lima recién exprimido*:

Ejemplo del modo de empleo B

1. Verter una gota de MMS en un vaso limpio y seco y añadir cinco gotas de ácido cítrico. Agitar el vaso para que las gotas se mezclen bien.
2. A continuación, esperar el tiempo de activación (tres minutos). Las gotas adquirirán un color amarillento y desprenderán olor a cloro.
3. Finalmente, añadir un vaso de agua a la mezcla y beberla. En caso necesario, puede añadirse el zumo que se prefiera (nada de zumo de naranja ni de zumos que contengan vitamina C añadida).

* Solo se aconseja el uso del ácido cítrico como activador cuando no se disponga de ácido clorhídrico o de ácido tartárico.

6.2 Equilibrio entre ácidos y bases

El cuerpo humano mantiene un equilibrio interno entre ácidos y bases con un pH de la sangre de 7,4 aproximadamente.

El pH

El pH es un número adimensional que especifica la actividad de los iones de hidrógeno y, por lo tanto, indica si una solución acuosa reacciona de manera ácida o básica.

Un pH de 7 indica que la solución es neutra; si el valor es inferior a 7, es ácida, y si es superior a 7, es básica (= alcalina).

Un ser humano no puede soportar desviaciones importantes de ese valor. Un valor del pH de la sangre humana que esté por debajo de 7,0 o por encima de 7,8 es incompatible con la vida.

El cuerpo humano se encarga de que haya diversas soluciones amortiguadoras que mantengan constante el pH de la sangre. Las soluciones amortiguadoras ácidas o básicas se emplean según sean necesarias y hacen posible una precisa regulación en las personas sanas.

Como consecuencia de una alimentación poco saludable y de un modo de vida estresante, muchas personas, especialmente los enfermos crónicos, padecen una hiperacidificación de los tejidos. Es por este motivo por el que, a mi entender, para muchas personas es más conveniente utilizar una dosis baja de ácido activador, ya que, al hacerlo, el ácido que de por sí ya está presente en el cuerpo humano reaccionará y será

Hiperacidificación de los tejidos de los enfermos crónicos

empleado como activador. En caso de hiperacidificación, esta medida contribuirá a la desacidificación.

Activación del MMS con los distintos ácidos utilizando una cantidad de ácido reducida

- Para 1 gota de MMS, **media gota** de ácido clorhídrico del 3 % al 5 %, o
- Para 1 gota de MMS, **media gota** de ácido tartárico al 50 %, o
- Para 1 gota de MMS, **media gota** de ácido cítrico al 50 % (recomendado solo en determinadas circunstancias), o
- Para 1 gota de MMS, **dos gotas** de ácido cítrico al 10 % o de zumo de limón recién exprimido (en vez de cinco gotas) –recomendado solo en determinadas circunstancias–.

Usted mismo puede calcular la cantidad de activador que necesita en función de su dosis de MMS. Si solo tolera una gota de MMS, puede activar dos gotas, llenar el vaso de agua y tirar la mitad.

Calculado a modo de ejemplo concreto para una dosis única

- Para dos gotas de MMS, una gota de ácido clorhídrico del 3 % al 5 %, o
- Para dos gotas de MMS, una gota de ácido tartárico al 50 %, o
- Para dos gotas de MMS, cuatro gotas de ácido cítrico al 10 % o de zumo de limón recién exprimido –recomendado solo en determinadas circunstancias–.

Calculado a modo de ejemplo concreto para una cantidad diaria distribuida en ocho partes

- 24 gotas de MMS con 12 gotas de ácido clorhídrico del 3 % al 5 %, o
- 24 gotas de MMS con 12 gotas de ácido tartárico al 50 %, o
- 24 gotas de MMS con 48 gotas de ácido cítrico al 10 % o de zumo de limón recién exprimido –recomendado solo en determinadas circunstancias–.

Pruebe usted mismo qué le va mejor, si la cantidad clásica de activador según Jim Humble o la reducción del ácido. Esto también varía de unas personas a otras. Los resultados de las pruebas que he llevado a cabo revelan que en enfermos crónicos la reducción del suministro de ácido que acabo de describir es lo más indicado en cuatro de cada cinco casos.

Con las tiras reactivas de pH se puede determinar el pH de la orina. Un pH de 7,0 es neutro. Si el pH de la orina es más alto, la orina es básica, lo que significa que el cuerpo está eliminando el excedente de bases a través de la orina. Si el pH de la orina está por debajo de 7,0, la orina es ácida, lo que quiere decir que el exceso de ácido se está eliminando con la orina. Normalmente, en el transcurso de 24 horas el pH de la orina oscila entre ácido y básico; cuando el pH de su orina se mantiene constantemente ácido (es decir, siempre < 7), su cuerpo está hiperacidificado. Si desea medirlo, al comprar las tiras reactivas asegúrese de que la lectura del pH le da claramente una posición por detrás de la coma.

Sugerencia para la medición del pH

Si mide el pH de la orina durante dos o tres días, sabrá en qué estado se encuentra. A fin de poder valorar cómo va evolucionando, vale la pena que anote los valores.

6.2.1 Adición de bicarbonato sódico para neutralizar, estabilizar y mejorar el sabor

Si se añade bicarbonato sódico a la solución previamente activada y completada con agua, su pH se volverá menos ácido, lo cual tiene dos efectos distintos:

1. La solución se vuelve más estable, por lo que, en caso necesario, puede conservarse más tiempo sin que el contenido de dióxido de cloro experimente una merma importante.
2. Para la mayor parte de las personas, la solución sabe mejor, ya que muchos perciben los sabores ligeramente ácidos como agradables, mientras que un sabor intensamente ácido es considerado desagradable.

Para obtener la cantidad de dióxido de cloro que desee generar mediante la activación de un número determinado de gotas, la dosis del bicarbonato sódico deberá ajustarse al siguiente esquema:

Dosificación del bicarbonato sódico

Una vez que haya realizado la activación y haya agregado el agua correspondiente, añada ocho gotas de solución de bicarbonato sódico al 10 % por cada gota de MMS (para ello puede utilizar, por ejemplo, un frasco vacío y bien lavado de MMS y agitarlo antes de utilizarlo para diluir bien el bicarbonato). Para hacer la solución de bicarbonato sódico al 10 %, disuelva una cucharadita rasa de café de bicarbonato en nueve de agua.

Para simplificar el procedimiento, también puede preparar una ración diaria en una botella de tres cuartos de litro o de un litro con 24 gotas de MMS activado y 50 miligramos de bicarbonato sódico, lo cual equivale a la punta de un cuchillo. La imagen que se muestra a continuación puede servir de orientación para ver a qué equivale la punta de un cuchillo.

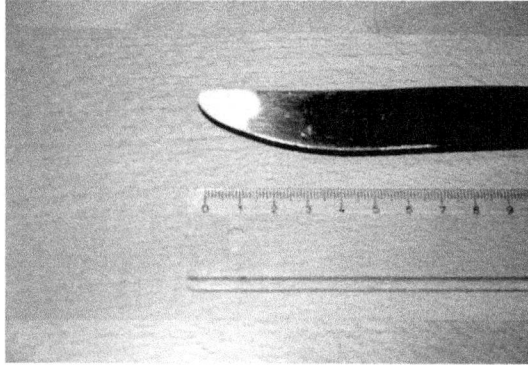

Punta de un cuchillo de bicarbonato sódico

Si no está muy seguro, es preferible utilizar algo menos de bicarbonato que utilizar demasiado. Las desviaciones de hasta un 10 % más no son perjudiciales, pero si ha añadido demasiado bicarbonato sódico, el dióxido de cloro se consumirá en la formación de CO_2 y no estará disponible para el proceso de oxidación. Por otra parte, la disociación del dióxido de cloro, además de clorito sódico, también da lugar a clorato de sodio, cuya presencia en el cuerpo humano no suele ser deseable. Por este motivo no se deben sobrepasar las cantidades de bicarbonato sódico indicadas. Para una dosis menor de MMS, tome una cantidad proporcionalmente menor de bicarbonato sódico. Si solo utiliza unas gotas de MMS, es más seguro añadir ocho gotas de solución de bicarbonato sódico al 10 % por cada gota de MMS.

Si no quiere preparar una solución de bicarbonato sódico al 10 %, alternativamente, por cada seis gotas de MMS activadas 1:1 mezcladas con 250 mililitros de agua puede añadir una pequeña pizca de bicarbonato al final.

Es importante que añada el bicarbonato sódico una vez que el MMS esté activado y ya haya vertido el agua o el zumo.

6.3 EL NUEVO PROTOCOLO ESTÁNDAR: EL PROTOCOLO MMS 1000

Jim Humble también se refiere al nuevo protocolo estándar como la «Directiva 1000 del MMS».

Desde hace algún tiempo, Jim Humble recomienda llenar una botella de un litro o litro y medio con MMS activado listo para beber y dividir la botella en ocho partes iguales, de manera que resulten visibles desde fuera.

También puede utilizar una botella de vidrio verde de tres cuartos de litro usando un vaso graduado para medir 10 partes de 75 mililitros o bien ocho partes de 90 mililitros y a continuación verter la cantidad correspondiente de agua en la botella. Puede utilizar pegatinas para hacer las debidas marcas en la botella.

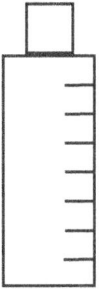

De ese modo, puede comenzar por la mañana e ir bebiendo una octava o una décima parte cada hora. Así, va administrando regularmente dosis bajas de MMS al cuerpo, con lo que puede ir procesándolo de manera continuada sin verse sobrecargado. De este modo, muchas personas toleran dosis diarias totales más altas.

- Coja una botella de cristal limpia (de tres cuartos de litro, de un litro o de litro y medio).
- En el exterior de la botella, marque ocho partes que sean aproximadamente iguales con siete marcas o 10 partes con nueve marcas.
- Active el número de gotas deseado de MMS en un vaso limpio y seco.
- Complete el vaso con agua.
- Vierta la mezcla en la botella y complétela hasta llenarla con agua y zumo a su gusto.
- Cierre la botella.

Sugerencia para marcar una botella de cristal

Mida 125 mililitros con un vaso medidor y viértalo en la botella de un litro. Haga una marca en el borde superior del nivel del agua. Una vez que lo haya repetido siete veces, su botella estará graduada con las correspondientes marcas.

Sugerencia

- Vuelva a vaciar la botella. Active el número de gotas que desee en un recipiente de cristal y añada agua. Después, utilizando un embudo, vierta la mezcla en la botella marcada y termine de llenarla con agua.

- Ya tiene preparada una mezcla con ocho partes, lista para beber cuando esté en casa o cuando salga.

Sugerencia   Si va a pasar varios días fuera de casa o si por cualquier otro motivo desea activar MMS para varios días, diluya la mezcla activada utilizando solo agua. Si quiere añadirle zumo para mejorar el sabor, puede añadírselo directamente en el vaso, justo cuando vaya a bebérselo.

Si mantiene la botella en un sitio fresco y oscuro, la experiencia muestra que seguirá siendo efectivo durante, al menos, tres días (si le añadiese zumo, una parte del ácido y de la vitamina C presente en este reaccionarían, lenta pero continuadamente, con el clorito sódico, lo que provocaría que la intensidad de la mezcla inicial de MMS fuese disminuyendo lentamente. Para mejorar el sabor, puede mezclar los 125 mililitros de solución de MMS activado con zumo una vez que esté en el vaso y vaya a beberlo).

Naturalmente, también en el caso del «protocolo MMS 1000» se recomienda comenzar poco a poco y con prudencia, por ejemplo, con tres gotas de MMS al día o, en casos graves, incluso menos. El objetivo es llegar a una dosis total de 24 gotas de MMS activado distribuida en ocho partes e ir tomando una parte cada hora. Si es usted una de esas personas a las que una pequeña dosis de MMS ya le produce una clara mejoría, naturalmente bastará con que tome poca cantidad; lo importante es que se sienta bien. Por ello, para cada persona puede estar indicada una dosis distinta. No se trata de pretender llegar a cierto número de gotas o de batir un récord. Las dosis recomendadas están indicadas porque en muchos casos han ido bien, gracias a lo cual puede beneficiarse de las experiencias de otras personas.

Estos son los valores con los que, por término medio, se han obtenido buenos resultados en adultos de hasta 68 kilogramos de peso. Las personas que pesan más necesitan una cantidad proporcionalmente mayor. Para adultos de más de 68 kilogramos de peso, Jim Humble recomienda llegar hasta ocho tomas diarias de cuatro a cinco gotas. Estas instrucciones sirven a modo de directrices generales. En casos particulares, una dosis menor puede ser suficiente para usted. En el caso de los niños, Jim Humble recomienda que, como máximo, tomen una gota por cada

11,4 kilogramos de peso, en una única toma. Para los niños, la dosis diaria máxima total irá en función de la gravedad de la enfermedad y de la tolerancia, conforme al lema «tanto como sea necesario para sanar, tan poco como para que no se produzcan reacciones no deseadas». Este lema también se aplica a los adultos.

¡Su prioridad siempre ha de ser la de no perjudicar! No tiene sentido suministrar dosis altas si con ello va a generar malestar, una fuerte diarrea o náuseas. Si se producen reacciones adversas, espere hasta que desaparezcan y luego vuelva a comenzar con una dosis que sea dos gotas menor. Exigiendo demasiado a su cuerpo no obtendrá beneficio alguno. En ausencia de unas condiciones que pongan en peligro la vida, puede avanzar lentamente y llegará a su objetivo incluso antes.

Si una vez que hayan desaparecido los síntomas de la enfermedad puede mantener su dosis ajustada durante una semana más, en situaciones normales el cuerpo se liberará de microorganismos y de metales pesados perjudiciales.

6.4 EL ANTIGUO PROTOCOLO ESTÁNDAR DE JIM HUMBLE

Para el tratamiento de enfermedades, Jim Humble probó con una dosis de dos tomas de 15 gotas más la correspondiente cantidad de activador, ya que, en muchos casos, esta había demostrado tener un efecto garantizado en adultos de hasta 68 kilogramos. Antes de preparar ninguna mezcla, ¡termine de leer el capítulo entero! En Europa no hay muchas personas que sean capaces de digerir dosis tan altas sin tener náuseas, lo que significa que, si desea evitar efectos adversos, deberá ir aumentando la dosis poco a poco. Si se toma el tiempo necesario para ir tomando tres gotas cada hora, distribuidas en ocho tomas diarias, disfrutará de la ventaja de tener una saturación continuada de dióxido de cloro durante un largo periodo de tiempo. Por otra parte, este procedimiento hace posible que muchas personas pueden tolerar una dosis total más elevada. Es por este motivo por el que nosotros preferimos el nuevo protocolo estándar.

Tanto antes como ahora, Jim Humble recomienda otra forma de administración del MMS para aquellas personas que estén relativamente sanas:

6.5 El protocolo 6 + 6 de Clara

Este protocolo se llama así por Clara Beltrones, quien lo ha aplicado con éxito tanto consigo misma como en muchas otras personas. Puede leer las historias clínicas detalladas en el libro de Jim Humble *El milagroso suplemento mineral del siglo XXI* y ver a la propia Clara Beltrones en el documental *Entender el MMS*.

Este protocolo está indicado para personas que padecen enfermedades que se considera que tienen cura, como puedan ser resfriados, procesos gripales, dolores, etc.

En el caso de enfermedades graves consideradas incurables o de enfermos postrados, Jim Humble piensa que es preferible tomar diariamente ocho pequeñas dosis en intervalos de una hora, tal y como se indica en el nuevo protocolo estándar.

Clara administra seis gotas de MMS activado en un vaso de agua con zumo y espera una hora para ver cómo le va al afectado. Si tolera bien las seis gotas, al cabo de una hora le deja prepararse una dosis con el fin de asegurarse de que la persona en cuestión sepa cómo debe preparar el MMS. Tras ingerir la segunda dosis, el afectado todavía se queda un rato allí. Si le ha ido bien, puede repetirlo durante un par de días, hasta que esté curado. Para ello, al día siguiente debe aumentar a 7 + 7 y así sucesivamente hasta llegar a 15 + 15. 15 gotas, dos veces al día, es la dosis máxima a la que un adulto de 68 kilogramos debe pretender llegar. En las páginas anteriores ya he explicado este aspecto en detalle.

6.6 MMS para embarazadas

Según los informes de Jim Humble, las embarazadas pueden tomar diariamente seis gotas de MMS de manera preventiva, naturalmente, ¡siempre y cuando no se presenten efectos adversos!

Hasta el momento no se ha advertido que haya ningún peligro para el bebé ni para la madre. Yo también considero improbable que lo haya ya que, hasta el momento, al contrario de lo que sucede con muchos medicamentos, no se ha encontrado producto alguno de deshecho debido al MMS. Evidentemente, en este caso también ha de establecerse con mucho cuidado cuál es la dosis que se tolera bien por medio de un lento incremento. Si en el transcurso del embarazo se presentase una enfermedad, lo indicado sería aumentar la dosis convenientemente.

Dependiendo de las circunstancias, se recomienda seguir el nuevo protocolo estándar o las instrucciones de dosificación específicas para la enfermedad. Los informes de Jim Humble relativos a embarazadas con malaria u otras enfermedades provenientes de una clínica de una misión en Kenia en la que los médicos también empleaban MMS indican que la mayoría se curó.

6.7 MMS PARA LACTANTES

Desde el principio, Jim Humble también ha recomendado el uso de MMS en lactantes y, según cuenta, con buenos resultados. Los bebés suelen tolerar una dosis de una gota de MMS activado. Una vez transcurrido el tiempo de activación, puede administrárselo con un biberón, mezclado con agua y una infusión apropiada para bebés. Siga uno de los protocolos en función del tipo y la gravedad de la enfermedad y tenga presente la cantidad máxima aconsejable de una gota por cada 11,4 kilogramos de peso como dosis inicial máxima. Normalmente, con una gota de MMS activado están cómodos. Para mayor seguridad, puede comenzar con media gota y si su bebé la tolera bien, aumentar a una gota. Por ejemplo, por la mañana puede activar cuatro gotas e irle dando una octava parte de la mezcla cada hora. Si a cuatro gotas de MMS activado le añade 200 mililitros de agua y una infusión apropiada para bebés y le da ocho tomas diarias (una cada hora, aproximadamente), su bebé tomará ocho veces media gota de MMS activado. Que su bebé quiera beber más o menos cantidad en cada toma no reviste mucha importancia. Actúe según su bebé lo vaya tomando. Si al final del día pudo tomar los 200 mililitros de líquido con MMS activado, habría alcanzado su objetivo. ¡Preste también atención a su tolerancia!

Si su bebé ingiere poco líquido, también puede diluir las cuatro gotas en 100 mililitros de agua o algo menos. Si nota que con cuatro gotas no obtiene un efecto suficiente, puede intentar aumentar la dosis hasta que el estado de salud de su bebé mejore, pero, naturalmente, en la medida en la que lo tolere.

En el caso de los bebés prematuros muy bajos de peso, puede calcular *Bebés* una única dosis que sea apropiada, contando con 0,1 gotas por cada *prematuros* 1,14 kilogramos. En este caso, la segunda posición decimal es lo de menos. Si tiene dudas, comience siempre por menos; podrá ir aumentando más adelante. Si, por ejemplo, quisiera administrarle 0,1 gotas, active una gota y llene un biberón con agua y una infusión apta para lactantes (zumo a partir del tercer o cuarto mes, siempre y cuando lo tolere). Puede darle al niño una décima parte cada vez, a ser posible repartida en 10 tomas a lo largo del día, o sea, cada hora o cada dos horas. Este es el método más seguro para bebés prematuros y lactantes. En función de las necesidades, podrá ir aumentando la dosis.

Puede calcularlo y adaptarlo a otras cantidades de manera análoga. Si se guarda en un recipiente cerrado dentro de la nevera, la solución de MMS activado conserva su efecto íntegro durante tres días, la mayoría de las veces incluso cuatro. Pasado ese tiempo, pierde su poder oxidante y ya no debería utilizarse.

En la plataforma de vídeo Youtube, en Internet, puede ver un vídeo bajo la denominación «Malaria Baby» en el que aparece un lactante que en el 2004 fue tratado en el hospital de una misión, en Kenia. Este bebé tenía 40 °C de fiebre. A las dos horas de haber tomado MMS, la temperatura había bajado a 38,3 °C.

Jim Humble también ha obtenido muy buenos resultados en bebés con la aplicación cutánea del MMS sin que nunca haya visto una reacción de intolerancia. Si desea saber más al respecto, encontrará los detalles en el protocolo para su uso como aerosol cutáneo en el capítulo 8, «Otras vías de administración del MMS».

6.8 MMS PARA NIÑOS

Siga las instrucciones de seguridad Siga las instrucciones de seguridad y guarde el MMS y el ácido activador en un lugar seguro que resulte inaccesible para los niños. Lo mejor es que lo retire en cuanto lo haya preparado.

Al igual que el resto de las personas, los niños y los jóvenes pueden beneficiarse del uso del MMS y, como es natural, también en su caso pueden aparecer los mismos problemas, como gases, deposiciones blandas, diarrea o náuseas. Si desarrollan aversión al olor o al sabor, será difícil superarla. Por este motivo, con los niños es importante comenzar dándoles disimuladamente una gota de MMS activado y tener a mano zumo en abundancia. No deje que el niño huela el vaso mientras se activa la mezcla. Prepare el vaso con agua y zumo y dígale a su hijo que se lo beba deprisa, sin olerlo ni saborearlo.

Si fuese necesario, dele un vaso de zumo inmediatamente después. El sabor desagradable cobrará mayor intensidad si tiene que esperar o si le da tiempo a respirar. Por eso conviene que se beba el vaso con el MMS de un solo trago y que inmediatamente tome un sorbo de zumo. Después, el niño podrá saborear su zumo tranquilamente.

Si se toman hasta tres gotas de MMS con leche de avena, el sabor del dióxido de cloro apenas resulta perceptible, por lo que es una buena manera de dar MMS a los niños pequeños. Al administrarlo con leche de avena, su eficacia ha sido reiteradamente probada.

Sugerencia: Leche de avena

Si le resulta imposible convencer a su hijo para que se beba la solución de MMS, también puede rellenar cápsulas vegetales con MMS activado y proponerle que se las trague con ayuda de un vaso de agua. No obstante, es bastante engorroso. Además, puede dar lugar a múltiples complicaciones, especialmente si el niño no quiere tragarse la cápsula. Bajo ningún concepto intente administrarle a su hijo la cápsula en contra de su voluntad. La mejor manera de introducir el MMS activado dentro de la cápsula es la siguiente:

Consiga cápsulas vegetales, una jeringuilla y una cánula. Diluya el MMS activado con dos cucharillas de café llenas de agua y rellene media cápsula. Necesitará la otra mitad para cerrarla. Para poder administrarle la cantidad deseada, necesitará varias cápsulas.

Antes de nada es imprescindible que se asegure de que su hijo sea capaz de tragar una cápsula. Puede hacer la prueba con una cápsula vacía o llena de agua. ¡No olvide tener preparado un gran vaso de agua para después!

A la larga será mucho más sencillo si consigue motivar al niño para que se beba la solución. Generalmente, tras haberlo tomado unas cuantas veces, los niños se dan cuenta de que el MMS les sienta bien y quieren tomarlo. Tenga presente la dosis inicial máxima de una gota por hora por cada 11,4 kilogramos de peso. Es decir, en el caso de un niño que pese 11 kilogramos, puede activar ocho gotas por la mañana, mezclarlas con agua y zumo e irle administrando una octava parte de la mezcla cada hora. Por ejemplo, si su hijo pesa seis kilogramos, active cuatro gotas por la mañana y vaya dándole cada hora una octava parte. De esta manera puede hacer los cálculos correspondientes en función del peso. Si el niño tolera bien esta dosis, pero experimenta poca mejoría, súbala. En un consultorio de pediatría, se obtuvieron muy buenos resultados en todos los casos con niños de hasta 3 años administrándoles una gota por cada tres kilogramos de peso dos veces al día o, si lo toleraban mejor, la misma cantidad distribuida a lo largo del día. Si su hijo tiene náuseas o diarrea, debe hacer un descanso o reducir la dosis.

6.9 La activación lenta según Fischer

El Dr. Hartmut Fischer desarrolló el siguiente procedimiento para la obtención de una solución de dióxido de cloro insípida:

Por la noche, verter entre 100 y 200 mililitros de agua del grifo en una botella de un litro que esté limpia. Añadir las gotas que se desee de MMS (solución de $NaClO_2$) y agitar un poco para que se mezcle. Añadir la correspondiente cantidad de gotas del activador. Completar la botella con agua hasta el litro. Cerrar bien la botella, volver a agitarla y dejarla toda la noche en un lugar fresco y oscuro.

Al día siguiente, la solución estará lista para su consumo y se puede ir tomando a lo largo del día distribuida de ocho a 10 partes. Si es necesario, el señor Fischer le añade algo de bicarbonato sódico al día siguiente (un máximo de 50 miligramos por cada 20 gotas de MMS).

A lo largo de la noche, el clorito sódico se va activando lentamente y produce dióxido de cloro. La producción de dióxido de cloro es considerablemente menor que a través de la activación rápida, pese a lo cual la cantidad de dióxido de cloro resultante es suficiente para lograr un efecto terapéutico. El Dr. Hartmut Fischer está satisfecho por el éxito que su método ha obtenido. Por lo general, para todo un día, utiliza 20 gotas de MMS y 20 gotas de ácido clorhídrico al 4 %. Para aquellas personas a las que no les agrada el sabor, añade hasta un máximo de 50 miligramos de bicarbonato al día siguiente. Esa cantidad equivale aproximadamente a la punta de un cuchillo.

Al hacerlo, el proceso de activación se detiene y la solución lista para beber es casi tan insípida como el agua pura y se conserva durante más tiempo. En casos extremos, esta solución de dióxido de cloro neutralizada con bicarbonato sódico puede utilizarse al cabo de tres semanas sin pérdida de efectividad.

La activación lenta tiene la ventaja adicional de que pueden tomarla aquellas personas incapaces de tomar el MMS de activación rápida debido a la intensa aversión que el sabor les produce.

Mejora del sabor   Si usted es una de esas personas que no puede tomar MMS debido a su sabor, pero le gustaría poder hacerlo, seguro que vale la pena que vuelva a intentarlo. Si se le hubiese olvidado preparar la botella por la noche, la activación lenta también puede utilizarse si la deja reposar durante, al menos, tres horas. Es decir, por la mañana puede preparar una botella conforme a la activación lenta según Fischer y transcurridas tres horas ya puede empezar a tomar partes de ella.

Ahora bien, si se deja reposar la solución durante la noche, la activación habrá avanzado más, por lo que, presumiblemente, será más efectiva. No importa que deje reposar la solución durante más tiempo. Aunque se hubiese olvidado durante uno o dos días, y transcurrido ese tiempo le añadiese el bicarbonato sódico, o la consumiese al tercer día, la solución seguiría siendo, al menos, tan efectiva como después de la primera noche, ya que la activación se produce muy lentamente y el dióxido de cloro generado queda disuelto en el agua y no se escapa.

En lo que a la estabilidad de la solución se refiere, la activación lenta según Fischer proporciona la solución que más fácilmente se mantiene. *Fácil de conservar*

Apenas hay problemas en lo que respecta a la tolerancia. Si aparecen reacciones como diarrea o náuseas, que indican que los órganos excretores están sobrecargados, huelga decir que, al igual que en el caso de los demás protocolos, lo prudente es reducir la dosis o hacer un descanso.

6.10 ¿Quién debería tener especial cuidado al utilizar MMS?

Debido a su propia naturaleza, todas aquellas personas que reaccionen muy sensiblemente ante todo tipo de estímulo deberían emplear el MMS con suma precaución. A este grupo pertenecen aquellas personas con alergias fuertes a diversas sustancias, así como todas aquellas personas que hayan notado que son intolerantes a muchos fármacos. Si se tiene alguna manifestación alérgica al olor a cloro (desencadenada, por ejemplo, en instalaciones de baños), desaconsejo que se utilice el MMS. Todavía no se tiene experiencia con el MMS en este terreno. De ahí que alguien que tenga alergia al cloro y tome MMS esté experimentando en terreno desconocido. *En caso de alergia al cloro, no use MMS*

También deberán tener especial cuidado con el MMS aquellos pacientes que lleven décadas en tratamiento médico y que lleven mucho tiempo tomando diversos fármacos simultáneamente. El MMS tiene un efecto desintoxicante. Como consecuencia, el hígado y los riñones tienen que trabajar más. Por eso, aquellas personas que tengan insuficiencia hepática, enfermedades hepáticas, insuficiencia renal o que tengan un solo riñón han de ser muy cuidadosas con el MMS y si desean utilizarlo, deberán reforzar los órganos excretores al mismo tiempo. En el caso de un grave deterioro del hígado o de los riñones, yo optaría por el *CDS*. *Cuidado en caso de insuficiencia hepática*

¡En ningún caso deberían utilizar MMS sin antes haber leído el libro completamente!

También deben tener especial precaución aquellas personas que hayan sufrido una intoxicación por gases o en cuya familia haya habido experiencias traumáticas relacionadas con la intoxicación por gases.

Hemofílicos   Los hemofílicos y aquellas personas que tomen Marcumar u otros fármacos anticoagulantes también deben utilizar el MMS con extremada *Pacientes* cautela. El MMS contrarresta la aglutinación de los glóbulos rojos, lo *tratados con* cual, aunque normalmente favorece la salud, en combinación con fár-*Marcumar* macos que fluidifican la sangre puede producir una sobredosificación. Si no quiere incurrir en un alto riesgo de sufrir hemorragias, conviene que su médico de cabecera controle su valor de INR (antiguamente conocido como valor de Quick).

Por el mismo motivo, deberá dejar de tomar MMS 14 días antes de someterse a una intervención quirúrgica. Este aspecto no se aplica únicamente al consumo oral, sino que es válido para todas las variantes de utilización.

Para todos aquellos que quieran descongestionar el hígado y los riñones, puede resultar conveniente comenzar tomando baños de pies o incluso baños de cuerpo entero, siempre y cuando los toleren bien. De ese modo, la mayor parte de la desintoxicación tendrá lugar a través de la piel. Véanse los capítulos 7, «¿Qué hacer en caso de efectos adversos?», y 8, «Otras vías de administración del MMS».

6.11 CONTRAINDICACIONES

Interven- Cuando a un paciente se le administra oxígeno o requiere respiración *ciones* asistida, tiene que dejar el MMS obligatoriamente. Dado que los glóbu-*quirúrgicas* los rojos transportan el dióxido de cloro por el mismo lugar que el oxí-*Administra-* geno, el oxígeno debe tener prioridad. Por lo demás, la única contrain-*ción de* dicación de la que tengo noticias es la de una intervención quirúrgica *oxígeno* próxima. Por ese motivo, hay que dejar de utilizar el MMS dos semanas antes de la operación.

Respiración   En determinados casos tal vez fuese suficiente con un par de días, *asistida* pero, con el fin de estar completamente seguros de que la fluidificación de la sangre por acción del MMS no excede a lo que es compatible con una intervención, hay que dejar de utilizar el MMS dos semanas antes de que se produzca.

Otra posible contraindicación sería la existencia de una alergia al clorito sódico o al dióxido de cloro. Sin embargo, hasta ahora no he oído nada al respecto.

Si se tiene intolerancia a un activador, especialmente en el caso de *Cambiar de* la aplicación externa, lo aconsejable es cambiar de activador. En las apli- *activador* caciones externas raramente se presentan irritaciones debido a la formación de citrato de sodio a partir del ácido cítrico o a la elevada proporción de ácido –lo cual se remedia cambiando el activador por ácido clorhídrico del 3 % al 5 % o por ácido tartárico–.

No conozco ninguna otra contraindicación.

Las fundas de oro, la metralla de granadas, las prótesis de cadera, *Fundas* etc., no constituyen una contraindicación. Yo misma tengo algunas fun- *de oro* das de oro y en mi etapa de pruebas y experimentación estuve utilizando el MMS de distintos modos y de manera continuada durante más de un año sin que las fundas me ocasionaran problema alguno.

Entretanto, es muy probable que sean varios los millones de personas han tomado MMS sin que se tenga noticias de que nadie haya tenido problemas con sus implantes de metal, sean del tipo que sean.

Sospecho que se debe a la inteligencia del propio cuerpo, encargada de transportar el dióxido de cloro allí donde haya algo que oxidar.

Para mí, la toma simultánea de remedios homeopáticos de alta potencia tampoco supone una contraindicación. No he observado que el *Homeopatía* MMS perjudique el tratamiento homeopático clásico.

Tampoco debe albergar dudas sobre su flora intestinal u otras bacterias benignas necesarias para el mantenimiento de los procesos fisioló- *Flora* gicos del cuerpo. Cuando se ha producido un consumo continuado a *intestinal* largo plazo, no he podido diagnosticar que ocasione perjuicio alguno a la función digestiva.

Si tomase MMS durante meses, únicamente debería tener en cuenta el balance de vitamina C y hacer una comida al día rica en esta vitamina *Intervalo en* o planificar la toma de vitamina C de tal manera que mantenga el inter- *la toma de* valo anteriormente descrito de cuatro horas con la toma de MMS. *vitamina C*

6.12 Posibles reacciones a la toma de MMS

1. Mejora rápidamente.
   Es de suponer que se alegrará. Una vez que la sintomatología haya desaparecido, puede decidir si deja de tomar el MMS o si continúa con una dosis de mantenimiento.
2. Va mejorando lentamente.
   En general, lo mejor es continuar pacientemente. En cuanto la sintomatología vaya mejorando, estará en el buen camino.

3. Algunos síntomas remiten y otros no.

   Si tolera bien el MMS, es conveniente que lo siga tomando. Dependiendo de la gravedad y del tipo de enfermedad, el DMSO o el MMS 2 pueden ser un complemento útil.

4. Todos los síntomas vuelven a aparecer.

   Si reaparecen síntomas que ya había tenido anteriormente, es muy probable que su organismo esté terminando de eliminar residuos, es decir, que su cuerpo esté encargándose de daños residuales o de depósitos que hayan quedado como consecuencia de enfermedades anteriores y que esté utilizando el MMS para curarse. Transcurrido un tiempo prudencial, los síntomas deberían desaparecer. Para determinar lo que es prudencial, los homeópatas aplican la siguiente regla: para curarse de una enfermedad crónica, un organismo necesita tantos meses como años haya durado dicha enfermedad, lo cual quiere decir que las enfermedades agudas se curan también en menos tiempo; una enfermedad que haya persistido durante cinco años necesitará, por tanto, unos cinco meses para curarse. De manera análoga, por ejemplo, una alergia que llevase presente 20 años tardaría 20 meses en sanar completamente. Afortunadamente, el MMS a veces funciona mucho más deprisa, al menos, en lo que a la supresión de los síntomas se refiere. Los homeópatas entienden la sanación completa no como la mera desaparición de los síntomas, sino como un proceso integral que abarca cuerpo, mente y espíritu.

5. Sus deposiciones se vuelven blandas o tiene una ligera diarrea.

   Es una buena señal. Su cuerpo se está depurando a través del intestino. De momento, no aumente la dosis, o si la diarrea se vuelve más intensa, redúzcala un poco. En la mayoría de los casos, esta fase de depuración termina en un plazo de 14 días y las deposiciones vuelven a normalizarse.

6. Tiene muchos gases, una fuerte diarrea, náuseas o vómitos.

   Sucede siempre que su organismo tiene que realizar una tarea de excreción que supera su capacidad.

   Para remediarlo, deje de tomar el MMS hasta que vuelva a encontrarse bien y entonces comience, poco a poco, con una dosis inferior. Si no es capaz de soportar ni la más mínima dosis por vía oral, puede emplear otras medidas para descongestionar el hígado y, entretanto, tomar baños de pies o, si le resulta posible, baños de cuerpo entero con cautela. En el capítulo 7, «¿Qué hacer en caso de efectos adversos?», encontrará consejos detallados. También suele ser beneficioso reducir la acidez mediante la adición de bicarbonato sódico, tal y como se describe en los apartados 6.2.1 y 6.9.

Si fuera necesario, deberá contar con el seguimiento de un médico o naturópata en el ejercicio activo de su profesión. Además, en las «Pautas para una vida saludable» (capítulo 18) es muy probable que encuentre algunas cosas que puede hacer en su propio beneficio.

7. El MMS no produce ningún efecto.

Eso es algo que ocurre muy raramente. Pudiera ser que todavía no haya alcanzado la dosis que necesita, en cuyo caso un incremento podría ser de ayuda. Si tras haber alcanzado la dosis diaria total máxima de 45 gotas no obtiene ningún resultado, la capacidad oxidativa del MMS para eliminar agentes patógenos y metales pesados no será suficiente. Lo más probable es que haya obstáculos para que la sanación se produzca. Le aconsejo que lea íntegramente el capítulo 18, «Pautas para una vida saludable», que elimine los campos perturbadores y, si hubiera lugar a ello, que acuda a un quinesiólogo, a un psicoterapeuta o a un sanador, ya que doy por supuesto que si padece una enfermedad crónica de gravedad o de larga duración ya está recibiendo tratamiento por parte de un médico o naturópata.

¿Qué hacer en caso de efectos adversos?

Jim Humble nunca ha constatado la presencia de efectos secundarios en el sentido estricto del término. Lo único que observó fue la aparición de gases, diarrea o náuseas, todos ellos motivados por el perjuicio tóxico de los agentes patógenos muertos. Jim Humble constató que, después de tomar una dosis de dos gotas, solo una de cada quinientas personas tenía náuseas. La diarrea se da con más frecuencia, pero resulta útil para la depuración y a veces no puede evitarse. Mientras se mantenga dentro de un límite razonable, no es preciso que haga nada al respecto. Si padeciese una fuerte diarrea, deje de tomar MMS y beba abundante líquido con sales. Debería ser suficiente con que tomara una cucharilla rasa de sal de roca disuelta en agua por la mañana y otra por la noche. La diarrea puede tratarse con remedios naturales, homeopáticos o, en última instancia, con pastillas de carbón vegetal. Si fuese más seria, póngase en contacto con su médico o naturópata. Cuando vuelva a estar bien, puede volver a tomar MMS; lo más indicado es que tome dos gotas menos de las que estaba tomando cuando comenzaron las molestias.

Comerse una manzana Está demostrado que comerse una manzana un cuarto de hora antes de tomar MMS ayuda a contrarrestar las náuseas ligeras. En muchos casos, las náuseas se presentan solo al principio, a veces incluso una sola vez, cuando se alcanza el umbral de malestar. Generalmente, en adelante se suele tolerar una dosis más alta sin la aparición de náuseas.

Beber más agua El malestar intenso aparece cuando se exige demasiado a los órganos excretores. Si ha estado bebiendo menos de tres litros de agua, beba más. Haga un descanso en la toma de MMS hasta que se sienta mejor y luego vuelva a comenzar tomando una dosis que sea dos gotas inferior a aquella que le produjo las náuseas. Hay muchas formas de descongestionar el hígado. Tome zumo de alcachofa, de fumaria, de cardo mariano *Desacidificación* o haga una desacidificación mediante una alimentación básica, baños o sales básicos, o mediante remedios homeopáticos como puedan ser la celidonia, la nuez vómica o el licopodio, por citar algunos. Si no está familiarizado con la homeopatía, es mejor que consulte a un homeópata, ya que esta requiere un tratamiento individualizado cuyo éxito depende de unas indicaciones que, salvo casos excepcionales, solo son válidas para cada caso particular.

Consulte a un homeópata, médico o naturópata que tenga un enfoque holístico

Para depurar el hígado, también puede recurrir a la medicina china utilizando acupuntura o hierbas. Déjese aconsejar por un médico o naturópata que tenga un enfoque holístico. Hay muchas formas en las que puede ayudarle. También es beneficioso mantener una alimentación sana, tan rica en frutas y verduras como sea posible y, sobre todo, sin sabores ni conservantes artificiales. Pero lo más importante para tener un hígado sano es contar con un ánimo sereno. Encontrará más información al respecto en el capítulo 18, «Pautas para una vida saludable».

Mucha fruta y verdura

Si a pesar de todo, tras diversos intentos, no fuese capaz de tomar una dosis de MMS de más de dos gotas sin tener náuseas, existen otros procedimientos aplicables: puede probar a tomar esta dosis tan baja durante un largo periodo de tiempo. Si al cabo de unas semanas se siente algo mejor, simplemente continúe con la misma cantidad; en cualquier caso, estará eliminando agentes patógenos y «tóxicos».

Cada ser humano es único y es muy posible que usted sea una de esas personas cuyo organismo trabaja mejor «sin prisa pero sin pausa». Conozco personalmente a dos usuarios a los que una dosis de tres gotas durante un largo periodo de tiempo les fue muy bien. Otros obtienen buenos resultados con cinco o seis gotas.

No es absolutamente imprescindible que tome 15 gotas para alcanzar la dosis que sea efectiva para usted; las 15 gotas son un promedio y sirven como punto de referencia.

Pero si ha estado tomando dos gotas durante un largo periodo de tiempo, su estado no ha mejorado y tampoco es capaz de incrementar la dosis, necesitará someterse a una extensa terapia depurativa, a ser posible acudiendo a un médico o naturópata experimentado que tenga un enfoque integral para desintoxicar y purificar su cuerpo de manera que pueda tolerar una dosis de MMS lo suficientemente alta como para que sea efectiva.

Terapia depurativa

Si su circulación le permite resistir un baño de 20 o 30 minutos sin tener trastornos circulatorios, también puede emplear el MMS añadiéndolo al agua de la bañera. En su sitio web, Jim Humble publica que hay personas que no soportaban tomar más de siete gotas por vía oral y que, tras haber tomado un baño con MMS, claramente toleraron un número mayor de gotas sin tener náuseas. Lea más al respecto en el capítulo 8,

MMS en el agua del baño

Baño de pies «Otras vías de administración del MMS». También podría resultarle beneficioso tomar un baño de pies.

Entre uno y cinco gramos de vitamina C o una cucharadita de bicarbonato sódico como antídoto Si por descuido ha tomado una dosis demasiado alta de MMS activado, beba un gran vaso de agua. Si no fuera suficiente, tómese otro vaso de agua con entre uno y cinco gramos de vitamina C. Si no dispusiese de tal cantidad de vitamina C, como alternativa también puede beberse un vaso de agua con una cucharadita rasa de bicarbonato sódico. ¡Pero elija solo una de las dos opciones!

Tomar con agua Si se hubiese tomado más de una cucharadita de café de solución de clorito sódico, según Jim Humble no resultaría perjudicial, salvo por las desagradables náuseas que le provocaría. Para evitarlas, beba tanta agua como le sea posible, a poder ser con media cucharadita de café de bicarbonato sódico por vaso. Si fuera posible, beba hasta que le provoque

Provocarse el vómito el vómito.

En el caso de que un niño se bebiese una botella entera, Jim Humble aconseja que sea trasladado en una ambulancia hasta el hospital más próximo y que se informe al médico de que el niño se ha bebido una solución de clorito sódico.

Evitar un exceso de ácido Hay personas que no toleran el MMS con el estómago vacío. Si tiene un estómago delicado, conviene que lo tome 50 o 60 minutos después de haber comido. Hay quienes no aguantan el exceso de ácido derivado del uso de grandes cantidades de ácido cítrico. Cambie de activador a ácido tartárico o ácido clorhídrico. De ese modo, muchos usuarios que tenían problemas volvieron a tolerarlo bien. De manera complementaria, al añadir bicarbonato sódico puede conseguir neutralizarlo y mejorar el sabor. Véase el apartado 6.2.1.

Muchos usuarios también reaccionan a las insignificantes impurezas de calidad técnica presentes en el MMS. Bien puede valer la pena cambiar a otro de mayor pureza, ya que son muchos los europeos que lo toleran mejor.

Un usuario escribió que el MMS diluía su sangre considerablemente. Dado que tomaba Marcumar para fluidificar la sangre, se sometía periódicamente a análisis para comprobar el valor de Quick/TP y pudo

Fluidificar la sangre comprobar que su sangre se había diluido.

En cualquier caso, no lo considero un efecto adverso, sino parte del proceso de curación, ya que, sin duda, no es saludable que una persona tenga que estar tomando toda su vida medicación para la hemodilución.

Hasta el momento no se han observado interacciones con otros medicamentos. Desde luego, no se puede excluir la aparición de una alergia, ya que se pueden desarrollar alergias contra toda sustancia. Eso también puede sucederle al comerse una manzana o las tostadas del desayuno. Hasta ahora no he oído de nadie que haya tenido una reacción alérgica al MMS.

Otras vías de administración del MMS

Además de la vía oral, existen otros muchos usos posibles del MMS.

8.1 Como aerosol cutáneo

Protocolo para el aerosol cutáneo

Para prepararlo, necesita una botella limpia y seca, con un volumen mínimo de 60 mililitros, que disponga de un tapón difusor. Las más apropiadas son las de cristal, las cuales podrá adquirir en su farmacia con el tapón difusor incorporado. Estas no reaccionan con el MMS: se trata de que no se disuelva ninguna sustancia plástica, como, por ejemplo, el plastificante, ya que, aunque «solo» se rocíe un poco sobre la piel, al cabo de 30 minutos la sustancia en cuestión resultará detectable en la orina y se trata de que el MMS desintoxique su organismo, no de que lo contamine más.

Vierta 20 gotas de MMS en la botella y añada el activador. Una vez transcurrido el tiempo de activación, rellene la botella con 60 mililitros de agua y ciérrela con el tapón pulverizador. Vaporice la solución de MMS sobre las zonas de la piel que desee. Puede volver a repetir el proceso cada hora o cada dos horas. Dependiendo de la intensidad de su problema, puede ser conveniente aplicarlo durante varios días. Una vez pulverizado, puede dejar que el MMS se seque. **Únicamente en el caso** *Quemaduras* **de quemaduras deberá utilizar el MMS puro, es decir, sin activar. Rocíe la zona quemada con MMS puro, o sea, con una solución de clorito sódico al 22,4 %. Transcurridos entre 30 y 60 segundos, aclare la zona tratada con agua;** de lo contrario, en vez de mejorar su estado, lo empeorará. Si no dispone de agua, utilice otro líquido potable. Así, si lo desea, puede prestarse los primeros auxilios en caso de quemaduras de primer a tercer grado, así como a otra persona. En cualquier caso, ante quemaduras de tercer grado también es necesario acudir a un médico o al hospital más cercano.

En todos los demás casos, puede dejar el MMS sobre la zona de piel rociada o aclararlo con agua transcurridos tres minutos, según se sienta mejor. Pero antes de volver a pulverizar la zona, lávese el aerosol reseco de la anterior aplicación.

Jim Humble recomienda aplicar el aerosol a picaduras de insectos, *Picaduras de* verrugas, manchas o cambios en la piel, micosis, acné, enfermedades *insectos* cutáneas como tiña, dermatitis atópica o psoriasis, inflamaciones y, en *Enfermedades* realidad, a todo tipo de problemas de la piel, incluido el cáncer de piel. *cutáneas* También hemos visto buenos resultados en el tratamiento de heridas y *MMS como* hasta en mordeduras de perro. El MMS también puede resultar muy *desodorante* adecuado como desodorante.

En el caso de las afecciones cutáneas extensas, es conveniente que primero haga una prueba en una zona pequeña para ver si tolera bien el MMS. El aerosol de MMS no debe entrar en contacto directo con los ojos bajo ninguna circunstancia, pues podría ocasionar irritación dado que para la aplicación externa la concentración es considerablemente mayor que para la interna.

La solución puede aplicarse durante cuatro días.

En comparación, equivale a unas 40 gotas de MMS en medio vaso de agua.

Si cuando el aerosol entra contacto con la piel le escuece o le provoca irritación, diluya la solución hasta que deje de hacerlo. Puede desechar la mitad de la solución y remplazarla con agua; acto seguido, haga una prueba sobre una pequeña superficie de piel. Si continúa escociéndole, siga diluyéndolo hasta que lo tolere bien. Jim Humble estuvo pulverizando y frotándose MMS activado sobre el rostro durante seis meses. También se lo aplicó masajeando fuertemente otras partes más sensibles de su piel. Al cabo de seis meses, las zonas tratadas estaban en condiciones óptimas. Las zonas que había rociado durante tanto tiempo y de manera intensiva con el MMS eran tan suaves y sensibles como las que no lo habían sido, o incluso más.

Jim Humble cuenta con varios años de experiencia aplicándose externamente el MMS y nunca ha observado que cause lesión alguna en la piel.

Jim Humble asegura que el MMS ha sido vaporizado sobre todos los tipos de piel posibles, incluida la de bebés y recién nacidos.

El MMS preparado siguiendo el protocolo de Jim Humble no ataca a las células sanas. No deje el frasco a la luz del sol. Si conserva la solución protegida de la luz y a temperatura ambiente, podrá utilizarla hasta pasados cuatro días. Pasado ese tiempo, si aún necesita utilizarla, tírela y prepare una nueva.

Consejo para los amantes de las plantas

Y un pequeño consejo para los amantes de las plantas:
También puede vaporizar MMS sobre las plantas para combatir la formación de moho.

8.2 MMS EN EL AGUA DEL BAÑO

La piel es nuestro mayor órgano. Es probable que este sea el motivo por el cual el uso del MMS en el agua de la bañera sea tan efectivo.
Tiene la ventaja añadida de que no tiene el inconveniente del sabor y, en muchos casos, el umbral de malestar es más alto.

Consejo

Atención: Si se siente enfermo o débil, o si es propenso a padecer trastornos circulatorios, ¡no debe bañarse solo! Pídale a alguien que le acompañe mientras se baña. Esta medida de precaución no guarda relación con el MMS, sino con que la circulación de personas con una determinada predisposición o que estén debilitadas puede fallar al tomar un baño en agua templada. Si aparecen los síntomas correspondientes, es conveniente interrumpir el baño. Si sabe que es propenso a padecer problemas circulatorios en el baño, lo indicado es que comience preparando un baño de agua tibia y luego añada agua caliente conforme vaya siendo necesario.

Protocolo para su uso en la bañera

Bañera limpia

a) Es necesario lavar la bañera hasta que quede completamente limpia. Asegúrese de ello o, en caso contrario, el dióxido de cloro reaccionará con los restos de jabón, cal o suciedad que haya y su efectividad se verá reducida. Por lo tanto, limpie la bañera, aclárela concienzudamente con agua limpia y séquela con un paño limpio y seco. Si tras haberlo hecho observa que hay restos de suciedad en el trapo, vuelva a repetir el proceso de limpieza.

b) Como dosis inicial, active 20 gotas de MMS utilizando el doble de la cantidad habitual de activador, es decir:

- Para 20 gotas de MMS, añadir 40 gotas de ácido clorhídrico del 3 % al 5 %; a continuación, agitar el vaso para que las gotas se mezclen; después, esperar el tiempo de activación de entre 40 y 60 segundos y completar el vaso con agua. *Doble cantidad de activador*

- O para 20 gotas de MMS, añadir 40 gotas de ácido tartárico al 50 %, agitar luego el vaso de manera que las gotas se mezclen, después esperar el tiempo de activación de entre 40 y 60 segundos y completar el vaso con agua.

- O para 20 gotas de MMS, añadir 40 gotas de ácido cítrico al 50 %, agitar luego el vaso de manera que las gotas se mezclen, después esperar el tiempo de activación de entre 40 y 60 segundos y completar el vaso con agua.

- O para 20 gotas de MMS, añadir 200 gotas de ácido cítrico al 10 %, agitar luego el vaso de manera que las gotas se mezclen, después esperar el tiempo de activación de tres minutos y rellenar el vaso con agua.

¡Bajo ningún concepto debe beberse esta cantidad de MMS activado!

Si tiene zonas de la piel desolladas o heridas profundas, es mejor comenzar con una cantidad menor de MMS; Jim Humble recomienda 16 gotas. Usted conoce su grado de sensibilidad; comience incluso por menos. En los siguientes baños podrá ir aumentando lentamente hasta llegar a las 40 o 60 gotas o más. Pruebe usted mismo para averiguar qué cantidad le va bien. *Menos cantidad de MMS en zonas abiertas de la piel*

c) ¡Llene la bañera solo con agua! No debe utilizar jabón ni otros aditivos artificiales. Usuarios veteranos, amigos de experimentar, han descubierto que si se añade un puñado de sal del Himalaya a la bañera, el baño resulta más agradable y el efecto del MMS no sufre merma alguna; al contrario, aumenta. Si toma los primeros baños sin añadir sal del Himalaya y luego prueba a añadirla, podrá comprobar qué es lo que mejor le sienta. *Nada de jabón ni aditivos artificiales*

d) Vierta la mezcla con el MMS activado en el agua de la bañera. Ha añadido el doble de cantidad de activador con el fin de que se active mucho clorito sódico rápidamente y de que se libere abundante dióxido de cloro. Remueva la mezcla en la bañera. Inmediatamente se produce agua aséptica. No tiene importancia cuánto llene la bañera. Llénela tanto como le apetezca y asegúrese de que la temperatura del agua le resulte agradable.

e) Métase en el agua, que debe cubrirle todo el cuerpo, y humedezca aquellas partes que no queden sumergidas. Mójese también toda la

Pueden frotarse las partes del cuerpo afectadas

piel de la cara. Dependiendo de la sensibilidad que tenga en ellas, también puede frotarse las partes afectadas. Si parte de esta solución de MMS tan sumamente diluida le entrase en los ojos, no sería ninguna tragedia; sencillamente, séqueselos con una toalla. La solución preparada para beber o la concentración del aerosol pueden provocar irritación, pero en el agua de la bañera está demasiado diluida como para que ello ocurra. Viértase también agua sobre la cabeza y dese un masaje en el cuero cabelludo. Atención: dependiendo de lo elevada que sea la concentración de dióxido de cloro y del tiempo que tarde en aclararse, el cabello podría aclarársele. Cuando el agua se enfríe, añada agua caliente; el calor abre los poros, lo que propicia que el MMS penetre más profundamente en los tejidos. Transcurridos 30 minutos, puede salir de la bañera, aunque si le apetece quedarse más tiempo, puede hacerlo. Una vez que haya terminado de tomar el baño, vuelva a limpiar la bañera. En el caso de antiguos problemas cutáneos persistentes, puede ser aconsejable repetir los baños periódicamente cuando le resulte más conveniente.

Además de las personas que tienen problemas de piel, también los usuarios que tienen un umbral de malestar muy bajo han disfrutado de los beneficios de los baños con MMS. En muchos casos, después de haber tomado un único baño con MMS, el nivel de tolerancia a la toma oral es claramente superior. Jim Humble considera que al tomar el baño los agentes patógenos muertos y las sustancias tóxicas neutralizadas pueden ser expulsados directamente a través de la piel, con lo que ya no circulan por el torrente sanguíneo; así se evita sobrecargar el hígado, que, en otro caso, habría sido el encargado de eliminarlos.

Aumenta el umbral de malestar

Así pues, un baño con MMS puede librarnos de agentes patógenos o de sustancias tóxicas que se encuentren en la piel, en el tejido adiposo subcutáneo o incluso en la musculatura, dependiendo de la profundidad a la que el MMS pueda penetrar y de la cantidad de patógenos o sustancias perjudiciales que haya. Con este procedimiento, el hígado se descongestiona. En cuanto sea posible, sin comprometer el bienestar, es conveniente incrementar la dosis oral de MMS hasta un nivel que resulte efectivo. Si está gravemente enfermo, Jim Humble recomienda no interrumpir la toma oral de MMS aunque también esté tomando los baños.

8.3 ENJUAGUE BUCAL Y CEPILLADO DE LOS DIENTES CON MMS

Protocolo para la limpieza bucal en general

Diluir 10 gotas de MMS activado (tras el correspondiente tiempo de es- *Protocolo* pera) en medio vaso de agua.

Mojar un cepillo de dientes suave en la solución de MMS y cepillar *Qué cepillo* los dientes cuidadosamente masajeando las encías con suavidad. Repetir *de dientes* los cuatro primeros días de tres a cuatro veces diarias; en adelante, una *utilizar* vez al día será suficiente.

Con lo que sobre de la solución, puede hacer enjuagues y gárgaras. Si es posible, deje la solución durante unos minutos en la boca con el fin *Dejar la solu-* de que el dióxido de cloro tenga tiempo para penetrar en la mucosa *ción en la* bucal. Luego, escúpalo. Si aún le queda algo de la solución, puede volver *boca durante* a repetirlo. O puede emplear una parte de la solución para enjuagarse y *unos* otra parte para hacer gárgaras. Según nuestra experiencia, las zonas sen- *minutos* sibles o las heridas en la lengua, las encías, las mejillas o el paladar no empeoran, al contrario: las bacterias y demás agentes patógenos son eliminados. Lo normal es que con esta medida las zonas sensibles, las heridas o las inflamaciones mejoren rápidamente. La mayoría de los usuarios que se han lavado los dientes y han hecho enjuagues con la solución de MMS al menos una vez al día durante varias semanas han recuperado la salud bucal y, además, para mantener el estado conseguido, basta con enjuagarse y cepillarse los dientes con MMS dos o tres veces por semana.

Hay informes de personas que narran como, tras haber mantenido en la boca la solución de MMS activado durante dos minutos, sus dolores de dientes han desaparecido en pocos minutos. Tras haber repetido este tratamiento una o dos veces en el transcurso de entre 12 y 24 horas aproximadamente, en función de la necesidad, el tiempo que estuvieron sin dolor fue variable. Es importante cepillar directamente el diente dolorido para que el dióxido de cloro pueda penetrar en las bacterias que, con toda probabilidad, son las causantes del dolor.

Las personas que durante un largo periodo de tiempo han utilizado el MMS para lavarse los dientes con asiduidad aseguran que las manchas fueron desapareciendo paulatinamente y que el tono de sus dientes *Las manchas* se aclaró. También han tenido éxito aquellas personas que han utilizado *desaparecie-* el MMS para combatir el mal aliento frotando el extremo más profundo *ron y el mal* de la lengua con un cepillo de dientes impregnado en una solución de *aliento* MMS activado. Jim Humble aconseja frotar con el cepillo de dientes *remitió*

133

hasta lo más profundo que se pueda llegar, ya que es en esta zona de la lengua en la que se encuentran unas bacterias que producen dióxido de azufre. Cuando estas desaparecen, también lo hace el mal aliento. El sarro que se haya ido formando a lo largo de años también requerirá más tiempo para desaparecer únicamente por la acción del cuidado dental con MMS. Por este motivo, es muy recomendable que en primer lugar elimine el sarro acudiendo a un dentista y que después mantenga un cuidado profiláctico empleando una solución de MMS activado para la higiene dental de manera habitual.

Sarro

8.4 ENEMAS CON MMS

De manera similar a las infusiones, los enemas también pueden transportar el MMS hasta el plasma sanguíneo y los glóbulos rojos, lo que incrementa su efectividad, ya que, a través del plasma sanguíneo, el MMS consigue llegar a zonas a las que los glóbulos rojos no acceden. Ponerse un enema resulta algo engorroso, pero en casa puede hacerse bien.

Materiales necesarios

Necesitará lo siguiente: un irrigador (un recipiente que debería tener una capacidad aproximada para un litro y medio de agua) y un tubo de goma conectado a él que tenga una terminación de plástico redondeada en la que lo ideal es que haya una especie de grifo que le permita regular el flujo de agua. Si no dispone de algo así en su casa, puede encargarlo en una tienda especializada en artículos sanitarios o también en algunas farmacias. Además, necesitará agua caliente y sal de cocina.

Póngase primero uno o dos enemas sin MMS para eliminar las heces del intestino. Si ya está familiarizado con el procedimiento de ponerse un enema, puede pasar por alto las instrucciones que se dan a continuación.

Instrucciones para preparar un enema con MMS

Quítese la ropa de cintura para abajo para que pueda introducir el catéter de plástico en el ano. Contar con la ayuda de otra persona para que llene y sujete el irrigador sería estupendo; pero también puede hacerlo solo.

Vierta medio litro de agua muy caliente dentro del irrigador. Añada una cucharadita de café de sal común. Cuando se haya disuelto la sal, añada agua fría y caliente hasta conseguir que quede a temperatura corporal. Abra la llave situada en el catéter para que salga el aire del tubo.

Una vez que comience a salir agua, vuelva a asegurarse de que esté a una temperatura que resulte agradable. Cierre el grifo.

En caso necesario, engrase o lubrifique moderadamente el extremo de plástico. Lentamente, introduzca con cuidado el extremo de plástico en el ano, abra la llave y –para un adulto de talla media– deje que fluyan entre tres cuartos de litro y un litro de agua dentro del intestino. Vuelva a cerrar el grifo. Lentamente y con cuidado, extraiga el catéter del ano. Mantenga el esfínter fuertemente apretado, ya que el agua que ha introducido le provocará espontáneamente la necesidad de defecar. En unos momentos, esta necesidad disminuirá. Transcurridos cinco o 10 minutos, cuando el agua haya subido más, volverá a sentir la necesidad de defecar. Ceda a ella y evacue. Si hubiese cedido en un primer momento, solo habría salido el agua que acababa de introducir. Por otra parte, la sal es importante para que su intestino no se «beba» el agua. Vuelva a repetir el proceso de ponerse un enema por segunda vez. Si lo realiza varios días seguidos, basta con que lo repita una sola vez, de modo que haga un total de dos irrigaciones en vez de tres. En ocasiones ayuda masajearse el vientre; pruebe qué es lo mejor para usted. Si solo pudo retener el agua durante un breve espacio de tiempo, tampoco será una tragedia; vuelva a repetirlo otra vez. Con la práctica lo hará mejor. Es especialmente importante asegurarse de que el irrigador con el agua esté a una altura superior a la del ano para que, por acción de la gravedad, el agua pueda fluir hacia abajo. Si ha metido muy poca cantidad de agua dentro del irrigador, no habrá suficiente presión para que esta fluya dentro del intestino. Por lo tanto, vierta un litro y medio dentro del irrigador, pero ¡no permita que entre más de un litro en el intestino! Eso quiere decir que deberá mantener el irrigador, al menos, a la altura del hombro a la vez que comprueba cuánta agua va saliendo para poder volver a cerrar el grifo a tiempo. Por este motivo resulta más sencillo si alguien le ayuda.

Después de tres enemas, cada uno con una cucharadita de café de sal común, ya está listo para ponerse el enema con el MMS. Comience con una dosis baja de MMS. Si nunca ha tomado MMS por vía oral, comience por una gota por la mañana para que por la noche pueda activar dos gotas. Al día siguiente, active tres gotas por la mañana y cuatro por la noche, y así sucesivamente hasta que llegue al máximo de 15 gotas dos veces al día.

Si ya tiene experiencia en la toma oral, cuando comience manténgase muy por debajo de su umbral de malestar. Añada suficiente cantidad de agua a la dosis activada de MMS para que pueda recorrer el intestino. Lo mejor es que calcule el doble de la dosis activada y deje la mitad del agua en el irrigador para desecharla posteriormente, ya que, en cualquier caso, debido al efecto de la presión, no saldrá toda el agua.

Para poner un enema con MMS en un intestino limpio, con medio litro de agua es suficiente. Por ese motivo, yo vertería el MMS activado en un litro de agua, del cual dejaría que medio litro entrase en el intestino. En el caso de que prefiera utilizar una jeringa, lavativa u otro sistema, también bastaría con 120 mililitros de agua. Ahora, intente mantener en el intestino el agua con el MMS activado tanto tiempo como le sea posible para que pueda absorber la mayor cantidad de dióxido de cloro a través de las paredes intestinales. Evidentemente, al enema con MMS activado no hay que añadirle sal común.

Póngase, al menos, dos enemas diarios. Si tuviese diarrea o náuseas, haga una pausa hasta que hayan cesado las molestias. Entonces puede volver a comenzar con una dosis menor. Asegúrese de manejarse bien. Los enemas están indicados en determinados periodos o en caso de infecciones agudas, ya que ayudan a que el cuerpo se desintoxique.

En la época de nuestras abuelas, los utensilios correspondientes estaban en casi todas las casas. Hasta un simple enema sin MMS es capaz de producir resultados. En la cultura hindú, la limpieza periódica de los intestinos es la cosa más natural del mundo. Aquí también se trata de determinar cuál es la medida adecuada. Ponerse varios enemas diarios durante semanas o meses puede dar lugar a que el intestino pierda su ritmo natural. En general, le aconsejo que consiga los accesorios necesarios y que pruebe tranquilamente cómo le va. De esta manera, si alguna vez lo necesitase realmente o quisiera administrárselo a un niño, dispondrá de todo lo necesario, sabrá cómo funciona y cuáles son las dificultades. Debido al MMS, el irrigador no debería estar hecho de metal ni de esmalte. Utilice uno de plástico.

8.5 Baño de pies con MMS

En aquellos casos en los que la toma oral no se aguanta bien, tomar un baño de pies con MMS constituye una excelente alternativa para desintoxicar el cuerpo.

Duplique la cantidad de activador   Necesitará un barreño que, al igual que en el caso del baño, debe estar limpio, sin restos de jabón ni de otras sustancias. Para empezar, prepare una dosis inicial de 10 gotas de MMS con el doble de cantidad de activador. Utilizará el doble de activador para que el dióxido de cloro se libere rápidamente y no tenga que pasarse dos horas con los pies metidos en el barreño. Por lo tanto, utilizará 10 gotas de MMS y 20 gotas de ácido clorhídrico del 3 % al 5 % o de ácido tartárico al 50 % y esperará entre 40 y 60 segundos. O, si utiliza ácido cítrico como activador, empleará 10 gotas de MMS y 20 gotas de ácido cítrico al 50 % y esperará entre 40 y 60 segundos. En el caso de que no disponga de un activador 1:1, utilice igualmente el doble de cantidad de activador, es decir, por ejemplo, para ácido cítrico al 10 %, en vez de 50 gotas, vierta 100 gotas para la activación y espere tres minutos. Una vez que el MMS esté activado, llene el vaso de agua y viértalo en el barreño que tenía preparado. Deje los pies en remojo durante 30 minutos como mínimo. La cantidad de agua no es determinante para el proceso. Asegúrese de que la temperatura del agua sea agradable. Si tolera bien las 10 gotas, la próxima vez puede aumentar a 15 gotas y, luego, a 20. En casos concretos, tras haber tomado varios baños con 20 gotas, puede ser apropiado ir aumentando a 30, 40, 50 o 60 gotas. Pruebe usted mismo para determinar la cantidad que le va bien. Según la necesidad, se pueden tomar varios baños de pies al día.

8.6 Colirios con MMS

Si desea preparar colirios con MMS para tratarse inflamaciones y otras enfermedades oculares, Jim Humble aconseja hacerlo de la siguiente manera: active dos gotas de MMS, a ser posible con el ácido rebajado. Transcurrido el tiempo de activación, añada 200 mililitros de agua. A continuación, vierta la solución de MMS diluida en un pequeño frasco de cristal marrón de, por ejemplo, 20, 30 o 50 mililitros con tapón cuentagotas. Tome la solución con el cuentagotas e instile de una a dos gotas en el ojo afectado o en ambos. Luego, mantenga los ojos cerrados durante unos cinco minutos. No es necesario que se aclare.

Tenga presente que la solución de dióxido de cloro decolora. Por este motivo, tenga a mano un pañuelo o algo similar para evitar que la solución de dióxido de cloro gotee sobre la ropa. Si quiere administrarse el colirio, lo más sencillo es que lo haga en el cuarto de baño, donde podrá echarse las gotas ligero de ropa y con la cabeza echada hacia atrás. Si cuenta con la ayuda de otra persona, lo mejor es que se las eche estando tumbado. Si para ello elije la cama o el sofá, es aconsejable que tenga preparado un pañuelo y que se coloque una toalla de lavabo de color blanco debajo de la cabeza. Así evitará que queden manchas en la tapicería en el caso de que alguna gota caiga. Considero que para dolencias crónicas de los ojos lo indicado son, como mínimo, dos aplicaciones al día: una por la mañana y otra por la noche. En el caso de una enfermedad crónica, puede administrarse el colirio de MMS con mayor frecuencia dependiendo de la necesidad, aunque no le aconsejaría que empleara el colirio de MMS más de 12 veces al día. Al igual que sucede con todas las demás aplicaciones de MMS, se administrará el colirio de MMS exclusivamente bajo su propia responsabilidad. Deberá ajustar el uso de los colirios, así como la dosificación y la frecuencia de su aplicación, en función de su propia sensibilidad y, luego, podrá decidir qué es lo que más le conviene.

Si no está seguro de que el colirio de MMS vaya a ayudarle, es preferible que acuda a un oftalmólogo para que le examine. Le aconsejo que antes de comenzar a aplicar el colirio de MMS se familiarice con los fundamentos del uso del MMS (véanse los capítulos 6 y 7).

Y otra advertencia más: la primera vez que utilizan un colirio, sea del tipo que sea, muchas personas tienen una sensación extraña. Por este motivo le recomiendo que, antes de utilizar el colirio de MMS, pruebe a echarse unas gotas de una solución isotónica con sal común o de un colirio para el lavado ocular con el fin de familiarizarse con la sensación que produce el empleo de un colirio y con las dificultades que entraña, especialmente la del excedente de gotas que resbalan. Es más sencillo de lo que parece y, con un poquito de práctica, el empleo del colirio de MMS es fácil de realizar.

Si tiene previsto echarse el colirio de MMS varias veces al día, puede guardarlo en un frasco de cristal marrón con cuentagotas y mantenerlo bien cerrado en un sitio fresco y oscuro. De este modo, la solución se mantendrá durante una semana sin sufrir una gran pérdida de efectividad. Si no va a estar en la nevera, podrá utilizarla durante uno o dos días; pasado ese tiempo, es mejor que prepare una nueva mezcla. En su farmacia podrá adquirir frascos de cristal marrón con cuentagotas. Para los colirios, es apropiado que tengan una capacidad de 10 a 50 mililitros. Cuanto menos aire «vacío» haya dentro del frasco, más dióxido de cloro permanecerá en la solución acuosa; cuanto más caliente esté, más dióxido de cloro estará en su forma gaseosa, por lo que se escapará al abrir el frasco.

8.7 Perfusión intravenosa con MMS

Evidentemente, una persona sin conocimientos técnicos no debe realizar una perfusión (inyección lenta). Únicamente deben efectuarlas profesionales que tengan la debida formación, es decir, médicos y naturópatas o enfermeros y auxiliares médicos debidamente preparados.

Las perfusiones ofrecen la ventaja de que, al eludir el tracto gastrointestinal y el sistema porta del hígado, el dióxido de cloro puede administrarse con relativa rapidez. Además, las perfusiones permiten una dosificación fiable, lo que disminuye el riesgo de cometer un error en su aplicación. Así, las perfusiones posibilitan un tratamiento altamente efectivo en aquellas personas que no toleran bien el MMS por vía oral o que tienen problemas gastrointestinales, al igual que en pacientes con enfermedades múltiples o que están gravemente enfermos.

Un tratamiento muy eficaz

En mi opinión, la administración de MMS por vía intravenosa debería limitarse al citado círculo de personas. En todos los demás casos, siempre y cuando se tolere bien, es preferible el uso por vía oral o mediante baños. En particular, mediante la toma distribuida a lo largo del día, según el nuevo protocolo estándar, también se han observado buenos resultados en casos de enfermedades graves (véase la página 111). Cuando, por algún motivo, no sea posible tomar MMS por vía oral, queda la alternativa de emplear la perfusión intravenosa.

Jim Humble y varias personas más han probado el MMS activado por vía intravenosa. Al hacerlo se puso de manifiesto que el MMS activado con zumo de limón daña las venas. Por este motivo, Jim Humble decidió no recomendar el uso de MMS activado por vía intravenosa y, en caso de administrarlo, hacerlo únicamente contando con acompañamiento profesional, es decir, en presencia de un médico o naturópata. Aunque este procedimiento resultaba más tolerable para las venas, con frecuencia daba lugar a una reacción de Jarisch-Herxheimer, presumiblemente como consecuencia de la falta de limpieza del equipo empleado en la perfusión. Por este motivo, considero que este método está anticuado y lo desaconsejo.

El Dr. Hartmut Fischer, naturópata, ha experimentado con perfusiones en sí mismo y en sus alumnos y ha llegado a desarrollar un procedimiento que ha venido aplicando con éxito en pacientes y que **nunca ha dado lugar a reacciones de Jarisch-Herxheimer**.

La preparación de una perfusión con MMS requiere **un procedi-**

miento completamente distinto al de la preparación de la solución que se toma por vía oral. En primer lugar, el fluido que se vaya a administrar por vía intravenosa debe estar libre de pirógenos, o sea, no debe contener impurezas que puedan producir fiebre. En segundo lugar, el pH de la solución debe orientarse hacia el de la sangre, lo que significa que, bajo ningún concepto, debe emplearse un exceso de activador. Estas cuestiones son irrelevantes cuando se trata de la toma oral de MMS.

Dr. Fischer Dadas sus posibles aplicaciones y su alta efectividad, las perfusiones con MMS resultan muy valiosas para el espectro terapéutico, por lo que compensa realizar el gasto adicional que implican, especialmente cuando se trata de enfermedades graves. Con este fin, el Dr. Fischer utiliza nanofiltros estériles, muy habituales en los laboratorios de bioquímica, ya que al disponer de un adaptador Luer pueden adaptarse a las jeringuillas corrientes y permiten que el MMS vaya administrándose y filtrándose simultáneamente. Se activa mediante un ácido que tenga un grado de pureza farmacéutica. En función del activador elegido, la cantidad exacta que se necesite debe determinarse por medio de un cálculo estequiométrico en función del número de gotas de MMS que se quiera administrar. La activación se produce en la propia jeringuilla, en la que, a través de un nanofiltro esterilizado, también se ha incorporado la cantidad de ácido establecida. Alternativamente, también puede activarse en un frasco estéril de cristal, como los que se usan para la cromatografía de líquidos, prediluirla con agua estéril y volver a incorporarla a la jeringuilla. El MMS preparado de este modo puede introducirse a través del tabique del recipiente de perfusión con ayuda de una nueva cánula estéril. Una vez finalizado el proceso, los preparados para la perfusión deben guardarse en un sitio oscuro hasta que vayan a ser utilizados.

Ácidos / *Grados de pureza farmacéutica*

Formación Los profesionales sanitarios, los médicos y los naturópatas que estén interesados en recibir formación al respecto pueden ponerse en contacto con el Dr. Fischer.

Dioxychlor™ En los EE. UU. se fabrica una solución de dióxido de cloro para perfusión que lleva el nombre de Dioxychlor™. Encontrará algún que otro médico u hospital que trabaje con ella. Para obtener información actualizada, introduzca los conceptos «dióxido de cloro por vía intravenosa» o «mms vía intravenosa» en un motor de búsqueda en Internet. El Dioxychlor™ fue desarrollado y optimizado por investigadores del Bradford Research Institut en estrecha colaboración con la Universidad de Stanford, el National Cancer Institute y la Clínica Mayo. Su efectividad ha quedado demostrada a través de más de 50 000 perfusiones que se han realizado orientadas a múltiples indicaciones en el mundo entero.

Hasta hace pocos años, este procedimiento se empleaba, por ejemplo, en la clínica Seegartenklinik, en Suiza. Hoy, si introduce el término «Dioxychlor» en el motor de búsqueda, encontrará información interesante en el sitio web *www.seegartenklinik.ch* (no disponible en español).

Resumen del sitio web

Mediante la formación de radicales libres de oxígeno (O_1), el dióxido de cloro destruye virus, bacterias y hongos, como, por ejemplo, el poliovirus, incluso en una concentración inferior a un p. p. m. Como el Dioxychlor™ destruye la base nitrogenada de guanina del ARN y del ADN liberados, la formación de nuevas generaciones de agentes patógenos se paraliza por completo (nota de la autora: ¡así no pueden formarse cepas resistentes!). **Además, ¡el dióxido de cloro no es citotóxico!** Entre sus indicaciones figuran diversas infecciones virales y bacterianas, así como micosis y también las secuelas de tratamientos con antibióticos; **carece de contraindicaciones conocidas.**
(Fuente: *www.seegartenklinik.ch/?search=dioxychlor#*)

Probablemente, toda solución de dióxido de cloro con una alta pureza sea adecuada para la perfusión. Sería deseable que en un futuro hubiera clínicas e instituciones médicas que llevasen a cabo estudios sobre este asunto.

8.8 Inhalaciones de MMS por vía nasal

No le recomiendo este método porque entraña cierto riesgo. Jim Humble tampoco lo hace. Con que se respire una sola vez en exceso o demasiado profundamente ¡puede resultar perjudicial!

El gas puro de dióxido de cloro es mucho más reactivo que la solución de dióxido de cloro y tiene un comportamiento completamente distinto debido a que los glóbulos rojos no distinguen entre el oxígeno y el dióxido de cloro. Al inspirar, inhalaría demasiado gas de dióxido de cloro muy rápidamente, lo que podría dar lugar a riesgo de asfixia, algo que no sucede bajo ningún concepto en el caso tomar el fluido por vía oral según las dosis recomendadas. Al contrario, el cuerpo aprovecha la ventaja derivada de que los glóbulos rojos tomen el dióxido de cloro para que puedan trans-

¡Cuidado! ¡El gas del dióxido de cloro es tóxico!

portarlo hasta los focos infecciosos. Como siempre, también en este caso la dosis determina la diferencia entre el efecto terapéutico y la toxicidad.

Por este motivo, **el gas de dióxido de cloro está clasificado como muy tóxico**, mientras que las soluciones de dióxido de cloro con un contenido de ClO_2 de hasta dos gramos/litro pueden manejarse sin problemas y se mantienen estables durante varios días. Sin embargo, esto no quiere decir que la solución de dióxido de cloro deba consumirse según esta dosis. La información se refiere a las posibilidades de almacenamiento y uso industrial. Dado que tanto Jim Humble como yo misma hemos experimentado con ello, deseamos transmitirles nuestras conclusiones. Puede decidir por sí mismo si desea hacer o no pruebas con el gas de dióxido de cloro bajo su propia responsabilidad. En cualquier caso, nosotros no lo recomendamos.

Jim Humble limpia sus vías respiratorias cada día. Antes del desayuno activa dos gotas de MMS con 10 gotas de ácido cítrico al 10 %. No le añade agua. En cuanto surge el olor del dióxido de cloro, se coloca el vaso bajo la nariz y, lentamente, aspira el gas del dióxido de cloro. Introduce el gas cuatro veces en la nariz y en los senos paranasales. A continuación, respira lentamente aire puro sin dióxido de cloro cuatro veces como mínimo. Luego, sigue respirando con normalidad. Hace hincapié en que solo deben activarse dos gotas, ¡en ningún caso más!

¡LAS INHA-LACIONES PROFUNDAS PUEDEN DAÑAR LOS PULMONES!

Si realmente desea probarlo, respire lentamente e introduzca el gas de dióxido de cloro solo en la nariz, ¡nunca hasta los pulmones!

Dado que los glóbulos rojos transportan el dióxido de cloro como si de oxígeno se tratase, este método provoca una reducción del oxígeno disponible en el cuerpo a corto plazo. **Por este motivo, aquellas personas que tengan angina de pecho, disnea o que necesiten un suministro adicional de oxígeno no deben inhalar MMS.** También deben tener cuidado quienes padezcan asma.

Tampoco debería inhalar MMS si en las últimas dos horas hubiese tomado más de 10 gotas de MMS (con agua) por vía oral. Si los problemas anteriormente citados no son aplicables a usted, podría inhalar MMS. **Pero tenga en cuenta que hay que:**

Resumen

Activar solo dos gotas. Respirar cuatro veces lenta y superficialmente con la nariz y los senos paranasales; no respirar más de cuatro veces. A continuación, respirar cuatro veces aire puro lentamente para proporcionarle suficiente oxígeno al cuerpo.

Naturalmente, si experimentase irritación o mareos deberá dejarlo inmediatamente. Aquellas personas que tengan los ojos sensibles deberían cerrarlos para que no se les irriten las conjuntivas. Si tiene todo esto en cuenta, es de suponer que podría inhalar el gas de dióxido de cloro sin correr mayor riesgo. En realidad, no podemos afirmarlo categóricamente, ya que cada persona es única y no hemos llevado a cabo un estudio exhaustivo al respecto.

Esta aplicación resulta efectiva en casos de infecciones respiratorias crónicas agudas o infecciones de garganta, faringitis e infecciones de las cuerdas vocales. El dióxido de cloro alcanza las zonas afectadas mucho más deprisa de lo que es posible cuando se toma por vía oral, lo que oxida los agentes patógenos allá donde se encuentren. Cuando hayamos estado enfermos, habremos podido comprobar que repetirlo cada hora o cada dos horas resultaba beneficioso. Las infecciones agudas suelen responder rápidamente. Tenga presente que si inhala gas de dióxido de cloro por la nariz, lo hará bajo su propia responsabilidad. ¡Sea prudente!

No exceda más de dos gotas, es muy probable que sean curativas. ¡Aumentar el número puede resultar peligroso! ¡No debe tragarse la mezcla con las dos gotas! ¡Sin agua, son cáusticas!

Después de haber realizado su inhalación matutina, Jim Humble utiliza las dos gotas activadas para lavarse los dientes.

Si estando enfermo ha inhalado MMS, una vez transcurrido el tiempo de activación puede mezclar las dos gotas con, al menos, 180 mililitros de agua y beberla. Tenga en cuenta su umbral de malestar. Después de haber inhalado el gas del dióxido de cloro, es mucha la cantidad de dióxido de cloro que circula por el cuerpo y es posible que se tengan náuseas. En este caso es preferible no tomarlo por vía oral inmediatamente después. Y si no las necesita para lavarse los dientes, es mejor que deseche las dos gotas activadas. Cuando se le hayan pasado las náuseas, puede volver a intentarlo con una gota de MMS activada.

8.9 LIMPIEZA DE HABITACIONES CON MMS

No debe verterse MMS activado en los humidificadores. En la solución acuosa resulta inodoro, por lo que en este sentido no es molesto, pero la continua inhalación de dióxido de cloro durante un largo periodo de tiempo, aunque sea en pequeñas cantidades, puede provocar una falta

Cuidado: Falta de oxígeno

de oxígeno en el cuerpo y dar lugar a situaciones peligrosas. Si lo que quiere es limpiar la atmósfera de una habitación de mohos y hongos, no permanezca mucho tiempo en ella mientras se realiza el procedimiento. Antes de incorporar el MMS activado al recipiente, también debería sacar a las mascotas de la habitación (pájaros incluidos). Cierre puertas y ventanas. Para purificar una habitación, basta con que vierta de 10 a 20 gotas de MMS activado (sin añadir agua) en una taza o en un cuenco (de cristal, porcelana o plástico, pero no de metal) y lo coloque en el centro del cuarto; cierre las puertas y las ventanas y deje que el gas de dióxido de cloro actúe durante una hora. Si dispone de un ventilador, conviene que lo deje funcionando dentro de la habitación para que el gas de dióxido de cloro se distribuya de manera uniforme.

El gas de dióxido de cloro no deja ningún olor desagradable en los visillos, las cortinas, los cojines, etc. Una vez que el gas se haya disipado, el olor también desaparecerá. Cuando vuelva a entrar en la habitación, tire la mezcla de MMS activado y enjuague el recipiente. Después, ventile el recinto a fondo.

8.10 Aplicación del MMS en bolsa de gas

Esta aplicación se concibió especialmente para la enfermedad de Morgellons, una enfermedad parasitaria en la que salen gusanos de debajo de la piel y aparecen excoriaciones inflamadas. Jim Humble desarrolló este método adicional de aplicación porque los pacientes que padecían la enfermedad de Morgellons no conseguían ningún resultado con las vías de aplicación del MMS que hasta entonces se conocían.

Material necesario

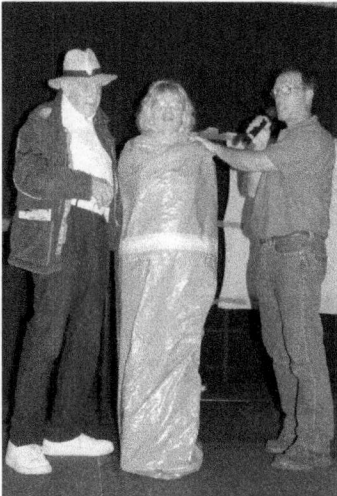

Necesitará dos bolsas grandes de basura y un recipiente que sea lo suficientemente grande como para que quepa un cuenco de postre, pero tan pequeño como para que pueda ponerlo en el fondo de la bolsa de basura y quede espacio para sus pies. Las bolsas deben tener un tamaño que le permita meterse dentro. Corte el extremo inferior de una de las bolsas y pegue las dos bolsas de basura con una cinta adhesiva que pegue bien y sea impermeable al gas. La bolsa de basura resultante debe ser lo suficientemente grande como para que un adulto pueda estar de pie dentro de ella y debe cerrarla alrededor del cuello. En cualquier caso, necesitará que otra persona le ayude y le sujete el saco alrededor del cuello, ya que sus brazos también han de permanecer dentro. Es preferible que antes haga una prueba a modo de ensayo. Ahora necesita un recipiente abierto con MMS activado. Comience con cuatro gotas y, si lo tolera bien, vaya aumentando poco a poco hasta llegar a 20. El cuenco con el MMS activado libera dióxido de cloro en forma de gas. Como el gas no puede escapar de la bolsa, actúa de manera relativamente concentrada sobre la piel, con lo que puede alcanzar rápidamente a los parásitos que están en las capas más profundas a través de los canales que ellos mismos han horadado. La bolsa de gas deberá mantenerse sujeta alrededor del cuello durante unos 15 minutos. **¡La** *Atención:* **bolsa no debe cerrarse bajo ningún concepto por encima de la cabeza!** *¡Peligro de* **¡Debe poder respirar con normalidad por la boca y la nariz! Es decir,** *asfixia!* **¡la cabeza tiene que sobresalir! De lo contrario, ¡hay riesgo de asfixia!**

Lo mejor es meterse desnudo dentro del saco para facilitar el rápido *Instrucciones* acceso del dióxido de cloro a la piel a la vez que se evita que las prendas de ropa puedan decolorarse. Si quiere aplicar el MMS mediante un saco, proceda de la siguiente manera:

Active cuatro gotas de MMS en un cuenco. Meta el cuenco dentro de un recipiente. Deje que le ayuden a meterse dentro de la bolsa de basura agrandada. Una vez que haya transcurrido el tiempo de activación, coloque el recipiente con el cuenco en el fondo de la bolsa y sitúese junto al recipiente o sobre él. Si no es factible, también puede sostener el recipiente con el cuenco entre las manos. Lo importante es que el cuenco no se vuelque. A continuación, su ayudante debe cerrar la bolsa tan cerca del cuello como pueda con el fin de que se escape la menor cantidad de gas posible. Su ayudante deberá tener cuidado de no presionarle la laringe ni otras zonas delicadas del cuello. El mejor sistema, especialmente para aquellas personas que no soportan tener nada apretado alrededor del cuello, es sujetar el saco directamente por debajo de la mandíbula inferior y la barbilla. De esta manera, el cuello no quedará presionado.

La aplicación mediante bolsa de gas puede repetirse varias veces al día dependiendo de la tolerancia y la urgencia. Si es posible, vaya aumentando lentamente de cuatro a 20 gotas. En el caso de la enfermedad de Morgellons, es necesario un tratamiento prolongado. Algunos enfermos han obtenido buenos resultados con la aplicación de la bolsa de gas. Para otros problemas que desee tratar con MMS, su uso oral o externo le resultará más económico.

8.11 Depuración de agua

Una gota por litro de agua Dependiendo del grado de contaminación del agua, para depurarla bastará con una gota de MMS activado o de una a dos gotas de solución de dióxido de cloro (*CDS*) al 0,29 % por litro de agua. Después de haber preparado esta solución, deberá esperar 30 minutos para que todos los gérmenes sean eliminados. Después habrá que consumir el agua en el transcurso de dos días o volver a añadir una gota de MMS activado o de una a dos gotas de solución de dióxido de cloro (*CDS*) al 0,29 % por litro de agua.

Pastillas Además, en Internet podrá adquirir pastillas de MMS, también llamadas comprimidos efervescentes de MMS. Cuentan con la ventaja de que se transportan mejor en los viajes en avión y de que, además de para la depuración del agua, también pueden utilizarse internamente, siempre bajo la propia responsabilidad.

Las pastillas o los comprimidos efervescentes de MMS también pueden partirse. Por ejemplo, un cuarto de comprimido de una cantidad de 100 p. p. m. diluida en un litro de agua proporciona la cantidad diaria de dióxido de cloro por litro de agua que Jim Humble recomienda (+/-24 p. p. m.). A partir de ahí, también pueden prepararse dosis menores.

Por ejemplo, en un día puede tomarse un tercio de este litro de agua en el que se ha disuelto un cuarto de pastilla, lo que equivaldría a haberse tomado unas ocho gotas de MMS activado. De esta manera, puede utilizar las pastillas para la depuración del agua para preparar MMS activado de distinta intensidad conforme a sus necesidades. Además, también puede utilizar las pastillas de MMS para limpiar el aire de habitaciones de casas u hospitales, despensas o establos, como desodorante, para preservación, etc.

Un inconveniente de las pastillas es que, pese a que las que actualmente están disponibles en el mercado están envasadas con películas protectoras, con el paso del tiempo pierden efectividad. Las mediciones han revelado que pastillas que inicialmente debían haber contenido 100 p. p. m. de dióxido de cloro por unidad al cabo de unos tres meses apenas contenían 42 p. p. m. Hay que seguir investigando.

Viajes en avión Si desea adquirir pastillas de MMS para viajar en avión, le aconsejo que consulte en Internet si los vendedores que suministran MMS líquido también disponen de pastillas o que busque las pastillas de MMS con la ayuda de un buscador de Internet para averiguar si se han llevado a cabo análisis fiables relativos a la duración de la intensidad de su efectividad, ya que sin información fiable sobre la cantidad de dióxido de cloro que liberan difícilmente se podrá dosificar de manera fiable. En su ausencia, yo aconsejaría llevar una pequeña cantidad de MMS, por ejemplo, unos 10 mililitros, y activarlo *in situ* con zumo de limón recién exprimido.

De manera alternativa, también cabe la posibilidad de trabajar con polvo. *Polvo de dos* Puede adquirir el depurador para el agua llamado Good For Life, dispo- *componentes* nible en envase de PE en dosis para 100 mililitros de agua. En caso necesario, solo tiene que rellenar la botella con agua caliente y darle un tiempo de reacción de cuatro horas. En cualquier caso, dado que el polvo que está dentro de la botella forma gas de dióxido de cloro, aunque no se le añada agua, que se escapa al abrir la botella, también hay que contar con una pérdida de efectividad en función del tiempo y de la temperatura. La solución de dióxido de cloro preparada por esta vía, al igual que el resto de soluciones de dióxido de cloro, también debe conservarse en un sitio fresco y oscuro y bien cerrada, y, a mi entender, debe consumirse en pocas semanas. ¡Pero cuidado! ¡Esta solución de dióxido de cloro también contiene unas 20 veces menos dióxido de cloro que el MMS normal!

8.12 Desinfección de alimentos

Si sospecha que los alimentos pudieran estar contaminados por bacterias EHEC o por algún otro patógeno, puede utilizar el MMS para eliminar los gérmenes de sus alimentos.

Proceda de la siguiente manera:

Active cinco gotas de MMS en un recipiente de cristal, plástico o ce- *Cinco gotas* rámica y, una vez transcurrido el tiempo de activación, añada un litro *por litro* *de agua* de agua. Si necesitase más agua, utilice más MMS de manera proporcional (por ejemplo, 10 gotas de MMS para dos litros de agua, 15 gotas de MMS para tres litros, etc.). A continuación, sumerja el alimento del que desea eliminar los gérmenes en el agua con MMS, de tal forma que quede completamente cubierto. Dependiendo del peso del alimento, es posible que tenga que utilizar algún objeto adecuado para ponerle peso encima y para que, si flotan, queden debidamente sumergidos. Transcurridos 10 minutos, saque el alimento del agua con MMS y enjuáguelo bien. Después, puede consumirlo.

Los alimentos que han sido limpiados de esta manera saben bien. En ocasiones, en la piel de tomates, manzanas y pepinos han aparecido pequeñas «arrugas». En las zanahorias, las lechugas y las coles no he observado cambios aparentes. Jim Humble comenta que una vez que se han aclarado con agua corriente no se aprecia diferencia alguna en el sabor. He probado a lavar tomates, zanahorias, pepinos, manzanas, lechugas y coles con el agua con MMS y he comprobado que, si bien pierden algo de aroma –apenas un leve matiz–, no queda ningún sabor a cloro. He probado a consumir la comida tanto cruda como cocinada, una degustación en la que, sospecho, las personas que no suelen tomar alimentos de cultivo biológico no habrían percibido diferencia alguna.

Por ello, considero que, en aquellos momentos en los que no esté seguro de si los alimentos están o no contaminados, el proceso de desinfección con MMS anteriormente descrito constituye una alternativa sencilla, segura y económica a la renuncia completa a una alimentación basada en productos frescos.

Y, dicho sea de paso, en los EE. UU. la FDA autoriza el uso del clorito sódico para la desinfección de los alimentos por ser completamente inocuo, y se emplea habitualmente.

8.13 Solución de dióxido de cloro (SDC / *CDS*)

Entretanto, se ha conseguido preparar una solución que contiene dióxido de cloro puro disuelto en el agua.

Tiene las siguientes ventajas:

1. Se necesita un único frasco.
2. Se suprime el proceso de activación y, por lo tanto, también el posible exceso de ácido derivado de este; apenas se padecen náuseas.
3. El olor casi no resulta molesto.
4. El sabor es considerablemente mejor.
5. Es más puro y solo contiene agua y dióxido de cloro.
6. Es de suponer que, debidamente diluido, puede utilizarse mucho mejor que el MMS por vía intravenosa.
7. También puede administrarse a animales por vía intramuscular.

Andreas Kalcker, biofísico, cineasta y autor, desarrolló esta solución a raíz de que un criador de ganado bovino le pidiera una solución especial. Tenía el problema de que necesitaba muchos medicamentos para la cría de los terneros, lo que económicamente le resultaba insostenible. Sin embargo, no podía administrarles MMS debido a problemas de estómago.

Para ello, mediante un proceso de destilación en el que intervienen dos componentes –de manera similar al proceso de obtención del MMS– se genera dióxido de cloro; el gas que se desprende es absorbido por agua refrigerada. Mediante este proceso puede prepararse una so- *Proceso de* lución pura de dióxido de cloro al 0,29 %. Dado que por el mero hecho *destilación* de emplear unos tubos del material indebido ya se deriva riesgo de explosión, no puedo recomendar este procedimiento a las personas sin conocimientos técnicos. Aquellos que estén interesados pueden aprender el procedimiento en los cursos que Jim Humble imparte.

No debe confundirse una solución pura de dióxido de cloro con una solución de dióxido de cloro elaborada a partir de un polvo con dos componentes, como pueda ser Good For Life. Esta también es una solución de dióxido de cloro, pero el dióxido de cloro no se ha preparado mediante un proceso de destilación, por lo que contiene otras sustancias adicionales.

Utilización

¡Atención! ¡Importante! Antes de abrir la solución de dióxido de cloro *Enfriar antes* por primera vez, debe dejar la botella en la nevera durante algunas horas *de utilizar* para que se enfríe; de esta manera, el dióxido de cloro quedará más ligado al agua y no se evaporará tan deprisa. Naturalmente, esto será aplicable siempre y cuando la botella con la solución de dióxido de cloro se hubiese calentado por alguna razón. Por este motivo es importante volver a cerrar la botella y guardarla en la nevera inmediatamente después de utilizarla. La solución de dióxido de cloro pierde su efectividad principalmente al abrir la botella, sobre todo si ha estado expuesta al calor o a la luz.

A diferencia del MMS, **la solución de dióxido de cloro no se activa**. *No activar* Solo tiene que contar el número de gotas deseadas y añadirles agua, ¡nada de zumo!

La SDC puede aplicarse sin diluir sobre la piel e incluso sobre los la- *Puede* bios. Si le escociera, lave la zona con agua. *aplicarse externamente sin diluir*

Dosificación

Las dosis aquí recomendadas son válidas para las soluciones de dióxido de cloro actualmente disponibles y yo misma las he establecido basándome en mi propia experiencia y en de la de otros usuarios. Suponen indicaciones de partida y en modo alguno deben considerarse prescripciones facultativas. En casos concretos, puede ser conveniente utilizar dosis mucho más altas.

A usted le corresponde averiguar si, bajo su propia responsabilidad, desea tomar la solución de dióxido de cloro y en qué cantidad.

Con la ayuda de un fotómetro, hemos medido el contenido de dióxido de cloro de cuatro soluciones de dióxido de cloro al 0,3 % provenientes de distintos proveedores. En cada caso, se añadieron seis gotas *Grandes* a 250 mililitros de agua. ¡Se obtuvieron fluctuaciones en los valores del *fluctuaciones* dióxido de cloro por litro de entre 0,17 miligramos y 5,76 miligramos! *de los valores* La misma proporción clásica 1:1 de MMS activado con ácido tartárico al 50 % (aunque solo durante 20 segundos) dio lugar a 9,52 miligramos de dióxido de cloro en 250 mililitros de agua.

Como puede ver, se trata de unas diferencias enormes. Cabe suponer que en breve haya disponibles más soluciones de dióxido de cloro. Dado que desconocemos la concentración de la solución de dióxido de cloro que ha adquirido, solo podemos aconsejarle que proceda incrementando la dosis igual que en el caso de la toma de MMS; por ejemplo, dos gotas, después cinco gotas, luego ocho gotas, y siga aumentando hasta que note un efecto positivo, pero sin ir nunca más allá de lo que su umbral de tolerancia le permita. Dependiendo de lo concentrada que esté la solución, en determinadas circunstancias, para conseguir que haga efecto, también puede ser conveniente tomar 30, 40, 50, 60 o más gotas por toma. En lo que respecta a la dosificación, está en fase experimental.

En el caso de la malaria (o de otra enfermedad), si tiene la impresión de que la solución de dióxido de cloro no es lo suficientemente fuerte, conviene recurrir también al MMS normal, ya que la experiencia ha demostrado que una o dos tomas de 15 gotas de MMS activado son suficientes para terminar con la malaria.

Pérdida de la efectividad/almacenamiento

Según las indicaciones de los fabricantes de las soluciones de dióxido de cloro actualmente disponibles en el mercado, si se conservan en un lugar frío (por debajo de los 11 °C, a ser posible en la nevera) y protegidas de la luz, pueden llegar a conservarse hasta seis meses. Sin embargo, la solución se irá debilitando progresivamente, lo que podrá reconocer porque con el tiempo irá perdiendo su coloración amarilla, especialmente si se la expone a la luz, el aire y el calor, lo que sucede cada vez que la solución se saca de la nevera. Esto da lugar a que resulte difícil establecer una dosis segura en función de la tolerancia individual y del número de gotas que haya de resultar efectivo. Por consiguiente, únicamente puedo recomendarle que utilice la solución de dióxido de cloro actualmente disponible si tiene intención de consumirla en el transcurso de unas pocas semanas.

Evidentemente, la solución de dióxido de cloro deberá guardarse en un lugar al que los niños no puedan acceder. Pese a estas imponderabilidades, muchos usuarios de la solución pura de dióxido de cloro están encantados.

Con el fin de minimizar la pérdida de efectividad, preste atención a las siguientes indicaciones:

1. Antes de abrir las botellas por primera vez, guárdelas en la nevera y deje que se enfríen hasta los 11 °C.
2. Nada más utilizarla, vuelva a cerrarla y guárdela en la nevera.
3. Al transportarla, protéjala siempre de la luz y del calor y después del transporte métala en la nevera para que se enfríe a 11 °C antes de utilizarla.

Qué debe tener en cuenta al comprar SDC

Cuando vaya a comprar la solución de dióxido de cloro, conviene que haga dos preguntas:

1. ¿Se trata realmente de una solución pura destilada de dióxido de cloro diluido en agua o de una solución a partir de polvo o de clorito sódico?
2. ¿Se han llevado a cabo análisis sobre el contenido de dióxido de cloro de la solución y sobre la evolución de su concentración para determinar durante cuánto tiempo y bajo qué condiciones la efectividad de la solución permanece estable?

En caso de duda, el color de la solución le indicará si contiene dióxido de cloro. Si es amarillenta es que contiene dióxido de cloro; si es incolora es que el dióxido de cloro se ha evaporado o nunca estuvo presente.

Lamentablemente, entre una solución del 0,3 % y otra del 0,03 % no existe gran diferencia de color, por lo que, si se guía únicamente por este, no podrá juzgar cuantitativamente la intensidad de su efectividad de manera segura. El color solo proporciona información sobre si todavía contiene algo de dióxido de cloro y es un indicio aproximado para estimar su valor.

Al comprar, también debe prestar atención a la calidad del envase. *Frascos de* Hasta el momento se ha observado que la menor pérdida de efectividad *cristal violeta* se produce en frascos de cristal violeta.

Experiencias

De las experiencias que yo misma he llevado a cabo y de los informes que me han hecho llegar colegas que lo han probado en sí mismos, puede inferirse lo que a continuación expongo de forma abreviada:

- Aquellos que hasta entonces habían tomado MMS consideraron que la solución de dióxido de cloro sabía mejor y que daba buenos resultados, aunque, en parte, solo con dosis mucho más altas.
- Para que una de las soluciones de dióxido de cloro con las que se experimentó fuese efectiva, fue necesario emplear de 10 a 40 gotas diarias más.
- La misma solución de una dosis 4:1 con respecto al MMS fue menos efectiva que este, motivo por el cual algunos usuarios prefirieron continuar con el MMS mientras que otros consiguieron buenos resultados pese a tener que doblar o cuadruplicar el número de gotas.
- Algunos colegas quedaron tan entusiasmados por el sabor y la tolerancia de la solución pura de dióxido de cloro que en adelante prefirieron emplear esta solución, pues también quedaron satisfechos con su efectividad.
- En el caso de las siguientes enfermedades se observaron buenos resultados en poco tiempo: queratosis seborreica, onicomicosis, otitis, rinitis, sinusitis y trastornos de la vesícula biliar. Todavía no disponemos de experiencias con enfermedades graves.

Por este motivo, recomiendo a todos aquellos que deseen probar la solución de dióxido de cloro que sigan las consabidas recomendaciones sobre la dosificación del MMS como punto de referencia y que, prudentemente, comiencen tomando de dos a cinco gotas (en vez de media o una gota de MMS) y que luego vayan aumentando a ocho, 10 e incluso más en caso necesario –por ejemplo, de manera análoga al nuevo protocolo estándar–, hasta llegar a tomar la cantidad deseada de gotas cada hora (en vez de tres gotas de MMS/hora).

Declaración incorrecta No obstante, si pasado cierto tiempo el color de la solución se ha vuelto más claro, no podrá fiarse de este esquema de dosificación. Podría optar por incrementar la dosis según su efectividad o, para mayor seguridad, por comprar un frasco nuevo.

Si prefiere otra dosificación, puede proceder en consecuencia, pero, en cualquier caso, le aconsejo que vaya aumentando la dosis cuidadosamente para ir probando hasta dónde la tolera. Hasta el momento, la mayor dosis de la que tengo noticia fue de 70 gotas en una toma y fueron bien toleradas, lo cual no significa que vaya a ser así para todas las personas, ya que, según indicaron las mediciones, se trató de una solución de dióxido de cloro declarada como del 0,3 % que ni remotamente contenía ya un 0,3 % de dióxido de cloro. Los animales también pueden tolerar, hasta cierto punto, dosis más elevadas de esta solución de dióxido de cloro más débil; por ejemplo, un perro que pesaba 65 kilogramos se curó con varias tomas diarias de doscientas gotas. Sin embargo, si usted dispone de una solución de dióxido de cloro con un contenido mayor de dióxido de cloro, esta dosis podría resultar excesiva.

Resumen

En lo referente a la solución de dióxido de cloro obtenida por destilación, hay distintas opiniones: a unos les encanta por la simplicidad de su manejo, por la eliminación de la activación –por tanto, del ácido– y por su buena tolerancia y su sabor agradable; otros no consiguen familiarizarse con ella, principalmente a causa de la limitada fiabilidad de su efectividad en función del tiempo transcurrido y de su menor rendimiento. Pero con base en las experiencias positivas, el número de partidarios de la solución de dióxido de cloro (SDC / *CDS*) está creciendo progresivamente.

8.14 LA SOLUCIÓN GEFEU

Constituye una alternativa a la activación clásica del MMS, que incrementa la cantidad de dióxido de cloro obtenida y mejora el sabor. *Mejora del sabor*

La elaboración de una solución de dióxido de cloro a partir de MMS y activador según el método de Gerhard Feustle, la llamada «solución Gefeu», requiere menos tiempo de elaboración que la solución destilada de dióxido de cloro. Claro que esta no es una solución pura de dióxido de cloro, ya que no se obtiene por medio de un proceso de destilación. En comparación con la preparación hasta ahora ofrecida por Jim Humble, el método Gefeu ofrece tres ventajas que le ahorrarán tiempo y dinero:
1. Solo tendrá que dedicarle cinco minutos de tiempo de activación –una única vez– para disponer de una gran cantidad de solución de dióxido de cloro, que mantendrá su efectividad estable durante, al menos, tres o cuatro semanas (se sobrentiende que conservada en un sitio fresco y oscuro, y bien cerrada).

2. El molesto exceso de ácido desaparece.

3. Obtendrá unas tres veces más dióxido de cloro a partir de un frasco de MMS; en la activación de Jim Humble, gran parte del dióxido de cloro generado se disipa en el aire en forma de gas sin poder ser aprovechado para la toma. El método Gefeu cuenta con la ventaja de que el gas del dióxido de cloro formado a partir de la activación se fija inmediatamente en el agua y queda disponible para la toma.

Seguidamente, ofrezco un resumen de una variante, ligeramente modificada, del método Gefeu:

Necesita un frasco de cristal coloreado de 100 mililitros, otros dos frascos de cristal coloreado de 20 mililitros con tapón gotero o dosificador, una jeringuilla de 10 mililitros, una cánula lo más gruesa posible con una longitud mínima de tres centímetros y medio (aguja), agua fría, un frasco de MMS y activador, ambos refrigerados.

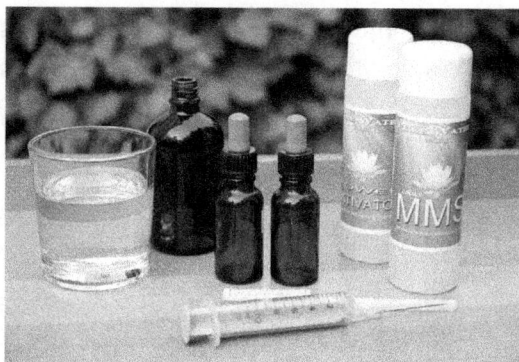

1. Con la jeringuilla, tome 40 mililitros de agua (4×10 mililitros) de un vaso de cristal limpio, viértalos en el frasco de cristal coloreado de 100 mililitros y coloque el frasco en la nevera.

2. A continuación, extraiga dos mililitros de solución de clorito sódico (puede utilizar la misma jeringuilla desechable) y limpie luego la aguja con un papel absorbente.

3. Seguidamente, extraiga con la misma jeringuilla exactamente un mililitro de ácido tartárico al 50 % o de ácido clorhídrico del 3 % al 5 %.

4. Durante el tiempo de activación, meta la aguja de la jeringuilla en el frasco de agua refrigerada (mantenga la botella ligeramente inclinada, casi recta). El gas del dióxido de cloro que sale de la jeringuilla se incorporará inmediatamente al agua. Espere entre 40 y 60 segundos.

5. Inyecte toda la mezcla en el frasco de agua y agite brevemente para que se mezcle.

6. Vierta el contenido del frasco en los dos frasquitos de 20 mililitros y ciérrelos con el tapón gotero o con el cierre dosificador. Marque los frascos con una etiqueta en la que figure su contenido («solución Gefeu») y la fecha actual; consérvelos en la nevera. Si mantuviese los 40 mililitros de solución en el frasco de 100 mililitros, con el paso del tiempo el dióxido de cloro volvería a disiparse en el aire que quedase dentro del frasco, por lo que se perdería al abrirlo; en un frasco pequeño, la pérdida es menor.

A la hora de utilizarlo, tenga en cuenta que una gota de solución Gefeu contiene concentrado de dióxido de cloro, por lo que se aconseja encarecidamente que ¡jamás se lo beba en estado puro! Siempre hay que diluir el número de gotas que desee tomar en un vaso de agua.

En lo referente a su dosificación, no puede establecerse una comparación directa, ya que, según la activación de Jim Humble, resultan diferentes intensidades dependiendo del activador y del tiempo de activación. Como punto de referencia, puede considerarse que una gota de solución Gefeu es unas siete veces más suave que una gota de MMS activado (pero como ha obtenido 20 gotas de solución Gefeu a partir de una gota de MMS, casi ha triplicado la cantidad de dióxido de cloro a partir de una gota de MMS). La información se refiere a las variaciones que he descrito de los valores de dióxido de cloro medidos fotométricamente en una solución Gefeu en comparación con la misma cantidad de MMS activado 1:1 con ácido tartárico al 50 %.

Dado que lo que pretende es determinar la cantidad óptima de gotas de manera individualizada, para la dosificación puede utilizar cualquiera de los protocolos de Jim Humble, siempre y cuando comience por una gota y tenga en cuenta su umbral de tolerancia. Si conserva la solución Gefeu bien cerrada en la nevera, mantendrá toda su efectividad durante, al menos, tres o cuatro semanas; transcurrido ese tiempo, todavía puede resultar efectiva durante otros dos meses —si es necesario, puede incrementar el número de gotas—.

Por lo tanto, utilizando el método Gefeu incrementa considerablemente *Ventajas* el dióxido de cloro obtenido y el sabor es mucho más agradable que el resultante de la activación clásica.

Alternativa	Ventajas	Desventajas	Dosificación (número de gotas por cada gota de MMS 1 activado)
MMS 1 + un activador 1:1	Fácil utilización, alta efectividad, eficacia probada	Requiere activación, sabor, olor, umbral de tolerancia relativamente bajo	1
MMS 1 + activación con ácido reducido 1:0,5	Fácil utilización, eficacia probada, menor excedente de ácido, mejor sabor	Requiere activación, sabor, olor, umbral de tolerancia relativamente bajo	1
Solución Gefeu	Se obtiene mayor cantidad de dióxido de cloro, menos exceso de ácido, considerable mejora del sabor	Requiere activación, casi cinco minutos de tiempo de preparación la primera vez, no es una solución pura de dióxido de cloro	7 (presumiblemente). Puede variar en función del tamaño de las gotas y del fabricante. De todas formas, comience por una gota y vaya aumentando según su tolerancia
Activación lenta según Fischer	Sabor más agradable, más fácil de preparar que la solución Gefeu	Requiere activación, no se puede utilizar inmediatamente, al menos hay que esperar cuatro horas, es mejor tomarla al cabo de ocho o 12 horas de tiempo de espera, no es una solución pura de dióxido de cloro	1 (probablemente tenga la misma efectividad tras la posactivación en el cuerpo)
Polvo formado por dos componentes, actualmente solo está disponible en grandes cantidades para comerciantes (clorito sódico y activador)	Larga durabilidad si se conserva cerrado	Requiere activación, no se puede utilizar inmediatamente, al menos hay que esperar cuatro horas, es mejor tomarla al cabo de ocho o 12 horas de tiempo de espera, no es una solución pura de dióxido de cloro ya que no se obtiene a partir de un proceso de destilación	Mínimo 10

Alternativa	Ventajas	Desventajas	Dosificación (número de gotas por cada gota de MMS 1 activado)
„Good for Life"- (producto para depurar el agua), componente en polvo formado a partir de la mezcla de dos componentes	Fácil utilización	Requiere activación por adición de agua, no puede utilizarse inmediatamente, al menos hay que esperar cuatro horas, es mejor tomarla al cabo de ocho o 12 horas de tiempo de espera, no es una solución pura de dióxido de cloro ya que no se obtiene a partir de un proceso de destilación, rápida pérdida de efectividad debido a que ambos componentes se suministran ya mezclados	Mínimo 10
MMS + activador 1:1+ bicarbonato sódico	Fácil utilización, menor exceso de ácido, sabor considerablemente mejor, las sustancias se pueden conservar más tiempo sin refrigerar, dosificación más segura	Sequiere activación, si la dosificación no se hace con cuidado (demasiado bicarbonato sódico), el contenido de dióxido de cloro baja considerablemente	1
Solución de dióxido de cloro SDC (*CDS* en inglés) (producida a partir de un proceso de destilación)	No requiere activación, fácil manejo, no se derivan perjuicios del ácido, sabor más agradable, buena tolerancia, variedad más pura	Sensible al calor y a la luz, una vez abierto, debe conservarse en frío, dosificación fiable solo durante algunas semanas, se requiere una dosificación de dos a 10 veces superior	De dos a 10 o más, grandes fluctuaciones dependiendo del fabricante

157

8.15 Glóbulos de energía de MMS

Los glóbulos de energía de MMS son una sustancia sutil que contiene información y es portadora de energía, similar a los remedios homeopáticos. Están disponibles en la concentración de una gota por hora, tres gotas por hora y seis gotas por hora, así como en las modalidades de seis gotas por hora durante seis horas al día y ocho gotas por hora desde las 17:00 hasta las 21:00; también están disponibles como glóbulos energéticos de SDC con la intensidad de una gota de SDC por hora, cuatro gotas de SDC por hora y diez gotas de SDC por hora. En su composición bioquímica no contienen MMS. Están programados para tener un efecto energético.

Los glóbulos energéticos de MMS no están pensados para ser ingeridos, sino para que estén en contacto con el cuerpo. Probablemente funcionen debido a la transmisión de las vibraciones. Todavía no han sido científicamente acreditados. Puede encontrar más información en *www.informierteGlobuli.de* (en alemán).

Conclusión

Tras sopesar las ventajas e inconvenientes, recomiendo las siguientes modalidades en función de la prioridad de sus necesidades:

- El MMS activado con un contenido de ácido reducido para aquellos a los que un sabor ligeramente ácido no les desagrade, el ácido en sí no les afecte y prefieran la activación reciente para estar más seguros de su efectividad.
- La solución SDC / *CDS* (solución de dióxido de cloro) es la que mejor sabor y tolerancia tiene; es recomendable para tomar en dosis de dos a 10 veces superiores si se va a conservar en frío, siempre y cuando se vaya a consumir en un plazo máximo de seis meses desde su primera utilización, se dé preferencia a la facilidad de su uso y no se tolere bien el ácido.
- Formato en polvo para los viajes en avión o cuando no se puedan utilizar las soluciones por otros motivos.
- Glóbulos de energía de MMS para aquellas personas que prefieran emplear las materias sutiles.

Para formar una solución que contenga dióxido de cloro, también son válidas todas las demás posibilidades descritas; averigüe qué es lo más indicado para alcanzar su propósito.

MMS 2

Al igual que el MMS, el uso del MMS 2 solo está autorizado para la depuración del agua, ¡no como medicamento! Por lo tanto, al igual que el MMS, tampoco debe recetarse y únicamente puede tomarse bajo la propia responsabilidad. En agosto del 2009, Jim Humble publicó en Internet que había desarrollado una nueva solución mineral llamada MMS 2 a partir de hipoclorito de calcio activado con agua. Tras acti- *El sistema* varlo, se forma ácido hipocloroso ($HOCl$), que es lo que el propio sis- *inmunitario* tema inmunitario de cada persona produce con el fin de neutralizar y *necesita* descomponer los patógenos de todo tipo. Jim Humble se dijo que si *hipocloroso* cuando el cuerpo humano enferma no está en condiciones de producir suficiente ácido hipocloroso, es de esperar que una dosis adicional de este acelere sustancialmente el proceso de curación. Partiendo de esta hipótesis, en un primer momento Jim Humble aplicó el ácido hipocloroso a problemas de próstata después de que un amigo suyo se hubiera curado del cáncer de próstata tras haberlo tomado.

Según su testimonio, se han obtenido resultados positivos en diversas enfermedades. Sin embargo, con respecto al MMS, el MMS 2 tiene el inconveniente de que no solo mata a los agentes patógenos, sino también a las bacterias que sirven de apoyo al cuerpo humano en sus procesos fisiológicos, es decir, que también puede eliminar algunas de las bacterias «buenas».

Jim Humble recomienda utilizar el MMS 2 de manera adicional, especialmente en aquellas enfermedades graves en las que el MMS por sí solo no basta para obtener un estado de salud satisfactorio. Puede obtenerlo a través de Internet de algunos de los vendedores que también suministran MMS.

Jim Humble utiliza cápsulas vegetales de tamaño cero que llena de hi- *Disponible en* poclorito de calcio al 75 % en polvo, el cual obtiene de un comerciante *el comercio* local de productos para piscinas. La concentración del hipoclorito de cal- *desinfección* cio suele estar entre un 45 % y un 85 %; la mayoría de los proveedores de *de agua* productos para piscinas venden sacos de hipoclorito de calcio al 75 %.

Es importante que sea hipoclorito de calcio y no otro compuesto de cloro, ya que, en combinación con el agua, el hipoclorito de calcio da lugar a ácido hipocloroso. Con el hipoclorito de calcio, al añadir ácido hipocloroso, el propietario de la piscina puede disponer de un agua sin gérmenes. Por lo tanto, para la obtención del MMS 2, el agua es el activador.

Si con el fin de que su sistema disponga de más ácido hipocloroso desea usarlo internamente, es importante que proceda de la misma manera que con el MMS y vaya incrementando la dosis lentamente.

Si pertenece al grupo de personas que son muy sensibles, considero que incluso sería preferible que comenzase por entre 30 y 50 miligramos una vez al día y, al cabo de 10 días, aumentara hasta los 100 miligramos en una única toma diaria. No puedo recomendarle que pase de ahí.

Para mayor seguridad, si yo estuviera en su lugar, buscaría un MMS 2 que cumpliera con los criterios de pureza recogidos en la norma alemana DIN EN 900 para el agua potable.

Tenga en cuenta su propia sensibilidad Cuide de sí mismo; usted conoce su grado de sensibilidad. Por ello es usted quien mejor puede determinar la dosis con la que debe comenzar y cuánto puede exigirle a su organismo. No tiene mucho sentido que se rija por los valores de las experiencias de los demás si su cuerpo es mucho más sensible que el de otros.

Las demás personas pueden autoevaluarse y, dependiendo de su grado de sensibilidad, comenzar con una dosis que esté entre 50 y 100 miligramos –siempre y cuando esté dispuesto a tomarlo bajo su propia responsabilidad–.

Para poder determinar la cantidad de hipoclorito de calcio que su cuerpo puede tolerar, lo mejor es que comience por una cápsula con un contenido máximo de 100 miligramos. Actualmente, no están a la venta. Si quiere tomar hipoclorito de calcio, puede proceder de la siguiente manera:

Adquiera unas cápsulas de tamaño cero de 400 miligramos. ¡Antes de tomarlas deberá beber dos vasos de agua!, y un vaso de agua después de haberlas tomado. **Antes de tomarlas por primera vez, conviene que tire unas tres cuartas partes del contenido de la cápsula.** Así quedarán unos 100 miligramos dentro, la cantidad que tomará **(es absolutamente necesario que primero beba dos vasos de agua, luego tome la cápsula y, a continuación, tome otro vaso de agua)**. Si solo desea tomar 50 miligramos, vuelva a dividir la dosis por la mitad.

Si 100 miligramos le sientan bien, puede repetir seis veces el proceso. Por ejemplo, puede tomarlo una vez al día durante seis días y luego, las dos veces siguientes, desechar solo la mitad. Si esto también le sienta bien, puede tomar una cápsula entera. La probabilidad de que la tolere bien es relativamente alta. Si pequeñas cantidades de hipoclorito de calcio le produjesen efectos adversos, bajo ningún concepto deberá aumentar la dosis. Puntualmente, puede continuar con una dosis pequeña (entre 20 y 50 miligramos) hasta que el hipoclorito de calcio deje de ocasionarle molestias. Al cabo de cierto tiempo, puede que vuelva a ser factible incrementar un poco la dosis. Sopese los beneficios y los riesgos y tome la decisión.

Si desea tomar una cápsula, antes tiene que beberse dos vasos de agua y otro más después de haberla tomado.

En primer lugar, el agua es necesaria como activador y, en segundo, *Activador* el cuerpo necesita una mayor cantidad de agua para excretar los productos catabólicos. Puede considerar que el agua es una especie de servicio de recogida de basuras. ¿Qué sentido tiene hacer unas reformas estupendas en la casa si luego no se pueden sacar los escombros? Si la basura prolifera y está por todas las habitaciones, puede tener muy malas consecuencias… Por lo tanto, beba en abundancia, también entre una toma y otra.

Si ha tolerado bien una cápsula, al día siguiente puede probar a tomar una cápsula más por la noche. Una vez que haya estado tomando una cápsula por la mañana y otra por la noche durante dos días (no se olvide del agua), si las tolera bien puede continuar aumentando a tres o cuatro cápsulas. ¡Deje transcurrir un intervalo mínimo de dos horas entre las tomas!

Si aparece dolor de estómago, podría remitir bebiendo más agua –en caso contrario, solo cabe interrumpir las tomas o reducirlas–. Siempre será mejor que avance lentamente sin exigir demasiado a su cuerpo. En caso de duda, consulte a su médico o naturópata.

Al igual que el MMS, el MMS 2 no es un medicamento autorizado, sino un producto para la desinfección del agua. Por este motivo, un médico no puede prescribírselo. Pero si desea probarlo bajo su propia responsabilidad, podrá hacerle un seguimiento, si lo considera oportuno.

No puedo aconsejarle que tome MMS 2, por un lado, porque no lo conozco y, por otro, porque no debo aconsejarle que tome algo que oficialmente no se contempla para el consumo.

No obstante, como me consta que muchas personas han empleado el MMS 2 con buenos resultados, tampoco voy a disuadirle de que lo haga. Yo le proporciono información y dejo a su criterio las conclusiones que estime oportuno sacar. No respondo de la posible mejoría o empeoramiento que su estado de salud pueda experimentar como consecuencia del uso que, bajo su propia responsabilidad, haga del MMS 2. Naturalmente, al igual que todos los productos para la desinfección del agua, el MMS 2 debe mantenerse fuera del alcance de los niños. Hasta el momento no se han observado interacciones con fármacos alopáticos.

Buenos resultados frente al VIH El protocolo de Jim Humble para el VIH contempla administrar MMS 2 como complemento del MMS 1 (desde que existe el MMS 2, algunos comerciantes y usuarios llaman MMS 1 al MMS): tres gotas activadas de MMS 1 ocho veces diarias con un intervalo mínimo de una hora y, además, cuatro veces al día, media hora después de haber tomado MMS 1, una cápsula de MMS 2 (cápsula de tamaño cero) con un intervalo de, al menos, dos horas entre las tomas. Antes de cada cápsula de MMS 2, hay que beberse dos vasos de agua y otro inmediatamente después. Hay que hacer esto durante tres semanas y, a continuación, hacerse un análisis de sangre para realizar un recuento de leucocitos. Según observó Jim Humble, no todos los pacientes con sida que solamente habían tomado MMS mejoraron, ¡pero sí lo hicieron todos los pacientes que examinó que habían empleado MMS y MMS 2!

En el 2012, Jim Humble afirmó que, para su satisfacción, hacía cinco años que había introducido el MMS 2.

En ningún caso debe activarse el hipoclorito de calcio con agua en el propio vaso, ya que el fluido resultante, el ácido hipocloroso, puede provocar quemaduras en el esófago. Es necesario que la activación tenga lugar en el estómago después de haber bebido dos vasos de agua, haberse tragado la cápsula con MMS 2 y después haber bebido otro vaso de agua.

DMSO y MMS

En vista de que combinado con MMS el DMSO ha dado muy buenos resultados, me gustaría tratar aquí más en detalle el DMSO y, por lo pronto, explicar qué es y qué experiencias se han llevado a cabo con él.

DMSO es la abreviatura de dimetil sulfóxido ($CH_3 - SO - CH_3$), un fluido incoloro e inodoro del que, si permanece mucho tiempo guardado, emana un olor pútrido. Dada su excepcional capacidad para penetrar en la piel sin dañarla, suele añadirse a pomadas, geles, parches y tinturas para que actúe como «transportista». Como tiene propiedades antiinflamatorias y analgésicas, suele emplearse especialmente para tratar molestias reumáticas y lesiones deportivas. Al igual que ocurre con muchas otras sustancias, en este caso la dosificación también es importante. En bajas concentraciones, para muchas personas resulta inocuo.

El ruso Alexander Saytzeff sintetizó por primera vez el dimetil sulfóxido en 1866, lo cual se publicó en 1867 en una revista alemana sobre química. Desde entonces, en el mundo se han publicado más de 11 000 artículos científicos sobre sus aplicaciones en medicina y más de 40 000 artículos sobre sus propiedades químicas. A principios de los años 60 del siglo pasado, el Dr. Stanley Jacob, de la Universidad Oregon Health Science (EE. UU.), descubrió las múltiples posibilidades terapéuticas que el DMSO ofrecía.

Experimentó con el DMSO para optimizar la conservación de los órganos para trasplantes y descubrió que podía penetrar en la piel rápida y profundamente, pero sin causarle daños. Posteriormente, se descubrieron las siguientes propiedades farmacológicas:

- Penetra en las membranas biológicas.
- Transporta otras moléculas.
- Influye en el tejido conjuntivo.
- Antiinflamatorio.

Propiedades del DMSO

- Bloqueo nervioso (analgesia).
- Inhibe del crecimiento de bacterias (bacteriostático).
- Efecto de drenaje (diurético).
- Aumenta o disminuye el efecto de determinados medicamentos.
- Actividad anticolinesterásica.
- Favorece ampliamente la resistencia contra las infecciones.
- Vasodilatación.
- Relajación muscular.
- Favorece la diferenciación y la función celular.
- Inhibe la «coagulación» de las plaquetas (antiagregante plaquetario).
- Posee propiedades protectoras de los tejidos en caso de radiación o congelación.
- Protege los tejidos ante trastornos circulatorios.

(Fuente: St. W. Jacob *et al.*, Oregon Health Science University, Portland, Oregón

Por ello, la lista de su espectro terapéutico es considerable:

El DMSO es antiinflamatorio, vasodilatador, bacteriostático, fungicida y antivírico, absorbe los radicales libres perjudiciales para las células, estimula el sistema inmunitario, favorece la cicatrización e incluso proporciona cierta protección contra los daños derivados de los rayos X o de la congelación.

Puede leer más al respecto en el libro *DMSO – Nature's Healer* («DMSO: El sanador de la naturaleza»), del Dr. Morton Walker (New York: Avery 1993; no disponible en español).

Ejemplos de casos   Los ejemplos que Walker da son especialmente impresionantes, como el de una mujer de 65 años de Florida (EE. UU.): acudió al centro de salud de Auburndale, Florida, para tratarse una bursitis en el hombro *Bursitis* derecho. La inflamación no solo cedió rápidamente, sino que también desapareció el dolor fantasma que la paciente sufría en la pierna iz- *Miembro fantasma* quierda desde que le fuera amputada. El director del centro, el Dr. Avery, que fue quien trató a la paciente, informó de que, 10 años después, la paciente no había vuelto a tener estos dolores del miembro fantasma.

También es espectacular el caso de una mujer con esclerodermia. *Esclerodermia* Pese a la medicación, llevaba 19 años padeciendo fuertes dolores ininterrumpidos. Ya habían tenido que amputarle varios dedos de los pies. Durante la primera semana de tratamiento con DMSO ya se produjo un notable alivio y al cabo de cuatro meses apenas tenía dolor; no hubo que realizar más amputaciones.

En un artículo del 5 de mayo de 1965, la revista *Der Spiegel* también *Fuertes* informaba en un artículo sobre la asombrosa efectividad del DMSO en *dolores* *en el hombro* el caso de unos intensos dolores en los hombros: pacientes que, debido a los fuertes dolores provocados por una bursitis, eran incapaces de vestirse o desnudarse por sí mismos dejaron de padecer totalmente, o casi totalmente, el dolor apenas 20 minutos después de haber recibido unas friegas con DMSO.

(Fuente: http://www.spiegel.de/spiegel/print/d-46272532.html)

El tratamiento de tejido cicatricial con DMSO dio lugar a una regresión de este:

En 1967, J. F. Engle demostró que, según un dictamen histológico, *Disminución* después de haberse tratado con DMSO, los queloides evolucionaban *de tejido* *cicatricial* hacia la «normalidad». También lo vio el Dr. Jörg Carls, quien formaba parte del proyecto de investigación «Uso tópico del DMSO en cicatrices y afecciones relacionadas», del MHH Hannover / Annastift, Ambulantes Operationszentrum (AOZ) (Alemania), en colaboración con la Akademie für Handrehabilitation (Academia para la Rehabilitación de la Mano [Alemania]). Sus conclusiones: el tejido cicatricial se atrofia visiblemente y las tumefacciones disminuyen drásticamente.

(Fuente: www.akademie-fuer-handrehabilitation.de/downloads/zwischenergebnisse desforschungsprojektesdmso.pdf, en mayo del 2005 [en alemán])

Debido a los experimentos realizados con animales, el organismo estadounidense FDA retiró el DMSO del mercado en la década de los 60. Más tarde, se demostró que el daño que producía en el cristalino de conejos, perros y cerdos no se manifestaba en personas, ni siquiera con dosis altas. No se apreciaron efectos secundarios importantes en personas a las que se les habían administrado dosis entre tres y 30 veces superiores a lo normal.

En algunos casos hubo reacciones cutáneas; en dos de los 78 indivi- *Efectos* duos, el valor de una enzima hepática se incrementó. Un 52 % de los *secundarios* individuos tuvieron dolor de cabeza; un 42 %, náuseas; un 32 %, sopor, y un 18 %, escozor en los ojos. Estos porcentajes son relativamente altos, pero también se administraron dosis entre tres y 30 veces superiores a lo habitual. Tenga en cuenta lo siguiente: si ingiriese una cantidad de su comida favorita entre tres y 30 veces superior a la que toma habitualmente, la aparición de dolor de cabeza y náuseas no sería indicativa de que una porción normal fuese o no saludable.

En aquellos casos en los que aparecieron síntomas físicos, remitieron completamente en el transcurso de tres semanas. El estudio duró tres meses y dictaminó que el DMSO era seguro. He obtenido esta información del archivo en formato PDF del Dr. Jörg Carls.
(Fuente: www.akademie-fuer-handrehabilitation.de/downloads/dmso.pdf; en alemán)

Ahí encontrará información detallada apropiada para círculos profesionales sobre la toxicología y el tratamiento con DMSO. A las personas sin conocimientos técnicos que deseen saber más, les recomiendo el artículo de Nina Hawranke «DMSO – ein verkanntes Wundermittel?» («DMSO, ¿un remedio milagroso desconocido?») (agosto - septiembre del 2009, número 24 de la revista *Nexus*), que también ha sido fuente de la presente exposición.

Si le ha entrado curiosidad y desea probar el DMSO, puede encargarlo a través de Internet a varias de las compañías que también comercializan MMS. Al comprarlo, tenga en cuenta que debe ser de **calidad farmacéutica**, ya que el DMSO también tiene aplicación como solución industrial y, si es de calidad técnica, puede contener importantes impurezas que podrían penetrar a través de la piel y ocasionarle problemas innecesarios.

Instrucciones para probarlo

Además, le recomiendo encarecidamente que tenga en cuenta las experiencias de Jim Humble y que lo pruebe primero para comprobar si el DMSO le produce alguna reacción alérgica. Su utilización también puede ocasionar molestias a aquellas personas que tengan problemas de hígado. Por este motivo, comprobaremos primero nuestra tolerancia al DMSO.
Jim Humble recomienda seguir el procedimiento siguiente:
1. Lávese bien el brazo.
2. Una vez seco, vierta una gota de DMSO sobre el brazo y extiéndala frotando.
3. Déjelo 15 minutos para que se absorba.
4. Espere algunas horas.

Si transcurrido ese tiempo no aparecen dolor en el hígado ni reacciones cutáneas, en el 99 % de los casos indica buena tolerancia.

Si quiere estar seguro al 100 %, espere otras 24 horas. Si el DMSO le hubiese provocado alguna reacción, ¡no debe utilizarlo!

Si tolera bien el DMSO, puede proceder de la siguiente manera: *Instrucciones*

1. Active MMS, por ejemplo, 10 gotas de MMS con 10 gotas de ácido clorhídrico del 3 % al 5 % o de ácido tartárico al 50 %.

2. Respete escrupulosamente el tiempo de activación. En el caso de los activadores 1:1 anteriormente citados, espere entre 40 y 60 segundos y, a continuación, añada una o dos cucharaditas de agua.

3. Una vez transcurrido el tiempo de activación, añada una cucharadita de DMSO sin mayor espera, agite la mezcla y espere 15 segundos como máximo.

4. **Apenas hayan transcurrido estos 15 segundos**, frote la mezcla sobre la piel. Para ello, elija una superficie grande en las extremidades. Dese prisa: conforme pase el tiempo, la mezcla irá perdiendo su eficacia; tres minutos de espera ya son demasiados. Por ello, hoy en día Jim Humble considera preferible pulverizar primero MMS sobre la piel y luego frotar el DMSO en esa misma zona. De este modo se evita la pérdida de valiosos segundos.

5. Puede frotarse directamente con las manos. Si le escociera, diluya la mezcla con más agua. Vierta una cucharadita de agua en el lugar que le escueza y frótelo. Siga echando cucharaditas de agua hasta que deje de escocerle. Si la piel se le irrita, puede calmarla a continuación con aceite de oliva, extracto de aloe vera o lo que le vaya bien a su piel. Conviene que en cada aplicación de DMSO con MMS vaya cambiando la zona de piel sobre la que lo aplica.

6. El primer día, haga esto cada dos horas, y cada hora el segundo y el tercero. Luego, descanse durante cuatro días. A continuación, vuelva a comenzar desde el principio.

Durante todo el tiempo debe seguir tomando MMS por vía oral dentro de su límite de tolerancia.

Según Jim Humble, cuando se añade DMSO al MMS activado, el MMS penetra hasta cinco veces más profundamente dentro de los tejidos de lo que lo haría sin el DMSO. **Pero solo tiene sentido si puede tolerarlo. Actúe con prudencia y cuidado.**

Lo mismo es válido para el consumo del DMSO. En caso de enfermedades graves, como pueda ser un accidente cerebrovascular, Jim Humble aconseja tomar oralmente una cucharadita rasa de DMSO con, al menos, una cantidad similar de zumo entre cada 15 y 60 minutos, sin dejar de tomar el MMS. Pero en este caso el MMS no debería mezclarse con el DMSO. Puede tomar uno después del otro. Se trata de aprovechar el tiempo de efectividad del DMSO.

¡Solo debe tomar oralmente el DMSO una vez que haya hecho la prueba de tolerancia!

Toma oral de DMSO y MMS

Si tolera bien el DMSO, también puede tomarlo oralmente sin ningún problema para intensificar el efecto del MMS.

El siguiente procedimiento ha demostrado dar buenos resultados y Jim Humble lo ha denominado protocolo 1000+:
1. Active de una a tres gotas de MMS; aguarde el tiempo de activación en función del activador empleado.
2. Añada un mínimo de 100 mililitros de agua y té o zumo a su gusto.
3. A continuación, añada de una a tres gotas de DMSO (una gota de DMSO por cada gota de MMS).

¿Ha hecho ya la prueba de tolerancia? En ese caso puede beberse inmediatamente la mezcla de MMS/DMSO bajo su propia responsabilidad. Dado que el DMSO tiene un fuerte efecto antioxidante, si deja reposar la mezcla más de cinco minutos, puede que el poder oxidante del dióxido de cloro se reduzca.

Bibliografía recomendada Si le interesa profundizar en las múltiples aplicaciones que tiene el DMSO, le recomiendo que lea el libro *La guía del DMSO: El conocimiento oculto de la naturaleza para la sanación*, del Dr. Hartmut P. A. Fischer, de la editorial Daniel Peter. Ofrece una estupenda sinopsis de todo lo que vale la pena saber acerca del DMSO, incluidos interesantes casos de estudio.

Indicaciones de seguridad para el uso
de MMS, ClO 2, *CDS*, MMS 2 y DMSO

El MMS, el MMS 2 y el DMSO son sustancias altamente efectivas y es por eso por lo que también pueden emplearse para combatir a los agentes patógenos. Siempre que algo es muy efectivo, también puede resultar perjudicial en exceso. Eso es así incluso en el caso del sol o la lluvia, pero no por ello consideramos que el sol o la lluvia sean un peligro en general.

Que el veneno ¡está en la dosis! se sabe desde la antigüedad.

Para poder clasificar la toxicidad de un producto, la investigación farmacológica establece el denominado valor DL (dosis letal) en sus investigaciones con animales, fundamentalmente con ratas. El valor DL (50) indica a qué dosis una sustancia resulta letal en el 50 % de los casos. Con la excepción del Lariam, todos los valores del siguiente ejemplo se refieren a ratas.

El MMS (clorito sódico) tiene un valor DL (50) de 250 a 500 miligramos/kilogramo de peso corporal.

El ClO_2 (dióxido de cloro) tiene un valor DL (50) de 292 miligramos/kilogramo de peso corporal.

El MMS 2 (hipoclorito de calcio) tiene un valor DL (50) de 850 miligramos/kilogramo de peso corporal.

El DMSO tiene un valor DL (50) de 14 500 miligramos/kilogramo de peso corporal.

Valor DL (50)

En comparación:

La sal común (cloruro sódico) tiene un valor DL (50) de 3000 miligramos/kilogramo de peso corporal.

El Resochín (cloroquina) tiene un valor DL (50) de 330 miligramos/kilogramo de peso corporal.

El Lariam (mefloquina) tiene un valor DL (50) de entre 275 miligramos/kilogramo de peso corporal para los conejillos de Indias y de 1320 miligramos/kilogramo de peso corporal para el ratón hembra.

La aspirina (ácido acetilsalicílico) tiene un valor DL (50) de 1700 miligramos/kilogramo de peso corporal.

El ibuprofeno tiene un valor DL (50) de 636 miligramos/kilogramo de peso corporal.

En ensayos realizados con otro tipo de animales, se obtuvieron distintos valores DL (50) por kilogramo de peso corporal, lo que significa que, casi con toda seguridad, una persona también tendrá una dosis DL (50) bastante diferente. Pero, suponiendo que su organismo se comportase como el de una rata, una persona de 70 kilogramos necesitaría ingerir una dosis única de clorito sódico ($NaClO_2$) de 17,5 gramos para que su probabilidad de supervivencia fuera del 50 %. En vista de que la solución de MMS se presenta en concentraciones del 28 % o del 22,4 %, debería beber 62,5 mililitros como mínimo. Es poco probable que una persona sea capaz de hacer eso.
(Fuentes: http://www.beonlife.eu/forum/3-mms-erfahrungsberichte/38-mmsmiracle-supplement-giftig#38; http://dx.doi.org/10.1002%2Fjat.2550020308 [en inglés] y ficha de datos de seguridad del DMSO de Serva Elektrophoresis GmbH [en alemán])

Esa misma persona de 70 kilogramos tendría la misma probabilidad de supervivencia del 50 % —seguimos suponiendo que su organismo se comporta como el de una rata— si tomara 210 gramos de sal de mesa de una sola vez o 23,1 gramos de Resochín. Al igual que no toma sal común o pastillas en cantidades industriales, tampoco debe atiborrar su organismo de MMS. Las dosis que Jim Humble recomienda están muy por debajo de los niveles tóxicos. Ha establecido todas las dosis recomendadas probándolas en sí mismo y en voluntarios. En el transcurso de 14 años ha acumulado miles de informes provenientes de personas que lo han ido utilizando bajo su propia responsabilidad. Gracias a ello ha podido mejorar sus recomendaciones progresivamente.

Resumen Estos son los consejos de seguridad que da y que son válidos para todas las sustancias: **mantenerlo cerrado, en un lugar seco, protegido de la luz, fuera del alcance de los niños y refrigerado o a temperatura ambiente**.

11.1 Cómo utilizar el MMS de forma segura

Es preciso mantenerlo en un lugar fresco y oscuro, es decir, resguardado de la luz solar directa. En ningún caso deberá verter una gran cantidad de MMS puro en un vaso o taza. Dado que parece agua, alguien podría bebérselo por error. Es necesario guardar el MMS en un lugar fuera del alcance de los niños.

Si su hijo hubiera tomado una gran cantidad de MMS, debe avisar a un médico de urgencias; si se hubiese bebido todo el frasco (de 100 a 200 mililitros), llévelo a urgencias e indique que ha ingerido una solución de clorito sódico. El MMS no debe exponerse al fuego ni ponerse en contacto con sustancias explosivas.

No debe instilarse MMS puro en los ojos.

El MMS decolora la ropa; si cae sobre alguna prenda, aclárela con agua. Esto también es aplicable al MMS cuando está poco diluido.

Medidas de primeros auxilios

- Si se ha inhalado, respirar aire puro.
- Si ha entrado en contacto con la piel, lavar inmediatamente con agua y jabón y enjuagar bien a continuación.
- Si ha entrado en contacto con los ojos, limpiar los ojos abiertos con agua corriente durante varios minutos y consultar a un médico.
- Si se ha ingerido, beber toda el agua que se pueda con el fin de provocar el vómito; si tiene bicarbonato sódico, añadir media cucharadita al agua; en caso de duda o de molestias persistentes, consultar a un médico.

Cuando activa el MMS con un ácido, se produce dióxido de cloro. A temperatura ambiente, el dióxido de cloro se presenta en estado gaseoso y no debe inhalarse, ya que si se inhala prolongadamente o en una concentración alta resulta tóxico. En un entorno laboral, la máxima concentración permitida en el aire es de 0,1 mililitros / metro cúbico, lo que corresponde a 0,1 p. p. m. (partes por millón, unidad de concentración referida a la proporción de un principio activo o de una sustancia nociva por un millón de partes).

El umbral de percepción por vía olfativa también está en torno a este valor. Por lo tanto, el propio gas le avisa por medio de su penetrante olor a cloro. No va a hacerle ningún daño que durante unos segundos

Abrir las perciba un ligero olor a cloro. **Para manejar el dióxido de cloro de**
ventanas **forma segura** mientras dura la activación, basta con que cubra el vaso
con un platillo o abra una ventana. Para las personas únicamente resulta
peligroso exponerse de forma prolongada al dióxido de cloro o inhalarlo
profundamente, lo que podría ocasionar daños en los ojos o en las mucosas de las vías respiratorias. Como el olor resulta desagradablemente
penetrante, el riesgo de inhalar dióxido de cloro por descuido es pequeño. Si un niño se expusiese al gas del dióxido de cloro y mostrase
signos de malestar, deberá acudir a un médico para que le reconozca.

También los activadores, tanto el ácido cítrico como el ácido tartárico
o el ácido clorhídrico, deben mantenerse fuera del alcance de los niños.

11.2 CÓMO UTILIZAR EL ÁCIDO CLORHÍDRICO DE FORMA SEGURA

Como activador, se recomienda el uso de ácido clorhídrico entre el 3 %
y el 9 %. Las soluciones de ácido clorhídrico hasta el 5 % no se consideran peligrosas. Además, el ácido clorhídrico puro no debe beberse ni
entrar en contacto con la piel o las mucosas. En este caso, también convendría lavar la piel bien con agua y, si su hijo hubiese ingerido ácido
clorhídrico sin diluir, acudir a un médico o al hospital.

Medidas de   Recomendaciones generales:
primeros   Quitarse inmediatamente la ropa manchada y ponerla en un lugar
auxilios   seguro.
- Si se ha inhalado, acostar a la persona afectada en un lugar
  bien ventilado.
- Si ha entrado en contacto con la piel, lavar bien la zona con
  abundante agua.
- Si ha entrado en contacto con los ojos, lavar los ojos abiertos
  con abundante agua y consultar a un oculista.
- Si se ha ingerido, beber agua en abundancia. No provocar el
  vómito (¡hay riesgo de perforación!). Consultar a un médico
  inmediatamente.

11.3 Cómo utilizar el ácido tartárico de forma segura

Si no se diluye, el ácido tartárico puede producir graves irritaciones oculares. Como activador, el ácido tartárico se emplea al 50 %. El ácido tartárico no es inflamable ni entraña riesgo de explosión; no obstante, debe mantenerse refrigerado, ya que, cuando se somete a una carga térmica, se descompone. Después de haberlo inhalado, pueden aparecer ligeras irritaciones. Si se ingiere, puede provocar irritación en las mucosas, náuseas y vómitos.

Recomendaciones generales:

Debe quitarse inmediatamente la ropa manchada. Al prestar los primeros auxilios, ¡no olvide protegerse a sí mismo! Las personas sin conocimientos al respecto deben abstenerse de inducir el vómito.

Medidas de primeros auxilios

- Si se ha inhalado, respirar aire puro en abundancia y, para mayor seguridad, consultar a un médico.
- Si ha entrado en contacto con la piel, lavar inmediatamente con agua. En caso de irritación cutánea persistente, acudir a un médico.
- Si ha entrado en contacto con los ojos, lavar los ojos abiertos con agua corriente durante 10 minutos y consultar a un médico.
- Si se ha ingerido, enjuagarse la boca y (permitir) beber un vaso de agua. No inducir al vómito. Buscar inmediatamente consejo médico mostrando el envase o la etiqueta.

11.4 Cómo utilizar el ácido cítrico de forma segura

El ácido cítrico debe mantenerse en un lugar cerrado, fresco y seco, fuera del alcance de los niños. El ácido cítrico provoca irritación: los ojos resultan especialmente sensibles a él, así como el resto de mucosas y la piel.

- Si se ha inhalado, respirar aire puro; si aparecen molestias, consultar a un médico.
- Si ha entrado en contacto con la piel, lavar inmediatamente con agua y jabón.
- Si ha entrado en contacto con los ojos, lavar los ojos abiertos

Medidas de primeros auxilios

173

con agua corriente durante 15 minutos y acudir a un médico.
- Si se ha ingerido, enjuagar la boca y beber agua en abundancia. Si aparecen molestias, acudir a un médico.

En general, es bastante improbable que su hijo tome cantidades importantes de MMS o de activadores sin diluir, dado que no tienen precisamente buen sabor. Pero si está preocupado o tiene dudas, para mayor seguridad acuda a un médico para que lo reconozca.

11.5 Cómo utilizar la solución de dióxido de cloro de forma segura

Una solución de dióxido de cloro al 0,3 % no tiene que clasificarse como sustancia peligrosa. Pero, como siempre, el veneno está en la dosis. Por este motivo han de tenerse presentes las siguientes normas de seguridad:

- En caso de ingestión, hay que enjuagarse la boca y beber agua en abundancia. ¡Si se ha ingerido una gran cantidad, hay que acudir al médico!
- Si se han inhalado grandes cantidades, la persona deberá recibir aire puro, mantenerse abrigada y consultar a un médico.

11.6 Cómo utilizar el MMS 2 de forma segura

El MMS 2 debe conservarse en un lugar fresco y seco, lejos de materiales inflamables. El hipoclorito de calcio debe estar disponible en polvo dentro de cápsulas con el nombre de MMS 2.

Es necesario mantenerlas **fuera del alcance de los niños**.

Al abrir la cápsula y disolver el polvo en agua, se origina un ácido: el ácido hipocloroso. Si se bebe, este ácido (por ejemplo, en una concentración de un vaso de agua por una cápsula que contenga 400 miligramos) puede provocar quemaduras en las mucosas. Por ello, **debe atenerse a la dosificación recomendada**:

Dosificación recomendada

Beba dos vasos de agua, trague una cápsula y beba otro vaso de agua a continuación. De este modo, el agua activa el hipoclorito de calcio en el estómago, con lo que ya está en condiciones de circular. ¡Esta es la forma segura de tomarlo!

Si su hijo hubiese tenido acceso al hipoclorito de calcio, deberán aplicarse las siguientes medidas de primeros auxilios:

- Si ha entrado en contacto con los ojos, lavar durante 15 minutos con agua corriente manteniendo los ojos abiertos. Seguidamente, acudir al médico.
- Si ha entrado en contacto con la piel, lavar inmediatamente con abundante agua y jabón. Quitarse inmediatamente la ropa manchada y lavarla. En caso de irritación persistente, acudir al médico.
- Si se ha ingerido, no administrar líquidos ni provocar el vómito. Acudir inmediatamente al hospital en una ambulancia. No debe administrarse nada a una persona que esté inconsciente.
- Si se ha inhalado, respirar aire puro. En caso de respiración irregular, practicar la respiración artificial y avisar al médico.
- Si estuviese inconsciente, colocarlo en posición de recuperación y llamar a una ambulancia.

Medidas de primeros auxilios

11.7 CÓMO UTILIZAR EL DMSO DE FORMA SEGURA

El dimetil sulfóxido es un fluido incoloro e inodoro que, cuando no está diluido, irrita la piel y las membranas y puede dar lugar a graves irritaciones oculares. El DMSO es inflamable, por lo que debe mantenerse alejado de chispas, calor o superficies calientes y llamas. Debe guardarse en un sitio cerrado fuera del alcance de los niños.

- Si se ha inhalado, respirar aire puro en abundancia.
- Si ha entrado en contacto con la piel, lavar con agua inmediatamente.
- Si ha entrado en contacto con los ojos, lavarlos durante varios minutos manteniéndolos abiertos bajo el agua corriente y consultar a un médico.
- Si se ha ingerido, enjuagar la boca y beber abundante agua.

Medidas de primeros auxilios

¡En caso de duda o si aparecen molestias, consulte a un médico!

Dosificación recomendada para distintas enfermedades

Si todavía no lo hubiese hecho, por favor, lea primero el capítulo 6. En él encontrará los fundamentos de todas las formas de tomar MMS explicadas en detalle.

En este capítulo abordaré las diferentes modalidades para tratar enfermedades concretas.

Las indicaciones se han elaborado con base en las exposiciones recogidas en el libro de Jim Humble *El milagroso suplemento mineral del siglo XXI*, en el documental *Entender el MMS* y en diversos sitios de Internet. Además, Jim Humble me ha hecho llegar material hasta ahora inédito y hemos mantenido conversaciones en las que ha contestado a mis preguntas con todo detalle.

Las dosis recomendadas no constituyen indicaciones médicas por mi parte. Dado que el MMS no está autorizado como medicamento, no puedo prescribirlo ni recomendarlo. Si desea experimentar con el MMS, lo hará bajo su propia responsabilidad. Una vez que haya leído el libro íntegramente, usted mismo decidirá qué conclusiones extraer de la información que contiene. Que la enfermedad que padece no figure aquí no implica que el uso del MMS no pueda serle de ayuda; únicamente significa que para esa enfermedad Jim Humble no ha recomendado ninguna dosis específica, es decir, que podría seguir el procedimiento estándar para la toma o decidir cuál puede resultarle más conveniente. Dado que Jim Humble denomina «protocolos» a las indicaciones para la toma, yo también he adoptado este nombre con el fin de simplificar las indagaciones que pueda hacer comparando sus diversas publicaciones.

Accidente cerebrovascular

En caso de accidente cerebrovascular, es muy importante actuar con rapidez. En el transcurso de una apoplejía aguda, Jim Humble recomienda seguir este procedimiento:

DMSO   Cada 15 minutos, tome por vía oral dos cucharaditas rasas de DMSO mezcladas con, al menos, la misma cantidad de zumo. Además, tome dos gotas de MMS activado cada 15 minutos, pero sin mezclarlas con el DMSO. Sí pueden tomarse o administrarse con un breve intervalo entre ellas.

Después del accidente cerebrovascular, Jim Humble recomienda seguir el nuevo protocolo estándar comenzando por un cuarto de gota por hora. Si han quedado daños, administre adicionalmente 10 gotas de DMSO, conforme se ha descrito con anterioridad. Antes de utilizarlo, por favor, lea el capítulo 10 dedicado al DMSO. Entretanto, es necesario tener al paciente en observación o, al menos, preguntarle cada hora cómo se siente. Si se siente mejor, puede ir aumentando la dosis con cuidado; en caso contrario, es mejor que haga una pausa. Evidentemente, es recomendable llevar a cabo todo el proceso bajo supervisión médica. Si estuviese en tratamiento con un homeópata, convendría que le informase inmediatamente. Dado el gran número de remedios homeopáticos que pueden ser efectivos en estos casos, creo que lo más responsable sería confiar en un colega experimentado que le conozca para que sea él quien elija el remedio más indicado. En este caso, la automedicación homeopática no es apropiada. ¡Mucha suerte!

Alergias

En caso de alergias, Jim Humble aconseja tomar MMS conforme al nuevo protocolo estándar hasta que las molestias hayan desaparecido por completo y luego continuar tomando tres gotas, ocho veces al día, durante una semana más. Seguidamente, recomienda pasar a una dosis de mantenimiento.

Si al principio estuviese tomando fármacos para la alergia, aconseja mantener, en la medida de lo posible, un intervalo de tres horas entre estos y la toma de MMS. ¡Mucha suerte!

Arteriosclerosis

Jim Humble recomienda ingerir altas dosis de vitamina C (entre uno y 10 gramos) durante varias semanas. Comience lentamente y reduzca la dosis si aparece diarrea. El motivo es que las paredes de los vasos sanguíneos necesitan la vitamina C para fortalecerse. Cuando hay un déficit de esta, los vasos pierden elasticidad y el colesterol remplaza a la vitamina C para evitar que se cierren. Donde esto sucediese se produciría un infarto. Por este motivo, antes de comenzar a eliminar los depósitos existentes es conveniente estabilizar los vasos sanguíneos con abundante vitamina C. En el libro *El milagroso suplemento mineral del siglo XXI*, *Vitamina C*

Jim Humble ofrece el ejemplo de una señora a quien los médicos informaron de que sus arterias estaban obstruidas en un 80 %. Acto seguido, estuvo tomando diariamente 15 gotas de MMS activado durante 30 días. Al hacerle la siguiente revisión, el grado de obstrucción era inferior al 50 %. En apenas 30 días es un magnífico resultado, si bien es cierto que la dosis fue bastante alta. Personalmente, yo aconsejaría seguir un procedimiento más prudente ya que, de otro modo, podría sufrir unas náuseas enormes. Si se rige por el protocolo estándar y va aumentando poco a poco, evitará tenerlas. Jim Humble conoce a varias personas que han conseguido reducir la esclerosis de las arterias con ayuda del MMS. ¡Mucha suerte!

Artritis

Jim Humble recomienda seguir el protocolo estándar comenzando por dos gotas dos veces al día después de las comidas hasta alcanzar, si es posible, las 15 gotas dos veces al día o tres gotas ocho veces al día.

Con base en la experiencia de Jim Humble, el MMS ayuda en los casos de artritis reumatoide y artritis provocada por la enfermedad de Lyme, pero no en el caso de la igualmente extendida artritis seronegativa. En esta forma no existen indicios detectables en la sangre, sino que es causada por contracturas y un uso incorrecto de los músculos, lo que a su vez ocasiona más contracturas y a la larga acaba por dañar las articulaciones. Jim Humble recomienda algunos ejercicios del libro *Schmerzfrei leben mit der Egoscue-Methode* («Vivir sin dolor con el método Egoscue»; no disponible en español), de Pete Egoscue y Roger Gittines, Beust 2000 (de momento, está agotado). Como alternativa, puede adquirir este libro de segunda mano o en lengua inglesa (*Pain Free*, ISBN 978-0-553-37988-4, Bantam Books, febrero del 2000) o encargar el DVD (*Egoscue-Pain Free Workout for Beginners* – UK-Import).

Pete Egoscue asegura que, realizando los ejercicios, los dolores desaparecen en una semana, incluso en los casos más graves. Yo, personalmente, he tenido buenas experiencias con la osteopatía y la terapia craneosacral. Afortunadamente, en los últimos 20 años se ha disparado el número de osteópatas y terapeutas craneosacrales que cuentan con una buena formación. Cuando los músculos, los tendones, las fascias o los ligamentos están muy encogidos, es recomendable proceder a una integración estructural, por ejemplo, por medio de somaterapia y *rolfing*. En determinadas circunstancias puede resultar sumamente doloroso, si bien la somaterapia resulta más suave que el *rolfing*. Como preparación previa, unos baños básicos pueden provocar alivio. La terapia será más o menos dolorosa dependiendo, en primer lugar, de su propia resistencia. Si consigue vencer su resistencia concentrándose, por ejemplo, en liberarse de ella a través de la respiración, remitirá la tensión muscular y, por ende, el dolor. No debe sorprenderle: los sentimientos reprimidos hacen que usted mismo se provoque las dolorosas contracturas musculares cuyo dolor no desea experimentar conscientemente. En el momento en el que se sienta a sí mismo y decida reconocer lo que hay, las contracturas podrían desaparecer enseguida. Naturalmente, esto también puede hacerse sin necesidad de masajes intensivos adicionales (como en el caso del *rolfing* o de la somaterapia), pero se necesita mucha concentración y cierta experiencia en alguna disciplina física, como pueda ser la técnica Alexander, la terapia respiratoria, la bioenergética, el Feldenkrais, el *chi kung*, el taichi, el yoga o el método Zilgrei, entre otros. Averigüe qué posibilidades hay en su vecindario y qué es lo que le apetece hacer. Dejarse asesorar por un fisioterapeuta experimentado también puede ser de ayuda.

En cualquier caso, si desea hacer algo en su propio beneficio, tiene que ser algo que le cause alegría o le proporcione bienestar. De ser así, será lo indicado. Cantar en un coro o bailar también pueden contribuir a relajar las estructuras rígidas de manera placentera. Encontrará más propuestas en el capítulo 18, «Pautas para una vida saludable». ¡Mucha suerte!

Asma

Jim Humble recomienda tomar MMS durante un periodo largo. Si bien puede resultar de ayuda en un ataque agudo de asma, no debe darse por sentado que vaya a ser así. En todos los casos de asma que ha conocido en los que el tratamiento se realizó hasta alcanzar las dos tomas diarias de 15 gotas y se mantuvo así durante un periodo largo, ¡el asma desapareció!

Por lo tanto, recomienda comenzar por dos gotas dos veces al día (después de las comidas) e ir aumentando lentamente. En caso de malestar, vuelva a reducir la dosis en dos gotas, tal y como se indica en el protocolo estándar. En su libro *El milagroso suplemento mineral del siglo XXI*, Jim Humble relata el caso de una señora que estuvo tomando MMS durante dos meses pese a que en un primer momento el asma empeoró (nota de la autora: también dentro de la homeopatía es bien conocido el fenómeno denominado «crisis curativa»; en ocasiones es un precursor de la curación). Aguantó durante dos meses. Después, el asma desapareció por completo. Si tolera mejor las dosis más pequeñas, pruebe con el nuevo protocolo: tome cada hora una de las ocho partes en las que se divide la botella.

Si padece asma, todo tipo de terapia corporal le resultará beneficiosa. En la India, el asma se trata con yoga y en China, con *chi kung*.

Todo tipo de ejercicio que le ayude a sentir que progresa y que le proporcione bienestar será positivo. Asimismo, medite sobre cuáles son los pensamientos, las costumbres y los modelos que le limitan, que le quitan su espacio. Si observa sus sentimientos cuando las molestias sean más fuertes, podrá superarlas por medio de la toma de conciencia. No le eche la culpa a nadie, porque nadie la tiene, ni siquiera usted mismo. No se trata de culpa, sino de responsabilidad. Puede descubrir qué es lo que necesita y qué es lo que no le sienta bien y actuar en favor de usted mismo. Nadie puede hacerlo por usted. Si no es capaz de hacerlo, le sugiero que acuda a un psicoterapeuta o a un terapeuta que trabaje quinesiológicamente.

Como complemento, la homeopatía puede ser una gran ayuda. Ello no debe suponer jerarquía alguna. Sencillamente, fíjese en aquello que atraiga su interés. Puede que sea algo completamente diferente. ¡Pero haga algo por usted mismo! ¡Mucha suerte!

Basalioma (carcinoma basocelular)

En el caso del basalioma, conviene complementar la toma de MMS con su aplicación externa.

Active 20 gotas de MMS –preferiblemente por el método del ácido reducido (véase el apartado 6.2, «Equilibrio entre ácidos y bases»)– en un frasco difusor de cristal de entre 60 y 100 mililitros. Añada 60 mililitros de agua. Rocíe el basalioma con la solución cada hora o cada dos horas; en cualquier caso, un mínimo de dos veces al día.

En el capítulo 8, «Otras vías de administración del MMS», encontrará el protocolo detallado para preparar el aerosol cutáneo. ¡Mucha suerte!

Borreliosis (enfermedad de Lyme)

Jim Humble ha visto algunos procesos muy largos de esta enfermedad. Recomienda comenzar por una dosis de MMS activado por hora e ir aumentando en cuanto se pueda, si es preciso hasta las seis gotas por hora, tomando un mínimo de 10 gotas al día. Siguiendo este procedimiento, en algunos casos se ha observado un claro alivio de las molestias en el transcurso de unas pocas semanas. En determinados casos ha sido necesario seguir el tratamiento durante meses o años. Para evitar efectos adversos, hoy en día Jim Humble aconseja comenzar con el nuevo protocolo estándar e ir aumentando de un modo razonable, es decir, tan rápido como sea posible pero tan lento como sea preciso.

Cuando usuarios que no habían obtenido mejora alguna aumentaron la dosis –en la medida de lo posible–, en ocasiones sí consiguieron buenos resultados tras haberlo tomado durante varios años, cuando las circunstancias así lo requirieron.

Si alcanza el umbral de malestar demasiado pronto, tomar un baño puede ayudar a aumentarlo. Para ello, Jim Humble recomienda tomar varios baños semanales de agua caliente con un mínimo de 15 gotas de MMS activado. En casos persistentes, recomienda utilizar adicionalmente el MMS 2.

También conozco a personas que en poco tiempo pudieron observar cómo se mitigaba la sintomatología de su borreliosis. Si usted no se encuentra dentro de este grupo, le sugiero que lea el capítulo 18, «Pautas para una vida saludable».

En el caso de la borreliosis, se cree que el caldo de cultivo que supone el desequilibrio espiritual a partir del cual surge una enfermedad es una carencia profundamente arraigada de amor por uno mismo que puede llegar al odio. Si quiere iniciar el camino para cambiarlo, recurrir a la ayuda externa suele ser beneficioso, por ejemplo, a tratamientos como la homeopatía, la psicoterapia, la quinesiología o la sanación espiritual. Lo mejor es que elija un método que le resulte atrayente y que averigüe quién goza de buena reputación.

Hay muchos caminos que conducen hasta el objetivo y aquel que le inspire confianza es precisamente el indicado para usted; para otra persona, puede ser otro. Pero en solitario no resulta especialmente prometedor. No digo que sea imposible, pero sí poco probable, ya que, si tuviera acceso a su problema, no habría reprimido su conciencia hasta el punto de que le provocara una enfermedad crónica. Considerarse lo suficientemente valioso como para buscar y aceptar ayuda será un principio muy prometedor. ¡Mucha suerte!

Cáncer

En cualquier caso, dado que las células cancerosas necesitan un medio ácido, recomiendo seguir una dieta predominantemente básica o realizar una desadificación.

Véanse experiencias en las páginas 71, 72 y 75

Jim Humble dispone de informes de usuarios a los que el cáncer se les quitó tomando MMS, otros a los que se les redujo y otros a los que el MMS no los ayudó en absoluto. Su nuevo protocolo para el cáncer (octubre del 2010) contempla comenzar tomando media gota por la mañana y, si no tiene náuseas, aumentar a una gota por la noche; dos gotas a la mañana siguiente y tres gotas por la noche; al día siguiente, cuatro gotas por la mañana y cinco por la noche, y así sucesivamente hasta que haya llegado a las 15 gotas, siempre y cuando se sienta bien. Si tuviera náuseas, haga un descanso hasta que hayan desaparecido y continúe luego con una dosis que sea dos gotas menor que aquella que le produjo malestar. Manténgase en ella durante un espacio de tiempo y, después, intente volver a aumentarla. Si con apenas media gota ya tiene náuseas, puede probar a soportarlas durante un par de días para ver si van remitiendo; aunque apenas tome media gota de MMS una o dos veces al día, tendrá una oportunidad de que el MMS funcione. Pero debe ir incrementando la dosis muy lentamente y deben haber pasado algunos días tomando la misma dosis sin tener náuseas antes de aumentar media gota, si es al principio, o una gota, si es más adelante. Si tolera bien una o dos gotas, intente aumentar la dosis cuanto antes.

Las experiencias que Jim Humble ha tenido con tratamientos de cáncer, incluso en estadios avanzados, le han inducido a recomendar para tratar todos los tipos de cáncer el protocolo que desarrolló para el cáncer en estadio IV:

Protocolo para el cáncer

Comience tomando una gota de MMS activado cada hora durante, al menos, 10 horas al día. Como siempre, complete el vaso con agua y zumo al gusto (¡que no sea zumo de naranja!). Suprima también las pastillas de vitamina C hasta que hayan transcurrido, al menos, dos horas desde la última toma. Vaya aumentando la dosis lo más rápido que pueda hasta alcanzar las ocho o 10 gotas por hora. En estadios avanzados, provocará náuseas. Las náuseas desaparecerán cuando lo haya hecho el cáncer. Vaya aumentando lo más rápido que pueda y en la medida en que lo pueda resistir. Si se encuentra en los estadios avanzados del cáncer, no dispone de tiempo suficiente como para dejar que el MMS actúe sin que aparezcan efectos adversos.

Jim Humble recomienda tomar MMS 2 adicionalmente. Para ello, consulte el capítulo 9, «MMS 2». Este procedimiento, consistente en la toma de MMS cada hora combinada con cápsulas de

MMS 2, también es denominado «protocolo MMS 2000». En los estadios avanzados del cáncer, es conveniente aumentar la dosis hasta alcanzar las cuatro o seis cápsulas al día, o incluso más, cuanto antes. Entre una y otra cápsula debe mantenerse un intervalo de dos horas. Tomar estas cantidades de MMS 1 y MMS 2 no resulta fácil. Tenga cuidado, no vaya a sentirse peor tomando el MMS que si no lo tomara. El MMS 2 debe tomarse 30 minutos después del MMS 1.

Determinar la cantidad que tolera, sin aumentar la dosis con excesiva lentitud o rapidez, supone un juego de equilibrio.

Si su organismo reacciona permanentemente con náuseas hasta ante las cantidades más pequeñas y no puede aumentar la dosis, el MMS no podrá resultarle útil.

En este caso, Jim Humble aconseja adquirir las hierbas indias de Kathleen, de Texas. Ella y su padre llevan vendiendo estas hierbas más de 60 años. Una ampolla cuesta unos 60 dólares más gastos de envío (a Alemania, unos 40 dólares en octubre del 2010). Jim Humble ha oído hablar muy bien sobre la efectividad de estas hierbas. Yo todavía no tengo ninguna experiencia al respecto. Puede contactar con Kathleen por teléfono llamando al (001) 806 647 1741 (habla inglés; la diferencia horaria de Texas con respecto a Europa Central es de siete horas; cuando en Europa Central son las 17:00, en Texas son las 10:00). *Hierbas indias de Kathleen, de Texas*

Si es preciso, puede ampliar el umbral de malestar tomando un baño al que haya añadido MMS activado. Para saber cómo debe emplear MMS como aditivo en el agua del baño, lea los capítulos 7, «¿Qué hacer en caso de efectos adversos?», y 8, «Otras vías de administración del MMS».

Para poder valorar el avance del proceso de curación, Jim Humble recomienda la realización de una prueba para la detección del cáncer que ofrece un 99 % de fiabilidad. Este test se llama AMAS y detecta la presencia de anticuerpos específicos del cáncer en la sangre. Para obtener más información al respecto, puede acceder al sitio www.oncolabinc.com (en inglés).

Si padeciera un tipo de cáncer cuya evolución se pudiera seguir bien a través de los marcadores tumorales específicos, naturalmente también podrá observar su evolución mediante estos. Consulte todos estos asuntos a su médico.

Si su cuerpo tolera bien cantidades pequeñas o medianas de MMS, continúe aumentando poco a poco. Conforme el umbral de malestar vaya aumentando, usted irá progresando. Si no puede aumentar la dosis sin tener náuseas, continúe tomando la dosis que tolera bien. Al tener cáncer, puede ser que tenga que tomar MMS durante mucho tiempo. En caso necesario, y naturalmente siempre y cuando lo tolere bien, el tratamiento más efectivo es el del protocolo para el cáncer en un estadio avanzado (estadio IV).

Observaciones generales sobre el cáncer

En cualquier caso, tomarse un tiempo para dedicárselo a usted mismo y averiguar por qué o para qué ha desarrollado una enfermedad que puede destruir su cuerpo físico le resultará beneficioso. Asimismo, es conveniente que descubra cómo desea tratar su cáncer. Encontrará más propuestas en este sentido en el capítulo 18, «Pautas para una vida saludable», y en la bibliografía que le recomiendo a continuación.

Bibliografía recomendada sobre el cáncer

Dr. Johannes, Coy, *La nueva dieta anti-cáncer. Cómo detener el gen del cáncer*, 208 páginas, editorial Hispano Europea, S. A., 1.ª edición (1 de octubre del 2010), ISBN 978-8425519505.

Humble, Jim, *Máster mineral solución del Tercer Milenio*, www.voedia.com, ISBN-13-978 0-9824712-9-6.

Simonton, Carl, *Recuperar la salud: Una apuesta por la vida*, 320 páginas, editorial Los Libros Del Comienzo (18 de enero del 2001), ISBN-13: 978-8487598098.

Kremer, Dr. Heinrich, *Silent Revolution in Cancer and Aids Medicine* («La revolución silenciosa en la medicina contra el cáncer y el sida»), 656 páginas, editorial: Xlibris Corp (1 de enero del 2008), ISBN-13: 978-1436350846.

Moritz, Andreas, *Cancer Is Not a Disease - It's a Survival Mechanism. Discover Cancer's Hidden Purpose, Heal its Root Causes and Be Healthier than Ever* («El cáncer no es una enfermedad: es un mecanismo de defensa. Descubra la finalidad oculta del cáncer, sane su causas y esté más sano que nunca») 256 páginas, editorial Ener Chi.Com (1 de agosto del 2008), ISBN-13: 978-0976794424.

Moritz, Andreas, *Amazing Liver & Gallbladder Flush. A Powerful Do-It-Yourself Tool* («El sorprendente lavado de hígado y vesícula. Una poderosa herramienta a su medida»), editorial Ener Chi.Com (1 de mayo del 2007), 242 páginas, ISBN-13: 978-0976571506.

En especial, el libro de Carl Simonton infunde mucho ánimo y muestra que también los pacientes denominados «incurables» pueden sanar simplemente practicando los correspondientes ejercicios de meditación y visualizaciones. ¡Mucha suerte!

Cáncer de piel

Aplique el aerosol cada dos horas. Jim Humble recomienda este procedimiento para el cáncer de piel. En algunos casos, la piel cambia en apenas unos pocos días. El cáncer primero se apergamina y luego va mermando. No obstante, también recomienda tomarlo simultáneamente por vía oral siguiendo el nuevo protocolo estándar. En casos pertinaces, Jim Humble recomienda también aplicar DMSO después del MMS en aerosol. Es importante que primero lea el capítulo 10, dedicado al DMSO. ¡Mucha suerte!

Véanse fotografías y experiencia de la página 75

Catarro

La mayoría de los resfriados, incluidas las infecciones gripales, son ocasionados por virus. La medicina convencional carece de una terapia causal para combatirlos. En cambio, el MMS mata los virus y también los *Rhinovirus*. Dependiendo de cómo se manifieste la sintomatología, se recomienda comenzar con el protocolo 6 + 6 de Clara o con el nuevo protocolo estándar. Para estos casos, la medicina natural también puede ser de ayuda. Están indicados zumo caliente de bayas de saúco, infusiones de tila o de salvia, baños calientes de pies, aceites esenciales para bajar la inflamación de las mucosas y soluciones expectorantes como puedan ser friegas o vahos con eucalipto o con pino de montaña. Pero también es importante tomarse en serio las señales del cuerpo y concederle un par de días de descanso, ya que normalmente no permite que los virus se propaguen sin trabas. Simplemente, los elimina. Si su cuerpo no lo hace es por algún motivo. Si alguna vez se ha resfriado realmente, se debe a ello. En el caso de mis pacientes, la mayoría de los denominados resfriados no son motivados por el frío. Con frecuencia subyace un resfriado emocional. En estos casos, también es necesario algo de tranquilidad y de reflexión. ¡Mucha suerte!

Coxsackievirus

Jim Humble aconseja comenzar cuidadosamente con el protocolo estándar. Cuando el coxsackievirus B ha provocado una carditis o una endocarditis, matar el virus puede dar lugar a la aparición de taquicardia temporal. Por este motivo, debe mantener dosis bajas hasta que la taquicardia desaparezca. **¡Tenga cuidado!** ¡Mucha suerte!

Culebrilla (véase herpes zóster)

Dermatitis atópica

Al igual que en otras enfermedades de la piel, el uso externo del MMS ha dado buenos resultados. Puede utilizar el MMS como aerosol o añadido al agua de la bañera. Vea el capítulo 8, «Otras vías de administración del MMS». ¡Mucha suerte!

Diabetes

Jim Humble aconseja comenzar prudentemente con el nuevo protocolo estándar. Conoce numerosos casos en los que la diabetes se ha curado gracias al MMS. Sin embargo, no puede garantizarse. Si las células productoras de insulina se han destruido, el MMS no podrá curar la diabetes, ya que su acción se limita a matar agentes patógenos y a desintoxicar.

Si quiere tratarse a sí mismo de una manera más consciente, debe tener en cuenta cuáles son las dulzuras de la vida a las que debe renunciar y cómo y cuándo puede disfrutar de ellas.

Desde un punto de vista dietético, la estevia puede resultarle interesante. Con la estevia o el esteviósido no se pone en marcha secreción de insulina. El esteviósido es todavía más dulce que la estevia. Tenga cuidado, porque es unas trescientas veces más dulce que el azúcar. Si se toma una cantidad excesiva, tiene un sabor amargo. Aunque algunos supermercados locales venden estevia, podrá encontrarla con toda seguridad en tiendas de productos dietéticos o a través de Internet. El consumo de fructosa con moderación también es saludable. La glucosa refinada no es aconsejable.

Seguro que esto no es nuevo para usted, pero lo que sí puede que le resulte novedoso es que con la estevia puede permitirse algo dulce a la vez que le hace un bien a su organismo. ¡Mucha suerte!

Dolor de espalda

Puede probar a seguir el protocolo que considere adecuado. Con frecuencia, los protocolos resultan de ayuda o, al menos, mejoran las molestias. También la fisioterapia o la somaterapia pueden proporcionar alivio. En la mayor parte de los casos, moverse con prudencia suele ir bien, al igual que procedimientos de relajación como el entrenamiento autógeno, la terapia craneosacral, la osteopatía, el método Zilgrei o las terapias basadas en el canto, la música y el arte. Pero si, pese a todo, regresase el dolor, es necesario tomar conciencia de cuál es su auténtico origen. Por ejemplo, que el traumatólogo diga que los dolores son consecuencia de una hernia discal que está presionando el nervio constituye una mera descripción de un estado momentáneo. Sin embargo, la causa es más profunda. Inconscientemente se siente tan sumamente coartado, tan presionado, que «está de los nervios» en el sentido más literal de la palabra. A través de los síntomas, su cuerpo intenta atraer su atención hacia el verdadero problema. Le ayuda a darse cuenta de que la situación en la que se encuentra no es muy soportable. Si esta idea es nueva para usted, le sugiero que lea atentamente el capítulo 18, «Pautas para una vida saludable».

El dolor de espalda suele tener una causa psíquica. Ha asumido demasiada carga, tiene demasiado encima, se ha encorvado, ha abusado de sus propias fuerzas, se ha deformado o lo que quiera que sea. En su libro *Sana tu cuerpo* (editorial Urano, ISBN-13: 978-8479530242), Louise L. Hay recomienda hacer una serie de afirmaciones en el caso de problemas de espalda, según los diversos focos. Considera que el motivo de los problemas localizados en las vértebras lumbares puede ser el temor relacionado con el dinero y con la falta de ayuda financiera. Propone un nuevo patrón mental, que sería «Confío en el proceso de la vida. Siempre tengo todo cuanto necesito. Estoy a salvo».

Suele haber una causa psíquica

Cuando se trata de problemas con las vértebras torácicas, considera que los sentimientos de culpa son los responsables y propone hacer la afirmación «Dejo marchar el pasado. Soy libre para seguir avanzando con el corazón lleno de amor». Según su experiencia, Louise Hay achaca los problemas de la zona cervical a una falta de apoyo emocional. Dado que el paciente con contracturas en la musculatura del cuello suele sentirse no querido y, a su vez, reprime su amor, recomienda hacer la siguiente afirmación: «Me amo y me acepto. La vida me apoya y me ama». Los glóbulos para el bienestar de la espalda que yo misma he desarrollado también resultan muy beneficiosos. Puede adquirirlos para la

Glóbulos para el bienestar de la espalda

zona cervical, para las vértebras torácicas, para las vértebras lumbares, para la zona del hueso sacro o del coxis, tanto por separado como el conjunto completo. Si padece dolores intermitentes de espalda o lleva ya varios años con dolores crónicos, le recomiendo que opte por el juego completo. Los glóbulos que yo misma dinamizo transmiten sus impulsos a diversos niveles. Todavía no se ha demostrado científicamente, pero he tenido buenas experiencias con ellos.

Si no es capaz de solucionar sus problemas por sí mismo, le recomiendo que recurra a la quinesiología, la psicoterapia o la homeopatía.

Enfermedad de Alzheimer

Oxidación del aluminio Que yo tenga constancia, hasta el momento se ha tratado a una sola persona enferma de alzhéimer con MMS. Según informó la familia, el tratamiento dio buen resultado. Dado que se cree que el aluminio es el causante de la enfermedad de Alzheimer y el MMS tiene la propiedad de oxidar los metales, pienso que el tratamiento con MMS ofrece buenas perspectivas de mejorar el estado de los pacientes que tienen esta enfermedad. Como en este ámbito todavía se tiene poca experiencia, yo comenzaría aplicando prudentemente el nuevo protocolo estándar. ¡Mucha suerte!

Enfermedad de Parkinson

En el caso de la enfermedad de Parkinson, se han obtenido buenos resultados en lo que respecta a conseguir una mejoría del estado general, pero no hay informes sobre curaciones. Jim Humble recomienda el nuevo protocolo estándar, es decir, aumentar la dosis en función de la tolerancia. Dado el caso, puede resultar apropiado combinar este procedimiento con el uso externo. ¡Mucha suerte!

Enfermedades del corazón

Taquicardia transitoria En todas las enfermedades del corazón debe tenerse en cuenta lo siguiente: cuanto peor sea su estado general, con mayor cuidado deberá manejar el MMS. Por lo tanto, puede ser útil comenzar cautelosamente tomando baños de pies o ingiriendo menos de una gota, conforme al nuevo protocolo estándar, y luego, si lo ha tolerado bien, ir aumentando a pasitos pequeños. En el caso de que no tolere bien el nuevo protocolo estándar, puede cambiar a la activación lenta según Fischer.

Cuando hay enfermedades valvulares inflamatorias, al matar las bacterias pueden aparecer, temporalmente, taquicardias. Normalmente suelen desaparecer en unos días. ¡Mucha suerte!

Enfermedades graves

Las enfermedades graves o muy graves siempre deben contar con un seguimiento médico. Jim Humble recomienda aplicar el protocolo para el cáncer en sus estadios más avanzados. Véase «Cáncer».

Ha aconsejado con buenos resultados a pacientes que se consideraban terminales. Incluso cuando alguien ya no responde a ningún tratamiento de la medicina convencional, él alberga esperanzas de conseguir una mejoría o incluso la curación, si esto es posible, siguiendo el «protocolo MMS 2000». ¡Mucha suerte!

Enfermedades infantiles

Jim Humble recomienda aplicar el nuevo protocolo estándar adaptando la cantidad de gotas al peso del niño. Consulte todos los detalles en el capítulo 6, «Cómo utilizar el MMS».

Enfermedades oculares

En el caso de las enfermedades oculares, Jim Humble aconseja tomar MMS siguiendo uno de los protocolos y, además, utilizar el MMS como colirio (véase el apartado 8.6, «Colirios con MMS»). ¡Mucha suerte!

Esclerosis múltiple (EM)

Hasta el momento, se ha recibido información relativa a la mejora de la EM a través del uso del MMS, pero no sobre curaciones.

Yo recomiendo comenzar por el nuevo protocolo estándar, aumentar la dosis en función de la tolerancia y combinarlo con el uso externo. Ciertamente bien vale la pena intentarlo, ya que las posibilidades de la medicina convencional frente a la EM son muy limitadas. Hay otros muchos métodos que son beneficiosos para los enfermos de EM, especialmente para aliviar los síntomas, pero no todo ayuda a todos. A muchos enfermos de EM les viene especialmente bien la reflexoterapia podal, el método Feldenkrais, la hipoterapia o la crioterapia. La homeopatía clásica ofrece la posibilidad de curación en el sentido de que, si se encuentra el medicamento homeopático adecuado, dejarán de producirse los ataques. Aunque se siga un tratamiento homeopático, la regeneración de los tejidos degenerados solo es posible hasta cierto punto. ¡Mucha suerte!

Gripe (A)

Es posible que estas recomendaciones estén indicadas para todos los nuevos tipos de gripe. Este protocolo se desarrolló para la gripe A. Jim Humble fue uno de los primeros que la contrajo en México. Como súbitamente comenzó a sentirse muy mal, acudió al hospital. Continuó tomando MMS. Los médicos que le trataron quedaron sorprendidos por la velocidad a la que se recuperó.

Protocolo para la gripe (A)

Comience tomando una gota de MMS activado cada hora durante tres o cuatro horas. **Si no tiene reacciones adversas**, puede aumentar hasta dos gotas por hora. Si al cabo de unas tres o cuatro horas tomando dos gotas cada hora no se ha sentido mal, puede aumentar a tres gotas por hora.

El principio fundamental es sencillo. Mientras no experimente una mejoría, necesita más gotas. Pero si después de haber tomado MMS se siente peor, necesita tomar menos gotas. Tenga en cuenta que, si toma una cantidad excesiva, puede provocarle fuertes náuseas y gastroenteritis, pero, por otra parte, si la gripe avanza, también se sentirá mal. El objetivo es tomar tantas gotas por hora como sea posible, pero sin que el MMS provoque un empeoramiento del estado general. Por lo tanto, tome cada hora tanto MMS como pueda tolerar durante, al menos, ocho horas al día, 12 a ser posible. Siguiendo este protocolo, la mayoría de los tipos de gripe desaparecen al cabo de entre 24 y 48 horas; en el caso de la gripe A, tarda un poco más. Cuando se sienta bien, puede dejar de tomar MMS. Si no mejora, tome, además, MMS 2.

Lo mismo se aplica en el caso de los niños, salvo que deben comenzar por media gota o menos (en función de su peso corporal) y hay que observar cómo le van sentando al niño. Asegúrese de no darle demasiado. Si después de la última toma el niño empeorase, haga una pausa o reduzca la cantidad según su estado. Normalmente, a un niño no le dará más de dos gotas por hora. En ningún caso deberá administrarle por hora más de dos gotas por cada 23 kilogramos de peso corporal. Si el niño no mejora, es probable que le haya dado una cantidad insuficiente de MMS y que la gripe esté progresando. Por ello, es conveniente no quedarse demasiado tiempo en la fase de una única gota, sino que se debe ir aumentando en tanto que el niño lo tolere y siempre y cuando el MMS no ocasione un empeoramiento. El procedimiento no es tan sencillo: requiere atención y tiempo. **Pero, al menos, tiene en sus**

manos algo con lo que eliminar los agentes causantes de la gripe, cosa de la que la denominada medicina convencional carece. Hasta el momento no conozco ninguna alternativa segura a este procedimiento que Jim Humble probó. Naturalmente, una gripe también puede tratarse por medio de la homeopatía, siempre y cuando le trate un homeópata experimentado y encuentre el remedio apropiado. En cualquier caso, necesitará tiempo y atención. Al contrario de lo que sucede con los mucho más frecuentes procesos gripales, una gripe es una enfermedad seria. Requiere un tratamiento esmerado. Si no está seguro, consulte a un médico.

No obstante, es conveniente que siga tomando el MMS, **ya que nada de lo que el médico le pueda ofrecer (según el estado del conocimiento médico a diciembre del 2010) tiene la capacidad de matar el virus de la gripe, mientras que el MMS sí.** ¡Mucha suerte!

Hepatitis A, B, C y otras formas de hepatitis

Dado que como consecuencia de la inflamación ya hay una función hepática limitada, es especialmente importante comenzar con prudencia. *Comenzar muy lentamente* Jim Humble recomienda empezar por dos gotas, puesto que la mayoría de las personas suelen tolerar bien esta dosis inicial. Yo preferiría comenzar por una gota y aumentar a dos en la siguiente toma, ya que una vez que produce un malestar intenso hay un gran riesgo de desarrollar aversión hacia la toma oral. El objetivo consiste en ir aumentando lentamente el número de gotas hasta que haya conseguido alcanzar las ocho tomas diarias de tres gotas o las dos tomas diarias de 15 gotas. Resulta más sencillo de dosificar si activa la cantidad diaria total por la mañana y va tomando cada una de las ocho partes en intervalos de una hora. Jim Humble ha descubierto que la mayoría de las personas toleran mejor tomas uniformes realizadas de manera continuada que una o dos tomas de dosis grandes al día. La meta que se pretende alcanzar consiste en activar 24 gotas de MMS por la mañana. Naturalmente, también en este caso puede comenzar por poco e ir aumentando.

Póngase en tratamiento médico y vaya controlando sus valores hepáticos periódicamente. Asegúrese de que bebe suficiente cantidad de agua y ayude a su hígado tomando medidas para descongestionarlo *Beber abundante agua* (véase el capítulo 7, «¿Qué hacer en caso de efectos adversos?»). ¡Mucha suerte!

Heridas

Dependiendo de la gravedad de la herida, puede ser necesario acudir a un médico u hospital. El MMS se ha empleado para tratar los más diversos tipos de heridas. En el caso de heridas profundas, viene bien lavarlas con MMS activado. A ser posible, debería hacerlo un cirujano o un médico de urgencias o, según su formación, también un médico general. Se han obtenido buenos resultados lavando heridas con cuatro gotas de MMS activado diluidas en 10 mililitros de agua.

Cuando se trata de heridas superficiales, están indicadas aplicaciones frecuentes de MMS en aerosol. Para ello, lea el capítulo 8, «Otras vías de administración del MMS».

Los remedios homeopáticos también van de maravilla para tratar heridas. El remedio que comúnmente suele aplicarse a todo tipo de heridas es el árnica. De entrada, puede aplicar una dilución 30 CH en la mayor parte de las heridas. En el caso de traumatismos graves o muy graves, como, por ejemplo, traumatismos craneoencefálicos, se necesitan potenciaciones superiores. Sea como sea, siempre ha de prescribirlo un homeópata experimentado. Siempre llevo conmigo árnica 30 CH en el botiquín, al igual que la tengo en el coche y en casa. Le recomiendo que guarde un frasquito de árnica 30 CH en su bolso o cartera y que siempre lo lleve con usted. Es bueno tenerlo a mano por si lo necesita de improviso, por ejemplo, cuando un niño se ha caído. Tras haber sufrido una lesión de cualquier tipo, el árnica sirve tanto para superar el trauma psíquico como para ayudar a que el cuerpo físico emita las señales necesarias para poder proceder a organizar su curación lo antes posible.

La *Staphisagria* es el remedio fundamental para las heridas incisas. El *Hypericum* está indicado cuando se han producido daños en los nervios. El *Rhus toxicodendron* suele ayudar cuando se trata de distensiones y torceduras.

Los remedios homeopáticos actúan sobre el cuerpo, fundamentalmente a través de la información. Por este motivo, la cantidad ingerida no es decisiva para el efecto que produzca, sino la cuantía de la dilución y la frecuencia de las tomas. Para el tratamiento inicial de heridas que no entrañen un riesgo serio, una dilución de 30 CH es muy apropiada. Vaya repitiendo la toma cada pocos minutos o cada pocas horas, dependiendo de la intensidad del dolor. **Cuando se produzca una mejoría, haga un descanso, hasta que vuelva a evidenciarse un empeoramiento.**

El prontuario *Primeros auxilios con homeopatía*, del Dr. Manuel Mateu Ratera (ISBN-13: 978-8472453746), es un magnífico consejero tanto para el hogar como para los viajes. En él encontrará, de manera pormenorizada, posibles tratamientos homeopáticos para las heridas y todo tipo de urgencias. Sus seiscientas páginas de papel biblia ofrecen un amplio y claro compendio en formato reducido y de fácil manejo; también indicado para los principiantes, ya que contiene una breve introducción a los principios fundamentales de la homeopatía.

Al igual que la documentación que contiene relativa a casos de escarlatina tratados homeopáticamente, este libro ilustra lo efectiva que puede resultar la homeopatía y cómo puede aplicarse con éxito.

Para procesos curativos lentos, recomiendo los tubos de glóbulos *Gute Regeneration* («Buena regeneración») de la línea de glóbulos de energía disponibles en www.informierteGlobuli.de (en alemán).

Herpes

En casos moderados, comience tomando –bajo su propia responsabilidad y conforme a su tolerancia– una gota ocho veces al día y vaya aumentando cuidadosamente hasta las tres gotas ocho veces al día durante una semana, como mínimo; en casos extremos, de dos a cuatro meses. En casos difíciles, siempre y cuando le vaya bien, puede aumentar hasta *Véanse* las 10 tomas diarias de cuatro a seis gotas. Si todavía no fuese suficiente, *fotografías y* cabe la posibilidad de incorporar adicionalmente la toma de MMS 2. *experiencia* En general, suele ser positivo trabajar simultáneamente con la toma por *en la página* vía oral y el aerosol de MMS (véase el apartado 8.1). *64*

El herpes, especialmente el herpes zóster, es una enfermedad muy seria que indica que está exigiendo demasiado a su cuerpo. ¡Deje de lado el estrés y cuídese bien! Lea el capítulo 18, «Pautas para una vida saludable». ¡Mucha suerte!

Hipertensión arterial

Jim Humble recomienda aplicar el nuevo protocolo estándar. Ha habido casos en los que el MMS ha ayudado a normalizar la presión arterial.

Normalmente, la hipertensión arterial suele ser de naturaleza independiente, lo que significa que la medicina convencional no puede encontrar su causa. ¿Y cómo podría encontrarla si no pasa de parámetros materiales, mientras que es casi seguro que la causa se encuentre en sentimientos reprimidos? De ahí que el tratamiento de la hipertensión suela resultar una cuestión difícil. Pero es mejor emprender el camino que no hacer nada al respecto. Le recomiendo que lea íntegramente el capítulo 18, «Pautas para una vida saludable». ¡Mucha suerte!

Ictus (véase accidente cerebrovascular)

Insomnio

A veces, el MMS ayuda. Si lo tolera bien, le aconsejo que por la noche tome 10 gotas de MMS activado mezcladas con agua. Lo mejor es que comience tomando dos gotas para comprobar dónde se encuentra su umbral de tolerancia y que luego vaya aumentando diariamente la dosis. Un buen ejercicio, proveniente del campo de la quinesiología, consiste en ponerse una mano sobre el ombligo y la otra sobre la frente. Da igual qué mano se coloque arriba o abajo. Al cabo de 10 o 15 minutos, sus energías deberían haberse equilibrado. Con algo de suerte, para entonces se habrá dormido. En caso contrario, puede hacer una respiración profunda e intercambiar las manos. Asegúrese de estar cómodamente tumbado. Para aquellas personas a las que les resulta difícil tranquilizarse y que tienen dificultades para conciliar el sueño o para dormir, dispongo de glóbulos dinamizados. Si está interesado, puede informarse en mi página web: www.informierteGlobuli.de (en alemán).

Dado que los usuarios no siempre consiguen un resultado satisfactorio utilizando mis glóbulos dinamizados, he dispuesto el derecho de devolución dentro de un plazo de seis semanas.

Un modo de vida ordenado, algo de ejercicio diario al aire libre y tomar infusiones relajantes debería ser algo fundamental. Si se pasa el día entero sometiendo a su cuerpo a un esfuerzo excesivo, alterándolo o estimulándolo, pretender que se duerma apretando un botón es pedirle demasiado. Tampoco conviene que se altere mientras está despierto o que se irrite por la falta de sueño. Con toda seguridad, las hormonas del estrés que segregará no le permitirán dormirse. Si, pese a todo, nada parece funcionar, le aconsejo que acuda a un quinesiólogo u homeópata. La acupuntura también podría ayudarle a corto plazo por medio de la armonización del *qi*, especialmente de la energía del hígado. Es posible que también le apetezca aprender entrenamiento autógeno, *chi kung* o taichi, o tomar parte en un curso de yoga con el fin de poder relajarse mejor. ¡Mucha suerte!

Malaria

Para tratar la malaria, Jim Humble recomienda, desde un principio, una toma de 15 gotas de MMS activado seguida de otra toma similar al cabo de una o dos horas. En la práctica totalidad de los casos de malaria, las molestias desaparecieron completamente en un intervalo de entre cuatro y 24 horas. Jim Humble sospecha que en aquellos casos en los que el bienestar no fue completo fue debido a la presencia adicional de otra enfermedad. En esos casos, aconseja administrar una tercera toma de 15 gotas de MMS activado y una toma adicional de MMS 2.

¡Tenga en cuenta la forma específica para tomar el MMS 2! (Véase el capítulo 9).

Por lo que Jim Humble ha podido observar, el tratamiento de la malaria constituye un éxito sin precedentes. En África, los habitantes sencillos de las aldeas carecen del dinero necesario y de la posibilidad de hacerse análisis clínicos. Cuando se sienten bien, se marchan a casa. Esto fue lo que Jim Humble observó en el 100 % de los enfermos de malaria que trató. Con el fin de aportar documentación, Jim Humble y otros 100 pacientes se sometieron a análisis. No se detectaron agentes patógenos de malaria en la sangre de ninguno de los individuos que habían tomado MMS, sin excepción alguna. *Éxito notable*

A mi modo de ver, que en un futuro los enfermos de malaria puedan disponer de un tratamiento seguro, sencillo, económico y sostenible es una gran bendición.

También aquellas personas que viajan a los trópicos pueden disponer de un tratamiento profiláctico contra la malaria que sea saludable en lugar de los tratamientos convencionales, que tantos efectos secundarios tienen. ¡Mucha suerte!

Melanoma

En combinación con la toma oral, el siguiente procedimiento ha demostrado ser efectivo tanto contra el melanoma como contra otros tipos de cáncer de piel:

Vierta 20 gotas de MMS en un frasco de cristal (de 60 a 100 mililitros) que tenga un tapón difusor. Utilice preferentemente la activación con reducción de ácido (véase el apartado 6.2, «Equilibrio entre ácidos y bases»).

Una vez realizada la activación, rellene el frasco con 60 mililitros de agua. Ya puede rociar el melanoma cada hora o cada dos horas con la solución de MMS y aclararla con agua corriente al cabo de cinco minutos o antes de la siguiente aplicación.

Encontrará el protocolo detallado para el aerosol cutáneo en el capítulo 8, «Otras vías de administración del MMS». Le insto a leer las observaciones generales sobre el cáncer, así como el capítulo 18, «Pautas para una vida saludable». ¡Mucha suerte!

Quemaduras

Dependiendo de su intensidad y del tamaño de la superficie corporal afectada, una quemadura puede llegar a poner en peligro la vida de una persona.

Uno solo debe tratarse a sí mismo en el caso de quemaduras que tengan una superficie pequeña y sean de primer o segundo grado. En caso de duda, le aconsejo seriamente que recurra a la ayuda de un médico.

Jim Humble ha visto que el MMS es efectivo incluso para quemaduras de tercer grado.

Sin diluir **A diferencia de todos los demás protocolos, en el caso de las quemaduras el MMS debe aplicarse sobre la quemadura sin diluir, directamente desde el frasco.**

En este caso, no deben añadirse ni activador ni agua. Cuanto antes se aplique el MMS sobre la piel, más efectivo resultará. Aplique la solución cuidadosamente con la punta de los dedos sobre la herida, sin ejercer presión. Con independencia del tamaño de la quemadura y de lo seria que sea la herida, con base en las experiencias que Jim Humble ha tenido, el MMS funciona bien y el dolor disminuye en pocos segundos.

Aclarar inmediatamente **La solución de MMS sin diluir debe permanecer sobre la quemadura un mínimo de 30 segundos y un máximo de 60. No pierda tiempo buscando un reloj; cuente despacio hasta 30 y luego aclare la zona con agua corriente.** Si no dispusiera de agua corriente inmediatamente, como alternativa puede utilizar cualquier otro fluido potable. **Lo importante es que aclare el MMS al cabo de 30 segundos, un minuto como máximo; de lo contrario, ¡la herida empeorará!** En el caso de quemaduras graves, es conveniente aplicarlo con mayor frecuencia, tal y como se ha indicado, y aclararlo antes de que hayan transcurrido 60 segundos. Según la experiencia de Jim Humble, esto puede llegar a reducir el tiempo de curación de la quemadura a una cuarta parte. Cuanto menos tiempo transcurra entre que se produce la quemadura y la aplicación del MMS, más efectivo será el tratamiento.

Aunque hayan transcurrido algunas horas, sigue siendo conveniente utilizar MMS.

Es imprescindible que se asegure de aclarar el MMS antes de un minuto, ¡de lo contrario se producirá un empeoramiento!

Dentro de los remedios homeopáticos para casos de urgencia, el *Cantharis* ha demostrado su eficacia para tratar las quemaduras de segundo grado. Aconsejo tomar la potencia 30 CH (es decir, *Cantharis* 30 CH) cada 20 o 30 minutos, hasta que deje de sentirse dolor y, a continuación, hacer una pausa mientras no se tengan molestias. Cuando vuelva a tener dolor, comience a tomar *Cantharis* 30 CH nuevamente. En el caso de quemaduras de tercer grado, un homeópata experimentado debería crear un repertorio de los remedios a tener en cuenta.

Independientemente de que se trate con MMS o con medicamentos homeopáticos, dependiendo del grado de gravedad de la quemadura puede ser conveniente o necesario consultar a un médico o acudir a un hospital. ¡Mucha suerte!

Para el tratamiento de las **quemaduras solares**, consulte el apartado «Quemaduras solares».

Quemaduras solares

Al igual que en el caso de las quemaduras, aplique la solución sin diluir y sin activador sobre las zonas de piel quemadas −a fin de cuentas, una quemadura solar no deja de ser un tipo de quemadura−. Aplíquese abundante MMS sin diluir, directamente desde el frasco, sobre las partes quemadas y distribúyalo utilizando las yemas de los dedos o un paño limpio. Deje que el MMS actúe durante unos 15 o 30 segundos y a continuación aclárelo con abundante agua. No debe quedar ningún rastro de MMS sobre la piel; de lo contrario, la quemadura solar empeorará. Dispone de cinco minutos para aclararlo a fondo. Dependiendo del tamaño y de la gravedad de la quemadura solar, puede ser conveniente consultar a un médico.

Más vale prevenir que curar: evite tomar el sol durante mucho tiempo, especialmente los primeros días de vacaciones, en la playa o en la montaña. Lo mejor es que permanezca en la sombra y que cubra las zonas más sensibles de la piel. Tampoco es sano utilizar una cantidad excesiva de productos con protección solar debido a las sustancias químicas y los metales que contienen. ¡Mucha suerte!

SARM

SARM son las siglas de *Staphylococcus aureus* resistentes a la meticilina, es decir, *Staphylococcus aureus* multirresistente. La infección bacteriana por *Staphylococcus aureus* es una de las infecciones que con más frecuencia se contrae en los hospitales del mundo entero. Cuando una cepa bacteriana exhibe resistencia a la meticilina y a otros antibióticos –lo que en los últimos años cada vez es más frecuente–, el tratamiento conforme a la medicina convencional resulta difícil.

La medicina convencional apenas dispone para ello de unos pocos fármacos, que son caros y tienen múltiples efectos secundarios. Cada infección grave por SARM conduce a un incremento significativo de la mortalidad y ocasiona unos gastos adicionales que oscilan entre los 6000 y los 20 000 euros.
(Fuente: Boletín del Centro de Competencia para la Seguridad del Paciente, en colaboración con las federaciones de médicos reconocidos por las mutuas alemanas)

Síntomas Una infección por SARM puede dar lugar a los siguientes síntomas: infecciones cutáneas generalizadas, tales como ántrax, forúnculos, abscesos, orzuelos, infección purulenta de la médula ósea (osteomielitis), meningitis, inflamación de la pared interna del corazón o de las válvulas cardíacas (endocarditis), neumonía, síntomas similares a los de la gripe, tales como fiebre alta, malestar, vómitos, exantema en manos y pies, dolor de cabeza, dolor en extremidades y espalda, septicemia, artritis séptica, choque séptico...

Mortalidad Según Jim Humble, estadísticamente, la mortalidad se cifra entre un 11 y un 80 %: un 80 % si no se recibe tratamiento y un 11 % cuando se tiene la cepa más débil de estafilococos y se recibe un tratamiento médico estándar. Jim Humle afirma que el MMS lo cura en el 99 % de los casos. Definitivamente, el dióxido de cloro tiene la capacidad de matar a todos los tipos de bacterias, incluido el SARM.

Según Jim Humble, el tratamiento del SARM consta de dos aspectos.

Uso interno Paso 1: siga el nuevo protocolo estándar –protocolo 1000– y suba la dosis hasta que haya alcanzado las tres gotas por hora.

Paso 2: necesita un vaso seco, limpio y transparente, cuyo diámetro le permita ajustarlo al forúnculo o a la parte de piel afectada. No utilice vasos para abscesos menores.

Uso externo Vierta seis gotas de MMS en el vaso y luego la cantidad correspondiente de activador. Agite el vaso para que se mezclen los fluidos. Se formará un gas amarillento de dióxido de cloro. Mantenga la abertura del vaso cerca de la zona de piel o la piel cerca de la abertura del vaso de tal forma que el fluido no entre en contacto con la misma, pero que sí le llegue el gas de dióxido de cloro. Así, el dióxido de cloro penetrará en la parte de piel infectada por el SARM y disolverá el pus. Deje el gas en el mismo sitio durante cinco minutos como máximo, ¡no más! En caso contrario, la piel podría dañarse con lo que la curación llevaría más tiempo. Si retira el vaso a tiempo –en menos de cinco minutos– por lo general conseguirá una disminución indolora de la infección. Si después de un tratamiento el SARM no ha sido totalmente destruido, puede volver a repetir la aplicación transcurridas cuatro horas; antes no o de lo contrario se provocaría una quemadura en la piel. Según su grado de sensibilidad, dentro del plazo de cinco minutos puede aparecer una ligera lesión en su piel. Pero, normalmente, esta vuelve a recuperarse en poco tiempo. Si usted tiene una piel sensible, puede disminuir la intensidad de la irritación dejando un pequeño espacio entre el vaso que contiene el gas de dióxido de cloro y su piel, de manera que se escape algo de gas.

Puede ir aplicando el mismo tratamiento de cinco minutos de duración en todas las zonas de piel afectadas por el SARM. No provoca ningún dolor. Después del tratamiento con gas de dióxido de cloro conviene aplicar vaselina y un apósito sobre las zonas tratadas.

Así es como Jim Humble ha tratado con éxito, en un plazo de una semana a dos meses, a personas que llevaban padeciendo el SARM desde hacía tiempo. Normalmente, la curación se produjo en el transcurso de algunas semanas.

Sida

Active tres gotas de MMS en un vaso limpio y seco; transcurrido el tiempo de activación, complete el vaso con agua o zumo (sin suplemento de vitamina C) y bébalo. Lo ideal es repetir este proceso ocho veces al día. Si al hacerlo se siente mal, tome solo dos gotas, una gota o incluso media gota. Si fuese preciso, reduzca el número de tomas, pero ¡no deje de tomarlo! Cuando se sienta mejor, vuelva a aumentar la dosis. Resulta más sencillo organizarse si se sigue el nuevo protocolo estándar (capítulo 6), que consiste en activar 24 gotas por la mañana, verterlas en una botella de cristal que pueda cerrarse –previamente marcadas las ocho partes iguales– y añadir agua o zumo hasta completarla. Posteriormente, se irá bebiendo una parte cada hora hasta vaciar la botella.

Según Jim Humble, tiene muy buenas perspectivas de curación. Escribe que la curación suele requerir de tres días a tres meses, aunque no suele exceder de los 30 días. Adicionalmente, también puede administrarse MMS 2. En caso necesario, vuelva a leer las instrucciones que aparecen en el capítulo 9, «MMS 2». En algunos casos difíciles, puede ser que solo ayude por vía intravenosa, algo que únicamente debería realizar un médico. Véase también el libro de Jim Humble *El milagroso suplemento mineral del siglo XXI*.

Encontrará más información acerca del sida en www.rethinking AIDS.de/allg/saenger1.htm (en alemán), donde aparece el prefacio del Prof. Dr. Heinz Ludwig Saenger al libro de Michael Leitner *Mythos HIV: Eine kritische Analyse der AIDS-Hysterie, verfälschte Statistiken, trickreiche Virusnachweise, untaugliche Tests und illegale Medikamente* («El mito del VIH: Un análisis crítico de la histeria del SIDA, estadísticas falseadas, ingeniosa documentación sobre el virus, pruebas inútiles y fármacos ilegales»; no disponible en español.), publicado por la editorial videel. ¡Mucha suerte!

Sobrepeso

El sobrepeso puede estar motivado por múltiples causas. Generalmente se debe a un modo de vida insano. Lea el capítulo 18, «Pautas para una vida saludable».

Jim Humble recomienda comenzar tomando dos gotas de MMS activado e ir incrementando lentamente la dosis hasta llegar a las tres gotas por cada 12 kilogramos de peso corporal. Tenga en cuenta su umbral de tolerancia y no se exija demasiado. Hay personas que también han obtenido muy buenos resultados haciendo entre dos y cuatro tomas continuadas que oscilaron entre las dos y las seis gotas. Algunos incluso perdieron peso sin haber modificado sus hábitos alimenticios, aunque no suele ser lo más habitual. Si se alimenta de manera saludable con alimentos biológicos integrales y disfruta a diario de algo de aire fresco y de ejercicio, tiene una psique equilibrada y se siente bien consigo mismo, también cabe la posibilidad de que su peso sea el adecuado para usted. En el estudio «Morbilidad y mortalidad en casos de sobrepeso y obesidad en la edad adulta», se estableció que las personas con sobrepeso no tienen una esperanza de vida menor que aquellas que tienen un peso normal. El riesgo de enfermar es mayor en el caso de ciertas dolencias, mientras que para otras es el mismo o incluso menor. Sin embargo, cuando se da una marcada obesidad, no solo se incrementa el riesgo de morbilidad, sino también el de mortalidad.

En un estudio finlandés del año 2005 sobre el sobrepeso y la pérdida de peso, Jaako Kaprio y sus colegas de la Universidad de Helsinki descubrieron que los pacientes que tienen sobrepeso y están sanos reducen su esperanza de vida al adelgazar. En la investigación participaron 2957 sujetos con un índice de masa corporal superior o igual a 25 kilogramos por metro cuadrado.

Aquellos participantes que al inicio del estudio tenían la intención de adelgazar y realmente lo hicieron tenían un riesgo 1,86 veces mayor de fallecer que aquellos que no deseaban adelgazar y mantuvieron su peso estable. De este modo, el riesgo de morir era incluso mayor que el del grupo de participantes que no habían tenido intención de perder peso y habían llegado incluso a engordar. En comparación con aquellos que mantuvieron su peso estable, este grupo tenía un riesgo de morir 1,57 veces mayor, pero no tan elevado como el del grupo de aquellos que habían perdido peso. Dado que este estudio no es el primero que pone de manifiesto las consecuencias indeseables derivadas de adelgazar, los investigadores finlandeses –quienes quedaron estupefactos a la vista de los resultados– consideran que es necesario seguir investigando. Como objeto de la investigación proponen el de si la estrategia más indicada para aquellas personas que tienen sobrepeso pudiera ser la de mantener su peso. (Fuente: *Deutsches Ärzteblatt* [«Diario Médico Alemán»], octubre del 2009, edición 106, número 40)

Sea como sea, la autoestima es el requisito más importante para el bienestar, que, a su vez, es la condición para mantener un peso que resulte saludable. *Autoaceptación*

Con el fin de conseguir perder peso por medio de la optimización metabólica, distintos alimentos son convenientes para según qué tipo de combustión. Bajo las denominaciones «Metabolic typing» y «Metabolic balancing» encontrará tanto bibliografía como médicos y naturópatas que podrán orientarle a este respecto. ¡Mucha suerte!

Tinnitus

Según la antigua sabiduría china, la medicina tradicional china (MTC) consideraba que el ruido en el oído era consecuencia de una carencia de *yin* en los riñones. Lo primero que recomiendo cuando acaba de aparecer un ruido en el oído es tranquilidad, ya que la energía de los riñones se agota debido al exceso de trabajo, la excitación, los disgustos y la falta de sueño o de agua. En segundo lugar, beber agua en cantidad suficiente es de una importancia primordial. Lea también las recomendaciones que hago sobre el agua y la sal en el capítulo 18, «Pautas para una vida saludable». *Tranquilidad* *Agua*

Cuando sobreviene un *tinnitus* o una pérdida de oído, el cuerpo ha sacado una tarjeta roja. En el caso de un adulto con un peso que ronde los 70 kilogramos, recomiendo beber unos cinco litros de agua diarios a lo largo de las próximas semanas. Además de la tranquilidad y el agua, el MMS a veces ayuda. Lo mejor es que comience siguiendo el nuevo protocolo estándar. También he obtenido muy buenos resultados con acupuntura y ejercicios de *chi kung*. Si albergase usted antiguos rencores, es absolutamente necesario que busque asesoramiento quinesiológico, psicoterapéutico u homeopático. A menos que se libere de su rencor, la energía de sus riñones no podrá recuperarse. ¡Mucha suerte!

Liberarse del resentimiento

Todo tipo de enfermedades cutáneas

Las afecciones cutáneas suelen responder bien al MMS en aerosol o añadido al agua del baño. Vea el capítulo 8, «Otras vías de administración del MMS». ¡Mucha suerte!

Úlcera gástrica

El MMS también ha resultado efectivo en el caso de las úlceras gástricas. Jim Humble recomienda comenzar cuidadosamente por una gota o menos (obtendrá menos de una gota realizando la dilución intensificada conforme al nuevo protocolo estándar). Si se siente inseguro, le sugiero que comience por tomar baños de pies y vaya aumentando lentamente (véase el apartado 8.5, «Baño de pies con MMS») o que realice la activación lenta según Fischer. ¡Mucha suerte!

VIH (véase sida)

MMS PARA PERSONAS SANAS

También aquellas personas que gozan de excelente salud pueden emplear el MMS para conservarla.

Jim Humble recomienda también a aquellos que estén sanos que con el fin de determinar la dosis que toleran bien sin que se produzcan efectos adversos vayan aumentándola lentamente. Por lo tanto, comience por una gota. Si todavía no ha leído el capítulo 6, «Cómo utilizar el MMS», conviene que lo haga.

Siempre que se habla de una gota o de cuántas gotas se deben emplear, se refiere a lo siguiente: una gota de MMS más activador, esperar el tiempo de activación y rellenar el vaso con agua.

Vaya aumentando la dosis hasta llegar a 15 gotas dos veces al día, *¡Solo si lo* ¡solo si lo tolera! Si no lo tolera, manténgase por debajo de su umbral *tolera!* de malestar y tome dos o más veces al día aquella cantidad que no le provoque efectos adversos. Jim Humble considera que lo ideal son tres tomas diarias de ocho gotas cada una. En el caso de que solo tolere pequeñas dosis de MMS, suele ir bien utilizarlo añadido al agua del baño con el fin de desintoxicarse a través de la piel y descargar el hígado. Vea el capítulo 8, «Otras vías de administración del MMS».

Si tolera dos dosis diarias de 15 gotas, tómelas durante una semana. Como alternativa, también puede hacer ocho tomas diarias de tres o cuatro gotas. Ambas cosas solo son posibles si se va aumentando la dosis lentamente; de no ser así, la mayoría de las personas tienen náuseas y diarrea. Para probar, puede comenzar tomando una gota cada hora; si la tolera bien, aumente a dos gotas y así sucesivamente hasta llegar a un máximo de ocho tomas de tres gotas cada una para adultos de hasta 70 kilogramos. Si en algún momento se presentasen efectos adversos, haga una pausa hasta que las molestias hayan desaparecido y entonces vuelva a comenzar tomando una dosis menor, pero espere 14 días antes de volver a aumentarla. Si tomando una sola gota de MMS ya tiene efectos adversos, puede activar una única gota y verterla en una botella dividida en ocho partes iguales. Luego, rellénela con agua y, si lo estima necesario, con zumo. De esta manera puede dosificar la cantidad que desee tomar cada vez, por ejemplo, una octava parte de una gota, al cabo de una hora otro tanto, etc. Naturalmente, puede hacerse lo mismo con más gotas; lo ideal es llegar a las 24. Tras una semana tomando dos dosis diarias de 15 gotas u ocho tomas de tres gotas, cabe suponer que su cuerpo se habrá liberado de toxinas, metales pesados, hongos y microorganismos.

Dosis de mantenimiento   Después, puede continuar tomando la denominada dosis de mantenimiento. Antiguamente, Jim Humble recomendaba tomar ocho gotas dos veces a la semana o seis gotas cinco veces a la semana. Él estima que de esta manera el riesgo de contraer una gripe u otra enfermedad infecciosa aguda se reduce en torno a un 95 %. Como dosis de mantenimiento, hoy en día aconseja tomar seis gotas dos veces por semana a aquellas personas de menos de 60 años y seis gotas diarias a partir de los 60. La toma continuada de una dosis de mantenimiento podría compararse con el cuidado de un jardín. Si aquello que resulta molesto se elimina inmediatamente, las malas hierbas, de todo tipo, no podrán desarrollarse. Trasladado a las personas, quiere decir que el MMS, más pronto que tarde, se encargará de neutralizar los agentes patógenos o toxinas invasoras antes de que puedan establecerse en el cuerpo y se propaguen. De esta forma, se incrementan las posibilidades de mantenerse sano y en buena forma. Es por este motivo por el que Jim Humble recomienda tomar la dosis de mantenimiento durante toda la vida.

Según mi experiencia, este procedimiento es adecuado para un 90 % de las personas, de las cuales aproximadamente un 50 % tolera la dosis de dos tomas de 15 gotas. Por lo tanto, es posible que aunque tome 10 gotas una sola vez al día, a lo largo de tres meses su cuerpo pueda quedar completamente depurado. Si, por ejemplo, solo tolera tres gotas al día, su cuerpo necesitará más tiempo; en el caso de tres gotas, unos 13 meses; tomando cinco gotas, en torno a los ocho meses; con ocho gotas, unos siete meses —he comprobado estos periodos quinesiológicamente y pueden servirle como punto de referencia—. En casos concretos, los tiempos para alcanzar la depuración en función del número de gotas pueden ser menores o mayores, dado que cada persona es única y también lo es la evolución de los procesos en cada caso. Las cifras dadas (comprobadas) son aplicables a la mayoría de las personas y garantizan una alta probabilidad de liberarse de patógenos y metales pesados.

En torno a un 13 % (comprobado) necesitó una cantidad menor de

MMS para obtener el mismo resultado. Lo mejor es que averigüe si el MMS puede resultarle beneficioso, de qué manera y con qué dosis.

En la mayoría de los casos, hasta un organismo sensible que solo tolere pequeñas cantidades de MMS puede depurarse si procede con prudencia y le da a su cuerpo tiempo suficiente.

Según mis comprobaciones quinesiológicas, en el caso de personas muy sensibles, después conviene seguir con una dosis de mantenimiento de dos gotas dos veces por semana.

Como puede ver, estos valores son muy variables. Algunas personas se sienten terriblemente mal con apenas un par de gotas, mientras que otras son capaces de tomar hasta 18 gotas en una toma sin tener ningún efecto adverso. Usted está en algún punto intermedio.

Si está usted sano y desea tomar MMS de manera profiláctica o para desintoxicarse, la mejor manera de averiguar cuánto MMS tolera es comenzando por una gota e ir aumentando la dosis lentamente. Si tuviera náuseas, deje de tomarlo hasta que vuelva a sentirse bien; luego, continúe tomando una dosis menor, como, por ejemplo, la mitad de la dosis que toleró bien, y vuelva a ir aumentándola lentamente manteniendo durante un par de días la misma dosis antes de proceder a incrementarla. Así podrá determinar cómo puede beneficiarse del MMS sin que le resulte perjudicial.

Si una vez que se haya restablecido de la enfermedad desea disminuir la cantidad de MMS, ya sabrá cuánto tolera bien y qué dosis ha sido beneficiosa para su salud. Como he dicho, hay personas que apenas toman una pequeña dosis de MMS perciben una rápida y clara mejoría de su enfermedad. Esta es mi sugerencia: si necesitó una dosis alta para curarse (de 16 o más gotas), aplique el protocolo de mantenimiento de Jim Humble. Si necesitó una dosis menor para sanar, es muy probable que a su organismo también le baste con una dosis de mantenimiento menor. Según mis pruebas quinesiológicas, esto puede variar desde tres gotas tres veces por semana hasta cuatro gotas cinco veces a la semana y, en el caso de personas especialmente sensibles, dos gotas dos veces por semana.

Está invitado a decidir si desea emplear el MMS como medida profiláctica y en qué dosis. Las cantidades recomendadas son para su información y puede utilizarlas como punto de referencia. No constituyen una prescripción.

MMS para animales

Muchas de las personas que han quedado satisfechas con la efectividad del MMS también se lo han administrado a sus mascotas enfermas, por ejemplo, en casos de infección o para desparasitarlas. En especial se ha tratado con éxito a perros, gatos y caballos. Cabe suponer que el MMS pueda emplearse con todos los mamíferos. Todos los agricultores que tienen ganado lechero y, en general, todos los ganaderos pueden beneficiarse de él, ya que, al descomponerse en el cuerpo, el MMS no deja productos de desecho perjudiciales. Basándose en sus propias experiencias y en informes de dueños de animales, Jim Humble y Lothar Paulus han establecido las siguientes recomendaciones de dosificación. No constituyen una prescripción de índole veterinaria. También es aplicable lo siguiente en el caso de su animal.

Usted lo emplea bajo su propia responsabilidad, ya que el uso de MMS únicamente está autorizado para la desinfección del agua y no como medicamento.

Si todavía no hubiese leído las instrucciones generales para el uso del MMS, por favor, lea primeramente el capítulo 6, «Cómo utilizar el MMS».

Observar atentamente Con los animales, debe procederse de la siguiente manera: observe a su animal con atención; solo así podrá averiguar cuánto MMS tolera o necesita. Si hasta que aparezca una fuerte diarrea no se da cuenta de que se ha excedido con la dosis, el trabajo será mucho mayor que si observa cómo se mueve el animal y qué señales emite. Hay animales que toleran una proporción considerablemente mayor de MMS/kilogramo de peso corporal que las personas; otros también necesitan más. En caso de infección, si un animal no da señales de mejoría, suele ser recomendable ir aumentando la dosis cada hora hasta que haya una mejoría evidente. Si tiene dudas, consulte a un veterinario. Algunos animales en concreto reaccionan rápidamente con diarrea. Podría deberse, en parte, a la desintoxicación que lleva a la curación, pero, pese a ello, en la medida de lo posible, debería evitarse. Por eso, al igual que en el caso de las personas, lo más indicado es comenzar con una dosis baja e ir incrementándola con mayor o menor rapidez, dependiendo de la urgencia que haya.

Puede administrarse por medio de una jeringuilla desechable o de una aguja. Tome con ella la mezcla con la solución activada diluida con agua y viértala dentro de la boca del animal.

En el caso de animales pequeños es recomendable emplear una solución de MMS más suave, especialmente preparada para animales de menos de 12 kilogramos (clorito sódico al 3,5 %). De esta manera resulta más sencillo preparar dosis menores y determinar el umbral de tolerancia.

Dosis recomendadas para animales pequeños

- **Dosis inicial para un animal con un peso aproximado de 1,5 kilogramos:**
  Una gota de MMS (clorito sódico al 3,5 %) y una gota de activador (ácido cítrico al 10 %).
- **Para un animal con un peso aproximado de tres kilogramos:**
  Dos gotas de MMS (clorito sódico al 3,5 %) y dos gotas de activador (ácido cítrico al 10 %).
- **Para un animal con un peso aproximado de seis kilogramos:**
  Cuatro gotas de MMS (clorito sódico al 3,5 %) y tres gotas de activador (ácido cítrico al 10 %).
- **Para un animal con un peso aproximado de nueve kilogramos:**
  Seis gotas de MMS (clorito sódico al 3,5 %) y cuatro gotas de activador (ácido cítrico al 10 %).
- **Para un animal con un peso aproximado de 12 kilogramos:**
  Ocho gotas de MMS (clorito sódico al 3,5 %) y cinco gotas de activador (ácido cítrico al 10 %).

A los animales grandes se les puede administrar una concentración de MMS similar a la de las personas. En el ejemplo se ha empleado ácido cítrico al 10 % como activador. Por supuesto, también puede utilizar como activador ácido cítrico al 50 %, ácido tartárico al 50 % o ácido clorhídrico a entre el 3 % y el 9 %. En ese caso, deberá reducir las cantidades como corresponda.

- **Dosis inicial para un animal con un peso aproximado de entre 12 y 24 kilogramos:**
  Una gota de MMS (clorito sódico al 22,4 %) y cinco gotas de activador (ácido cítrico al 10 %).
- **Para un animal con un peso de entre 24 y 36 kilogramos:**
  Dos gotas de MMS (clorito sódico al 22,4 %) y 10 gotas de activador (ácido cítrico al 10 %).
- **Para un animal con un peso de entre 36 y 48 kilogramos:**
  Tres gotas de MMS (clorito sódico al 22,4 %) y 15 gotas de activador (ácido cítrico al 10 %).
- **Para un animal con un peso de entre 48 y 52 kilogramos:**
  Cuatro gotas de MMS (clorito sódico al 22,4 %) y 20 gotas de activador (ácido cítrico al 10 %).
- **Para un animal con un peso aproximado de 52 kilogramos o superior:**
  Cinco gotas de MMS (clorito sódico al 22,4 %) y 25 gotas de activador (ácido cítrico al 10 %).

Si su animal lo tolera bien, puede aumentar hasta un máximo de dos tomas diarias de 15 gotas cada una o, en casos graves, ocho tomas diarias de cuatro gotas (a intervalos aproximados de una hora).

Si después de una dosis el animal tuviese diarrea o mostrase otros signos de intolerancia, haga una pausa hasta que los efectos adversos hayan desaparecido y luego vuelva a comenzar con una dosis menor; lo más indicado es que sea una dosis dos gotas inferior a la última dosis que toleró bien. Esta dosis puede prolongarse durante algún tiempo. Esto es aplicable tanto a los animales como a las personas.

Algunos consejos adicionales provenientes de las experiencias que se han tenido:

- Para caballos: ¡Administrar el MMS con salvado de trigo! En la avena lo huelen y no se lo toman.
- Para perros: Mojar un trozo de pan en la solución y envolverlo en una loncha de fiambre.
- Para abejas: Añadir 18 gotas de MMS activado por cada 10 kilogramos de alimento para abejas.

- Para terneros: Darles de beber 20 gotas de MMS activado en un litro de leche. ¡Atención! Según Andreas Kalcker, si a causa del proceso de deglución las gotas de MMS pasan al rumen en lugar de al abomaso, se producirá diarrea —en ese caso hay que interrumpir inmediatamente la administración de MMS—.
- Para palomas: Suministrar de manera continuada seis gotas de MMS en un litro de agua; tardan unos 14 días en habituarse.

MMS en aerosol para dolencias oftalmológicas y óticas en animales

Active cuatro gotas de MMS, a ser posible con el ácido rebajado. Una vez transcurrido el tiempo de activación, añada 100 mililitros de agua y vierta la solución en un frasco de cristal con difusor. Ya puede vaporizar la solución en los ojos o en los oídos. Repita según la necesidad.

En el caso de infecciones intensas, utilice solo la mitad de agua (50 mililitros); de este modo, el aerosol será el doble de fuerte.

Vitamina C y otros antioxidantes

Entre otras muchas cosas, los antioxidantes sirven al cuerpo humano para capturar radicales libres, reducir sustancias que tienen un efecto oxidativo y formar un complejo de iones metálicos. Por ejemplo, con su presencia en el estómago, la vitamina C previene la formación de nitrosaminas cancerígenas a partir de nitrito y aminas secundarias.

El MMS no debe tomarse junto con grandes cantidades de vitamina C u otros potentes antioxidantes.

Los antioxidantes anulan el efecto del MMS
El motivo de esta medida resulta evidente. Cuando el dióxido de cloro libera el cuerpo de agentes patógenos o toxinas, la presencia de antioxidantes resulta molesta. Como su propio nombre indica, tienen un efecto antioxidante, es decir, neutralizan la acción oxidativa: el dióxido de cloro tiene la capacidad de captar electrones de los agentes patógenos y los antioxidantes ceden electrones; por lo tanto, cuando ambos coinciden, se neutralizan mutuamente y ninguno de los dos resulta de utilidad para el organismo. Por principio, tanto el MMS como los antioxidantes pueden ser beneficiosos para el cuerpo, siempre y cuando no se administren conjuntamente. También en este caso, el efecto positivo u obstructor que puedan tener los antioxidantes dependerá de la cantidad. Es más, Jim Humble recomienda añadir zumo de manzana o algún otro zumo de frutas (salvo el de naranja) a la mezcla de MMS para mejorar su sabor. Naturalmente, el zumo de manzana contiene vitamina C. Ahora bien, la cantidad que contiene el zumo de manzana no es suficiente como para bloquear el efecto del MMS de manera significativa. Sin embargo, cuando se toma un zumo que contiene vitamina C añadida artificialmente o zumo de naranja, la cantidad de vitamina C disponible es muy elevada y neutraliza el efecto del MMS, temporal o completamente. Lo mismo es aplicable a aquellos complementos alimenticios que llevan antioxidantes, especialmente a los comprimidos de vitamina C, que no deberían tomarse en el intervalo que va desde las dos horas anteriores a las dos horas posteriores a la toma de MMS; es todavía mejor mantener un periodo de cuatro horas. A la larga,

conviene tomar suficiente vitamina C y otros antioxidantes. Si toma MMS una única vez al día, por ejemplo, por la noche, podrá ingerir alimentos con un alto contenido en antioxidantes por la mañana y al mediodía sin que merme el efecto del MMS. Igualmente, puede tomar MMS por la mañana e ingerir la cantidad apropiada de vitaminas al mediodía y por la tarde. No obstante, la mayoría de las personas suelen tolerar mejor las frutas y las verduras, ensaladas incluidas, antes de las 17:00. Son muchos los que no pueden digerir bien los alimentos crudos por la noche y a los que la fermentación les provoca gases. Si tolera bien los alimentos crudos por la noche, naturalmente puede hacerlo así. Si padece una enfermedad grave y está tomando pequeñas cantidades de MMS cada hora, ocho veces al día, es aconsejable que ingiera sus vitaminas de dos a cuatro horas después de la última toma de MMS. Otra alternativa es que, tras varias semanas tomando MMS, descanse un par de días o lo tome una única vez al día por la noche y, durante ese tiempo, ingiera abundantes vitaminas a lo largo del día. Fíjese en qué es lo que le hace sentirse mejor y no someta a su cuerpo a un esfuerzo excesivo. El proceso oxidativo supone un esfuerzo para el cuerpo, por lo que también puede resultar conveniente hacer una pausa. Depende de su estado. Observándose, podrá determinar cuál es la cantidad adecuada para usted. También en el caso de los antioxidantes debe tenerse en cuenta cuál es la medida adecuada, ya que un exceso puede ser tan perjudicial como una carencia.

Tomar vitaminas a otras horas

Si aprovecha los antioxidantes presentes en la naturaleza, es poco probable que pueda llegar a tomar una sobredosis. Los antioxidantes que hay en los complementos alimenticios están en concentraciones más altas. No considero que su uso generalizado sea conveniente; en especial, es fácil que puedan llegar a provocar un exceso de vitamina E. En casos concretos, cuando hay una mayor necesidad, puede ser conveniente tomar antioxidantes adicionales a los de la propia alimentación. Esta mayor necesidad suele derivarse de enfermedades graves, crónicas y prolongadas. Si tiene que complementar su alimentación tomando suplementos de antioxidantes por este motivo, el siguiente procedimiento puede ser una buena propuesta:

- Entre las 6:00 y las 9:00, tome un desayuno rico en vitaminas, con mucha fruta y el complemento alimenticio que prefiera (cuanto más natural, mejor).
- Si lo necesita, vuelva a tomar algo de fruta entre las 10:00 y las 11:00, a modo de tentempié.

- Entre las 12:00 y las 13:00, tome un almuerzo rico en vitaminas con abundantes verduras.
- Entre las 15:00 y las 23:00, proceda a la toma horaria del MMS siguiendo el nuevo protocolo estándar.
- Cene sobre las 18:00.

Aunque tome antioxidantes a través de suplementos alimenticios, es conveniente para su salud que mantenga una dieta rica en vitaminas.

Por el mero hecho de que todavía no podemos estar seguros de conocer todas las sustancias que contienen los alimentos naturales, es mejor alimentarse de manera natural. Podrían existir sustancias todavía por descubrir. Por ello, al tomar un preparado vitamínico, podría estar incompleto. En un fruto entero hay sustancias que los científicos ya han identificado y es muy probable que haya otras que todavía no hayan sido descubiertas. Cuando comemos, las ingerimos todas e interactúan entre ellas según proceda. Dado que cuando tomamos productos sintéticos no sabemos si falta algo o qué falta, siempre es preferible utilizar los antioxidantes que provengan de fuentes naturales.

Igualmente, bien pudiera ser que el cuerpo no fuese capaz de procesar debidamente determinadas sustancias de forma aislada, dado que para poder ser aprovechadas necesitasen, a su vez, otras sustancias.

Alimentos naturales En la naturaleza, todo cuanto es necesario se suministra simultáneamente. Por ello, le recomiendo cubrir sus necesidades de antioxidantes por medio de alimentos que sean lo más naturales posible.

Presencia natural de vitamina C Los cítricos, los kiwis, los frutos de asaí, la acerola, el espino amarillo, las grosellas, el escaramujo, las espinacas, los pimientos y las patatas **contienen mucha vitamina C**. Las nueces y las pipas de girasol son **ricas en vitamina E**; los tocotrienoles, pertenecientes también a la familia de la vitamina E, se encuentran especialmente en el aceite de palma, pero también en otros muchos aceites. Los aceites deberían procesarse con sumo cuidado, ya que al calentarlos pierden muchas vitaminas, y lo mismo sucede con las frutas y las verduras. También el ajo, el vino, el té y el café contienen antioxidantes.

En el caso de los estimulantes, la cantidad que se consuma también es decisiva. Tomándolos en exceso no se hace ningún favor a sí mismo. La cantidad que resulte beneficiosa varía de una persona a otra y podría estar condicionada por el biorritmo o por la edad. En esta materia, nada es correcto o incorrecto en un sentido absoluto. Una vez más, en sus manos queda averiguar qué resulta beneficioso para usted y en qué cantidades. La anterior lista de alimentos y estimulantes no pretende ser exhaustiva. Constituye una mera orientación.

Por otra parte, su cuerpo produce antioxidantes: proteínas como la transferrina, la albúmina, la ceruloplasmina y la haptoglobina, y enzimas como el superóxido dismutasa, la glutatión peroxidasa y la catalasa, entre otros.

Por consiguiente, su cuerpo dispone de un sistema inteligente que pone a su disposición más o menos antioxidantes en función de sus necesidades. Lo cierto es que cuando dejamos que la sabiduría de la naturaleza actúe, todo está maravillosamente regulado.

Si su organismo se ha desequilibrado hasta el punto de que ha enfermado, le ayudará tanto proporcionándole oxidantes que le refuercen como suficientes antioxidantes, puesto que necesita de ambos, aunque, como ya se ha dicho anteriormente, no juntos, sino alternándolos convenientemente, de la misma manera que usted no querría correr y dormir al mismo tiempo.

OTRAS FUENTES DE INFORMACIÓN SOBRE EL MMS

Si desea saber más acerca del MMS, dispone de los siguientes recursos:

1. Libros:

El milagroso suplemento mineral del siglo XXI, Jim Humble. En español solo está disponible como libro electrónico (http://www.bibliotecapleyades.net/salud/salud_miraclemineralsup plement_libro.htm)
Este es el primer libro de Jim Humble.

MMS – Krankheiten einfach heilen («MMS: Curar enfermedades fácilmente»), Leo Koehof / Jim Humble / Dr. Ing. W. Storch, editorial Jim Humble.
En este libro, Leo Koehof escribe acerca de sus viajes con Jim Humble por África y Europa y de sus experiencias con el MMS. Algunos de los informes resultan muy conmovedores e ilustran lo que el MMS es capaz de hacer.

Máster mineral solución del Tercer Milenio (es el libro más reciente de Jim Humble, también en español).

Jim Humbles MMS-Mission Genesis II, el seminario sobre MMS que Jim Humble impartió en la República Dominicana. Leo Koehof / Jim Humble, editorial Jim Humble. ISBN 978-90-8879-016-4.

MMS Pro und Contra («MMS: Pros y contras»; no disponible en español), Leo Koehof, editorial Jim Humble, ISBN 978-90-8879-022-5.

El seminario de formación de Jim Humble (en inglés) puede encargarse por correo electrónico escribiendo a genesis2mission@gmail.com.

2. DVD

Entender el MMS, editorial Daniel Peter Verlag.

Si desea ver «en carne y hueso» a las personas que con tanta frecuencia se mencionan en relación con el MMS, le recomendamos que vea este documental. En 105 minutos, el asunto del MMS y del dióxido de cloro se explica claramente con ayuda de gráficos explicativos y emocionantes entrevistas. Conocerá a Jim Humble, al Dr. John Humiston, a un químico y a muchos usuarios. Ahora, en su cuarta edición, incluye un folleto con artículos interesantes sobre el MMS. DVD, 105 min, alemán, inglés, español.
ISBN 978-3-9812917-0-4, www.daniel-peter-verlag.de.

3. Internet

Sitios webs en lengua alemana:

www.daniel-peter-verlag.de
Este es el sitio web del editor de este libro. Aquí también podrá encargar el DVD *Entender el MMS*, así como otros libros acerca del MMS.

www.jim-humble.de
En este sitio web encontrará más información sobre el MMS, la SDC y el DMSO.

www.jimhumblemms.de
El sitio web oficial de Jim Humble en alemán. El editor del libro *El suplemento mineral milagroso del siglo XXI* elaboró un sitio web sobre Jim Humble en el que encontrará más de 100 interesantes informes sobre experiencias.

www.malaria-hilfe.de
Sitio web de la asociación de utilidad pública dedicada a la lucha

contra la malaria *Malaria-Hilfe-Weltweit e.V.*, con muchas lecturas sugeridas y enlaces.

www.jim-humble-mms.de
Sitios webs comerciales con información acerca de Jim Humble, el MMS 1 y el MMS 2, novedades, casos en los que se ha utilizado con buenos resultados y más; recopilado por el vendedor de MMS «vitalundfitmit100».

www.mineral-mms.de
Sitio web comercial con información básica sobre el MMS.

Si introduce los términos «MMS» o «Jim Humble» en un buscador, encontrará diversos vendedores de MMS en Internet.

www.mms-selbsthilfe.de
Un foro de discusión en alemán para el intercambio de información.

www.zeitenschrift.com
La revista *Zeitenschrift* ha publicado diversos artículos sobre el MMS. Muchos de ellos están disponibles en este sitio.

www.miracleMS.de
Página comercial. Armin Schüttler proporciona consejos y trucos relativos al clorito sódico.

www.base-ist-leben.de
Información básica sobre el equilibrio entre ácidos y bases.

SITIOS WEBS EN LENGUA INGLESA

www.jimhumble.biz
Sitio web sobre el MMS de Jim Humble.

www.bioredox.mysite.com
Sitio web de Thomas Lee Hesselink.

www.miraclemineral.org

Descarga gratuita de la primera parte del libro electrónico en inglés de Jim Humble, *Breakthrough* («El milagroso suplemento mineral del siglo XXI»), así como la descarga de pago de la segunda parte; también puede encargarse el DVD *Understandig MMS.*

4. Cursos con Jim Humble

Jim Humble da varios cursillos al año, actualmente en Costa Rica y México, sobre todo. Se imparten en inglés. El programa comprende todos los protocolos, los ejercicios prácticos relacionados con el MMS, la elaboración de MMS y, naturalmente, sus últimos avances.

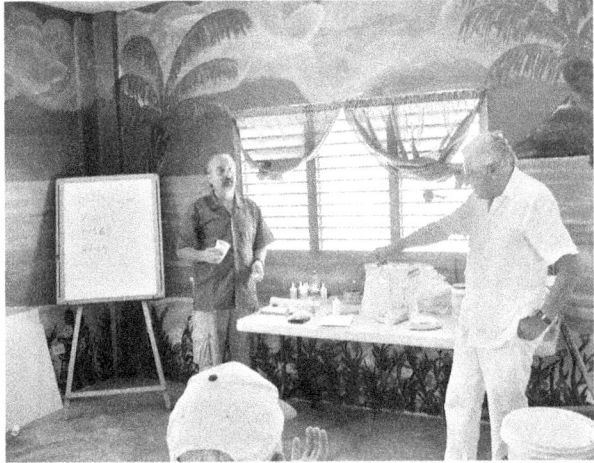

Si está interesado, puede consultar cuándo tendrá lugar el próximo curso en el sitio web de Jim Humble, www.jim-humble.biz, o escribir un correo electrónico (en inglés) a mmsforhispaniola@gmail.com. Para obtener información sobre el seminario que tiene lugar en Puerto Vallarta, en México, envíe un correo electrónico a healthvallarta@gmail.com.

Para informarse sobre los seminarios que se desarrollan en Costa Rica, escriba un correo electrónico a lukasjlouw@gmail.com.

Debido a la gran cantidad de correos electrónicos que se reciben relacionados con el MMS y a la escasez de personal, es posible que tarde en recibir una respuesta. Pudiera suceder que cambien las direcciones de correo electrónico o el lugar en el que vayan a tener lugar los cursos.
En el caso de no recibir respuesta, en el sitio web de Jim Humble,

www.jimhumble.biz, encontrará las últimas noticias, así como los emplazamientos de otros seminarios, por ejemplo, en Argentina, Brasil, Bulgaria, República Dominicada, Ecuador y Perú (en el momento de la impresión). Por otra parte, el seminario también está disponible en DVD.

Aspectos legales

El MMS se toma bajo la propia responsabilidad. El uso de los componentes que forman el MMS (clorito sódico más ácido activador) únicamente está autorizado para elaborar una solución de dióxido de cloro destinada a la desinfección del agua.

Autorizado en Alemania para el agua potable

Desde que Jim Humble diera a conocer el gran éxito obtenido con el MMS, son varias las partes que han estado intentando obstruir su labor. Con el fin de proteger de la persecución por la vía penal a aquellas personas que producen, venden o desean tomar MMS, ha fundado la Iglesia de la Salud y la Curación.

A través de ella, también quiere ofrecer a aquellos que viven en países en los que es obligatorio vacunarse la posibilidad de protegerse contra esta coacción. En los EE. UU., por ejemplo, hasta cumplir los 17 años hay programadas más de 40 vacunas. A los niños incluso se les vacuna en contra de la voluntad de los padres o a la fuerza...

Protección frente a la obligatoriedad de las vacunaciones

Hoy resulta imprevisible aventurar cómo evolucionará la situación legal. Durante un breve periodo de tiempo, la venta de MMS estuvo prohibida en España, aunque luego volvió a permitirse. En Alemania, hoy (enero del 2014), las posibilidades de adquirir MMS están bastante limitadas después de que las autoridades obligaran a muchos vendedores a suspender su venta. En el 2009, la clínica Seegarten, en Zúrich, ofrecía dióxido de cloro con el nombre de Dioxychlor dentro de su oferta terapéutica para perfusión intravenosa aplicable en las siguientes indicaciones: gripe, herpes de tipo I y II, hepatitis B, virus de Epstein-Barr, citomegalia, poliomielitis, toxoplasmosis y tuberculosis. El Dioxychlor también se empleó con buenos resultados en micosis virulentas, como la *Candida albicans*, los micoplasmas y los parásitos de la sangre y las bacterias pleomórficas, las cuales suelen estar presentes en múltiples alergias. Otros ámbitos de aplicación son el tratamiento posoperatorio tras un largo periodo de uso de antibióticos y sus efectos perjudiciales, como puedan ser el síndrome de fatiga crónica (SFC, Epstein-Barr, HHV-6). El convincente éxito que la terapia con Dioxychlor

Autorizado fármaco similar al MMS

ha tenido en Europa y en los EE. UU. ha ampliado la lista de las indicaciones, además de las que ya se han citado, a otros estados patológicos: gingivitis, debilidad del sistema inmunitario, fibrosis quística, neumonía y bronconeumonía recurrentes.

Pese a los buenos resultados, hoy en día ya no está disponible, pero puede introducir el término «Dioxychlor» en el campo de búsqueda de la clínica Seegarten (en alemán e inglés) y aparecerá una página informativa con un resumen de todo lo que hay que saber acerca del Dioxychlor, como, por ejemplo, que no es citotóxico, que no se le conocen contraindicaciones y que ha sido empleado con fines clínicos en más de 50 000 ocasiones, entre otros, en la Clínica Mayo. Encontrará más información en el apartado 8.7, «Perfusión intravenosa con MMS».

En los EE. UU., la FDA presiona y las empresas que todavía ofrecen MMS no saben durante cuánto tiempo podrán seguir haciéndolo.

Ninguna indicación de que el MMS produzca daños Sin embargo, no existe ninguna indicación de que el MMS haya ocasionado daño alguno en las dosis recomendadas. Por lo tanto, podría suceder que algún día el MMS dejara de venderse, al menos bajo ese nombre, por motivos legales. En Canadá, Reino Unido, Francia, los Países Bajos y Suiza, las autoridades desaconsejan el consumo de MMS porque puede producir náuseas y diarrea. Si vive en un país en el que la *Términos de búsqueda alternativos* venta de MMS está prohibida, puede buscar los siguientes términos: «productos para la desinfección del agua potable», «solución de dióxido de cloro al 0,29 %» o «solución de clorito sódico al 22,5 %». Si quiere hacerlo bajo su propia responsabilidad, ya sabe cómo puede utilizar estas sustancias.

Pero también podría suceder que el MMS se autorizase oficialmente como medicamento. Depende principalmente de nosotros.

Si las empresas farmacéuticas no obtuviesen beneficios de las vacunas porque nadie quisiera vacunarse y si el «mercado» de los antibióticos se viniese abajo porque el MMS actúa como tal y, hasta donde se sabe, carece de efectos secundarios, pudiera ser que para la industria farmacéutica sí resultase beneficioso hacerse con una cuota del mercado del MMS. Seguramente, antes no.

Es responsabilidad de todos.

Si ya ha tenido experiencias positivas con el MMS y quiere que siga estando disponible, le aconsejo que se comprometa como mejor pueda a favor de la venta libre del MMS, por ejemplo, ante sus representantes políticos, las autoridades o los medios de comunicación.

También podría manifestarse en contra de la información difamatoria que aparece en los medios escribiendo cartas, haciendo llamadas o comentarios a través de Internet. Por ejemplo, fueron muchas las personas que dejaron sus comentarios en el sitio web de la cadena de radio y televisión de Baviera (Alemania) Bayerischer Rundfunk, disgustadas por la información engañosa que se había emitido por radio y televisión, para desmentir las declaraciones del periodista –quien había afirmado que el MMS era peligroso– y decir que solo habían tenido buenas experiencias curativas. Resulta muy significativo que al cabo de cuatro días la cadena Bayerischer Rundfunk borrase todos los comentarios (ya eran más de 60) sin haberlos respondido y desactivase dicha opción.

¡CENSURA! ¡Es preciso que se comprometa!

Este incidente está documentado con capturas de pantalla. Puede comprobarlo en el sitio https://kulturstudio.wordpress.com/tag/mira cle-mineral-supplement/ (en alemán).

También es escandaloso que, pese a haberse llevado a cabo un estudio bajo la dirección de Cruz Roja de Uganda, Cruz Roja no esté manifiestamente interesada en el MMS. En el marco de dicho estudio piloto de Cruz Roja, durante cuatro días se administró MMS a los enfermos de una clínica en Luuka (Uganda). A través de análisis clínicos, el estudio demostró que al cabo de entre 24 y 48 horas de haber tomado 18 gotas de MMS activado no se detectaba ningún rastro de malaria en la sangre en el 100 % los pacientes, los cuales, desde un punto de vista clínico, se encontraban bien tras haberlo tomado.

Leo Koehof documentó esta campaña en un documental de unos 20 minutos de duración que puede ver en www.youtube.com/watch?v=ZOO3U7PkXOw (en alemán) o también en www.daniel-peter-verlag.de (en alemán), en el apartado «News», haciendo clic sobre el vídeo del estudio de Cruz Roja.

Aquello sucedió en diciembre del 2012. Hasta hoy, Cruz Roja no ha hecho nada para divulgar estos hechos ni para aplicar este sencillo y económico método para erradicar la malaria de las personas que la padecen y que frecuentemente mueren por su causa. En vez de eso, ¡¿Cruz Roja exige que el documental se retire de Internet?!

La malaria podría derrotarse, pero es evidente que a Cruz Roja no le interesa. Es algo que da que pensar y que, una vez más, nos remite a nuestra propia responsabilidad. A través de sus donativos o cartas y correos electrónicos, siempre tiene la posibilidad de hacer saber a Cruz Roja su opinión al respecto.

PAUTAS PARA UNA VIDA SALUDABLE

Para mantenerse saludable no existen unas reglas generales que puedan aplicarse a todo el mundo por igual.

Lo que sí puedo señalarle son los ámbitos de la vida a los que es necesario prestar una especial atención para recuperar o mantener la salud. Si ya estuviese familiarizado con algún concepto, páselo por alto y continúe leyendo aquello que despierte su interés.

Atención   La atención sirve para poder descubrir aquello que es bueno para la salud, algo que puede variar de un individuo a otro. Así, lo que a uno puede enfermarle a otro puede hacerle bien. Vea el ejemplo del deporte. Mientras que a uno le viene bien para desahogarse a fondo, a otro puede provocarle una lesión, especialmente si se exige más de lo que su cuerpo es capaz de darle. Lo que de verdad importa es encontrar la justa medida y esto sí es aplicable a todo el mundo. Si no está seguro de qué es lo que favorece su salud y qué no, le daré un sencillo criterio para que pueda decidir.

Pregúntese lo siguiente: «¿Me siento bien mientras lo hago?» y «¿me siento bien después de haberlo hecho?».

Si, por ejemplo, le resulta agradable correr ocho kilómetros y después se siente relajado y satisfecho, cabe suponer que correr esa distancia le va bien. En cambio, si entabla una ambiciosa lucha contra su cuerpo porque desea participar en un maratón a toda costa, aunque su organismo no sea apto para ello, y comienza a maltratarse obligándose a entrenar y deja de cuidarse porque tiene un único objetivo entre ceja y ceja que se obliga a aceptar con voluntad de hierro...

Solo leyéndolo ya se percata de que no resulta fácil ni satisfactorio. Más tarde o más temprano, las consecuencias se dejarán sentir. Por no hablar de lo que sucede cuando estimula a su cuerpo de forma antinatural tomando anabolizantes.

Muchos deportistas de competición han pagado un alto precio por su carrera. Se trata de algo completamente diferente cuando su deporte le gusta tanto que disfruta practicándolo, le hace ilusión y se siente bien, tanto durante la práctica como después.

Esforzarse es bueno siempre y cuando preste atención para reconocer cuándo ha hecho suficiente y pare en ese momento con el fin de no abusar de sus fuerzas. Correr un maratón también puede ser saludable. Pero ¿en qué consiste realmente la salud?

A lo largo del tiempo, son muchas las personas y las instituciones que han intentado dar una descripción y, pasados entre 10 y 30 años, la definición queda obsoleta; tal vez cada persona tenga su propia idea de lo que para ella significa la salud. No obstante, hay personas que, estando inválidas, se sienten sanas, mientras que otras se sienten enfermas pese a que la medicina más avanzada considere que se encuentran dentro de la normalidad.

La salud resulta tan difícil de comprender porque abarca diversos ámbitos y no suele percibirse hasta que se ha perdido.

Por ejemplo, la hiperacidez es un criterio del que, salvo los médicos *Hiperacidez* que tienen una visión holística y los naturópatas, la medicina moderna prescinde. La hiperacidificación de los tejidos se va produciendo poco a poco y el organismo puede ir compensado sus consecuencias durante mucho tiempo sin que aparezca una enfermedad immediamente. Pero su presencia a lo largo de los años va dejando huellas como biopelículas y depósitos. Como consecuencia se produce una reducción de la funcionalidad y una mayor predisposición a contraer infecciones. Para la medicina alternativa y natural, resulta evidente que la hiperacidez constituye un caldo de cultivo ideal para todo tipo de enfermedades. Samuel Hahnemann, el fundador de la homeopatía, señaló hace 200 años en su obra fundamental, *Organon de la medicina racional*, que para recuperar la salud es necesario eliminar los impedimentos que se oponen a la curación.

Entre estos obstáculos está el estado de ánimo negativo persistente derivado del enfado, los miedos, las preocupaciones y los pensamientos sombríos, así como la hiperestimulación provocada por una alimentación poco natural o un modo de vida insano con excesos de todo tipo.

Entre otras cosas, puede consistir en el exceso de comida, en estimulantes como los dulces, las bebidas alcohólicas, el café, el consumo de cigarrillos o de drogas, la televisión, el trabajo o el deporte. Incluso la adicción al móvil ha sido reconocida por la medicina. Da igual de lo que se trate: si es demasiado, es un exceso. Cuando el estrés se prolonga durante demasiado tiempo, se produce hiperacidez. Es por este motivo por el que yo recomiendo emplear una menor cantidad de ácido de la habitualmente contemplada para la activación del MMS (véase el capítulo 6, «Equilibrio entre ácidos y bases»).

El MMS provoca la oxidación de microbios patógenos y de otras sustancias perjudiciales y ayuda así, en muchos casos, a terminar con las enfermedades. Lo prudente es asegurarse de que, además, su cuerpo se libere de la hiperacidez prolongada.

En mi opinión, esta es la mejor medida preventiva para la salud. Una vez que comprenda que el cuerpo le informa de la presencia de una enfermedad cuando ya se ha roto el equilibrio, tendrá mucho que ganar. Las enfermedades no llegan por las buenas, como «caídas del cielo». Es usted quien las ha generado habiendo abonado previamente el terreno. Limitarse a tomar MMS o cualquier otro medicamento mientras deja todo los demás aspectos de su vida tal y como están no aportará ninguna *Un modo* solución duradera. Lo más sensato es eliminar la enfermedad y, además, *de vida* adquirir un modo de vida saludable. La siguiente exposición pretende *saludable* ofrecerle ejemplos y aclaraciones encaminados a orientarle acerca de por dónde puede empezar para evitar la hiperacidez y restablecer el buen funcionamiento del cuerpo.

Gracias a mis conocimientos quinesiológicos, trabajo con cinco cuerpos: el cuerpo físico, el cuerpo emocional, el cuerpo mental, el cuerpo esencial y el cuerpo factor X. Cada uno de ellos puede desequilibrarse, lo cual provoca daños en la salud. Si esto se mantiene durante un largo periodo de tiempo, sobreviene la enfermedad, que revela que algo anda mal, en ocasiones de una manera sorprendentemente sencilla. Por ejemplo, si está hasta las narices de algo y reprime ese sentimiento, es posible que *El cuerpo* aparezca un resfriado. Es decir, que su cuerpo físico realmente permite a *como válvula* los rinovirus instalarse y propagarse —cosa que en otro momento no ha- *de escape* bría hecho— y disponer del cuerpo físico como válvula de escape. Por consiguiente, al haber estado literalmente hasta las narices (llenas de mucosidad, etc.) ha tomado conciencia de ello, es decir, el sentimiento «estoy hasta las narices» ha encontrado la forma de manifestarse. Una vez que se ha manifestado suficientemente, puede dejar de hacerlo. Entonces nos damos cuenta, aliviados, de que volvemos a estar sanos. En los casos agudos, el asunto queda así solucionado. Pero si está permanentemente enfadado y se niega a percibirlo, desarrollará una enfermedad crónica. Como la denominada medicina convencional se limita a tratar los síntomas del cuerpo físico, una curación en profundidad no puede tener lugar.

La medicina orientada hacia los síntomas únicamente es capaz de sofocar los síntomas de la enfermedad, lo que significa que es posible que tenga que medicarse de por vida. La auténtica curación no puede tener lugar a menos que se trate el ámbito emocional.

Cuando, pongamos por caso, en el transcurso de una sesión quinesiológica o psicoterapéutica la persona toma conciencia de que lleva mucho tiempo albergando rencor y se libera de él, su cuerpo físico puede dejar de ser una válvula de escape por medio de, por ejemplo, dolores articulares o musculares, y la persona vuelve a sentirse sana. La curación solo puede producirse cuando se trata el cuerpo en el que la falta de armonía está presente. Por lo tanto, de poco sirve limitarse a tratar el cuerpo físico cuando el origen de la enfermedad no está en él.

Naturalmente, esto también es válido para el MMS. Si vuelve a enfermar una y otra vez, vale la pena que busque los motivos subyacentes. Según mi experiencia práctica, los desequilibrios emocionales son los responsables de la mayoría de las enfermedades que se padecen en los países prósperos.

Dentro del marco de la socialización, ni las familias ni los colegios ni la sociedad suelen fomentar que los sentimientos se manejen de forma abierta. De ahí que casi nadie aprenda a tomar conciencia de sus sentimientos con la debida profundidad, es decir, de una manera saludable, y a responder en consecuencia. Además, a lo largo de las últimas décadas son muchos los casos en los que la presión en el entorno laboral ha aumentado enormemente. Mientras que a una parte de la sociedad se le exige demasiado y enferma por ello, otra parte enferma por carecer de un puesto de trabajo.

Las enfermedades se producen por desequilibrios emocionales

Por tanto, las causas que originan la pérdida de la salud pueden ser complejas. Es por ello por lo que para recobrar la salud de manera permanente es necesario realizar un cuestionario y una investigación minuciosos y detallados, tal y como suele hacerse en homeopatía. Después, conviene analizar y reflexionar acerca de cómo debe iniciarse el tratamiento. Para que todo pueda efectuarse cuanto antes, lo primero que hay que hacer es preguntar al paciente. La salud podrá restablecerse en la medida en que esté dispuesto a conocerse más y a percibir, observar y comunicar mejor sus sentimientos. Y si se libera de viejas costumbres y actitudes enfermizas que no le causan ningún bien, incluso puede suceder con bastante rapidez. Resulta muy evidente en el caso de las enfermedades agudas. Cuando se trata de enfermedades crónicas, las causas suelen ser complejas y multifuncionales y el restablecimiento suele llevar tiempo. La experiencia homeopática muestra que una enfermedad que dura un año suele tardar un mes en curarse; para una enfermedad que hubiese comenzado hace 25 años, harían falta 25 meses. La paciencia y el compromiso interno para colaborar y volver a asumir la respon-

Anamnesis y reconocimiento en profundidad

sabilidad de la salud propia resultan de gran ayuda. Y así es como, por fin, llegamos a qué es lo que usted puede hacer por sí mismo.

18.1 PRESTAR ATENCIÓN A PENSAMIENTOS Y SENTIMIENTOS

Lo que usted piensa es determinante para su bienestar y, por tanto, también para su estado de salud. En todo caso, es algo que se cumple en aquellas personas que tienen cubiertas sus necesidades básicas y disponen de oxígeno, agua, comida, vestimenta y un techo.

Si es feliz, la probabilidad de que esté o se mantenga sano es considerablemente mayor que si es infeliz, está insatisfecho, enfadado o alberga algún rencor. De una manera especial, los viejos sentimientos enquistados de rencor u odio, pesar y culpa, envidia y celos acaban provocando, a la larga, enfermedades.

La buena noticia es que es usted mismo quien, a través de sus pensamientos, puede provocar, mantener o volver a disolver estos sentimientos. Si presta atención a lo que piensa, adquirirá conciencia de si se relaciona o no de una manera amistosa y amorosa consigo mismo y con los demás. No tiene más que hacer la prueba. Se sorprenderá de la cantidad de pensamientos negativos que a lo largo del día acumula acerca de usted mismo, de los demás y de las circunstancias de su vida.

Los pensamientos originan sentimientos, los sentimientos determinan nuestras palabras y nuestros actos y todo ello en conjunto conforma nuestro estado de salud. **¿Qué puede hacer si se da cuenta de que se atormenta con pensamientos que no le hacen ningún bien?**

Dependiendo de su tenacidad, existen varias posibilidades:

1. Ha identificado una idea sobre la que no quiere volver a pensar. Cada vez que surja ese pensamiento, opte por dejarlo pasar de largo; no le haga caso y piense en otra cosa.

   Después de haber practicado un par de veces y que haya funcionado, en algún momento el pensamiento dejará de surgir, ya que usted mismo le habrá sustraído la energía. Suele funcionar. Simplemente, inténtelo. ¡Ánimo y mucha suerte!

2. No ha tenido éxito aplicando el primer método. También puede suceder después de haberlo aplicado con éxito a otros pensamientos.

Pero, con este en concreto, no funciona… A fin de cuentas, tiene razón; si los otros no fueran tan malos…

Si realmente quiere terminar con su sufrimiento, le recomiendo leer el libro de Byron Katie *Amar lo que es*, el cual, por medio de un breve esquema, le permite modificar los pensamientos que alberga sobre sus problemas de una manera sencillamente maravillosa. Solo si lo desea, claro. Pongamos un sencillo ejemplo:

Considera que su pareja debería mostrarle más afecto. Actualmente no lo hace en la medida en que lo desearía porque tiene otros compromisos que atender (una asociación, la comunidad, la política…). Cada noche, cuando se marcha de casa, usted piensa: «Mi pareja debería darme más cariño» y, al hacerlo, sufre. Si, por ejemplo, pudiera pensar: «Qué bien que tenga una ocupación que le llena, así dispongo de tiempo para mí o para aprender a tocar un instrumento» o lo que quiera que sea, usted se sentiría bien pese a que las circunstancias externas no hubiesen cambiado.

¡El pensamiento es libre!, lo que significa que tiene la opción de elegir lo que quiere pensar. He aquí el esquema que se da en el libro de Byron Katie:

Ejemplo del sencillo esquema de Byron Katie para liberarse de los pensamientos y los sentimientos negativos

Comienza con cuatro preguntas que usted ha de hacerse, seguidas de una inversión y la conclusión. La inversión consiste en escribir primero justo lo contrario de lo que había afirmado, luego sustituir aquello que le molesta por «yo» o «mi pensamiento» y, en tercer lugar, cambiar la persona a la que se refiere, lo que lleva a una especie de «inversión» opuesta a la afirmación original.

Se verá más claramente con un ejemplo:

Supongamos que sufre porque su pareja no le da tanto cariño como le gustaría. Entonces realiza una afirmación que lo exprese.

Afirmación: Mi pareja debería darme más cariño.
1. Pregunta: ¿Es verdad?
Respuesta: Sí.

Si respondiera «no», podría pasar a la segunda pregunta. En caso contrario, responda a la siguiente pregunta adicional.
Pregunta adicional: ¿Realmente puedo afirmar con un 100 % de seguridad que eso es absolutamente cierto?
Respuesta: Es posible.

2. *Pregunta:* ¿Cómo me siento cuando lo pienso?
Respuesta: Triste, enfadada, fútil.

3. *Pregunta:* ¿Cómo me sentiría si no tuviese que pensar en esto?
Respuesta: Alegre, satisfecha, valiosa, apreciada.

Pues bien, la cuestión es que la mujer de mi ejemplo, al igual que cualquier otra persona, también es libre de elegir sus propios pensamientos; no tiene por qué conservar ese pensamiento. Decide conservarlo, puede que junto con alguna vieja historia del recuerdo, hasta que le hace sentirse realmente mal o hasta que se libera de él, porque quiere hacerlo para sentirse feliz, satisfecha, valiosa y protegida.

4. *Pregunta:* ¿Hay alguna buena razón para conservar este pensamiento?

Al decir una buena razón se refiere a si existe algún motivo razonable para mantener el pensamiento, en el sentido de que le haga sentirse bien, lo cual viene a ser la finalidad de este ejercicio. Normalmente, dentro de este esquema no hay una buena razón para escribir «sí» en este lugar, ya que si este pensamiento no le provocase sufrimiento, ni siquiera habría comenzado a hacer el ejercicio.
Respuesta: No, no hay ninguna buena razón para conservar este pensamiento. Si ha podido tomar esta decisión, habrá dado un gran paso hacia delante.

Primera inversión: justamente lo opuesto

«Mi pareja debería darme más cariño» pasa a convertirse en «Mi pareja no debería darme más cariño». Suena duro. Si ahora gritase: «¡No! ¡Sí que debería dármelo!», ya podría ir volviendo a comenzar el ejercicio desde el principio. Lo que quiere es liberarse de ese pensamiento. Aquí es donde pone a prueba si ya se ha liberado de él o no. Si todavía se irrita para sus adentros es porque aún no lo ha conseguido. En ese caso, lo único que le ayudará será hacer un ejercicio de introspección y pensar: «¿Qué quiero realmente?».

El hecho es que actualmente su pareja no le está dando todo el cariño que usted desea. La resistencia que opone no cambia las cosas. Lo único que sucede es que, por enésima vez, se ha dado de bruces contra un muro y ha terminado sangrando por la nariz. Si es capaz de aceptar que si no se lo está dando en este momento su pareja no debería darle más cariño, habrá triunfado.

Lo cual no significa que, en general, no debiera hacerlo. La afirmación invertida se refiere al momento preciso en el que él no se lo da y usted piensa: «Debería darme más cariño». De todas formas, ahora mismo no se lo está dando. Como ha podido ver más arriba, si lo acepta, puede terminar con su sufrimiento. Al decirse a sí misma: «¡Oh!, si ahora mismo no lo está haciendo, no tendría que hacerlo», está interrumpiendo el flujo de pensamientos negativos. Al margen de esto, naturalmente, también puede hablar con él, pero no es esa la cuestión que aquí se está tratando. De lo que se trata es de vérselas con algo que está sucediendo ahora mismo y que no puede cambiar en el momento. Pero sí puede modificar su actitud. Depende de usted.

Segunda inversión

Coloque «yo» o «mi pensamiento» en lugar de la persona o institución que le perturba.

«Mi pareja debería darme más cariño» pasará a ser «yo debería darme más cariño» o «mi pensamiento debería darme más cariño».

Aquí vale especialmente la pena tomarse algo de tiempo.

¿Puede ser que no se dé suficiente cariño? A decir verdad, es bastante probable. Si nos diéramos el suficiente cariño, no dependeríamos tanto del cariño de los otros. Pero si llega a comprender que debería darse más cariño (o a su pensamiento), llevará todas las de ganar.

Considera que debería hacerlo, que desea hacerlo. ¿Quién podría impedírselo? Aparte de usted misma, nadie está en condiciones de hacerlo. Si, por ejemplo, ahora está pensando: «Sí, pero no puede ser porque mi familia me necesita», puede proseguir con la afirmación siguiente: «Mi familia no debería acapararme tanto». Pero, primero, terminemos con este ejercicio.

Tercera inversión

«Mi pareja debería darme más cariño» se invierte a «debería dar más cariño a mi pareja».

Y nuevamente se pregunta: «¿Podría ser cierto?».

Pudiera ser que, para él, cariño significase que usted comprendiera sus motivos.

Para concluir

Para asegurarse de que realmente está preparada para hacer frente a aquello que tanto la altera, escriba lo siguiente:

Estoy preparada para volver a pasar por aquello que antes no deseaba, en este caso, que mi pareja no me dé más cariño.

Si ha conseguido ser capaz de poder percibirlo con el ánimo sereno, su sufrimiento a este respecto habrá terminado.

Ahora permanece feliz y satisfecha, se siente valiosa y protegida porque así lo ha elegido, con independencia de que su pareja le preste más o menos atención.

Lo gracioso del asunto es que es muy probable que al cabo de algunas semanas o meses su pareja vuelva a prestarle más atención para no verse privada del placer de la felicidad y la satisfacción que usted irradia.

Siguiendo este mismo patrón, puede transformar y disipar todos los problemas y los sufrimientos de cuyo origen hace responsables a otros. Puede utilizar la brillante ocurrencia de Katie Byron como una especie de psicoterapia aplicada a usted mismo.

Yo misma me la aplico porque me gustan los métodos sencillos y efectivos. Encontrará ejemplos, explicaciones detalladas y mucho más, con todo lujo de detalles, en su libro (Byron Katie, *Amar lo que es*, Books4pocket, octubre del 2009).

3. Si tampoco diera resultado, es posible que bajo sus problemas subyazcan patrones subconscientes, dogmas y programaciones. Doy por sentado que realmente se ha esforzado. En estos casos, las sesiones *Quinesiología* quinesiológicas resultan de gran ayuda. En especial, mis alumnas y alumnos, quienes, a su vez, trabajan como terapeutas, siempre se quedan sorprendidos al ver como con un esfuerzo tan pequeño puede conseguirse tanto. Por medio de unas sencillas pruebas musculares, la quinesiología permite la comunicación con el subconsciente, y lo más sorprendente es que sus músculos pueden proporcionar información exacta sobre todo aquello que le hace bien o mal, así como sobre cuándo y por qué surgieron traumas, problemas, estrés, etc. Igualmente, nos indican qué ejercicios, información u otros medios podemos utilizar para eliminarlos. No todo debe preguntarse, ya que es su propia sabiduría la que decide si ha llegado el momento adecuado para trabajar en un asunto concreto o, por el contrario, antes hay que solucionar otro, por ejemplo, adquirir la estabilidad necesaria para poder procesarlo. Con frecuencia se necesitan varias sesiones

para poder superar un problema en toda su extensión, pero puede conseguirse mucho más de lo que la mayoría cree antes de haberlo probado. Veamos también un ejemplo de cómo podría transcurrir un tratamiento quinesiológico:

Una niña de 10 años viene debido a una dermatitis atópica. Ya cuando era un bebé tenía la piel sensible. Desde que ha empezado a ir al instituto, su piel ha reaccionado con una erupción pruriginosa que la obliga a rascarse, lo que provoca una inflamación adicional. La última vez fue tan grave que tuvo que recurrir al uso de diversos antibióticos y pomadas con cortisona para que las heridas de la piel cicatrizasen. La piel es el órgano que nos delimita externamente. En la simbología del lenguaje de los órganos, una erupción cutánea quiere decir: «Siento que mis límites están siendo vulnerados, ¡dejadme en paz!».

Ejemplo de un tratamiento basado en la quinesiología

Por medio de preguntas bien calculadas y del test quinesiológico del brazo, comprobé que la niña no conseguía encajar el ritmo de aprendizaje del instituto y se sentía permanentemente bajo presión porque aspiraba a sacar siempre buenas notas. En la primera sesión pudo deshacerse del estrés motivado tanto por sus propias exigencias como por las de los demás. Además, probamos el remedio homeopático que más adecuado resultaba para ella en aquel momento. En el transcurso de nueve semanas, su piel mejoró tanto que no tuvo que utilizar ninguna pomada medicinal. La piel sigue estando seca y enrojecida en algunos lugares, pero el picor casi ha desaparecido y desde hace seis semanas no le han salido llagas. A través del test de los brazos, indagamos si había algún otro asunto relacionado con el estrés que fuera conveniente solucionar. En vista de que los brazos indicaron que «sí», buscamos otros factores de estrés y descubrimos que también sufría porque la clase era muy grande y demasiado bulliciosa para su bienestar. Eso también puede solucionarlo la quinesiología, lo cual no significa que el continuo bullicio ahora le resulte agradable, pero tampoco le provoca un sufrimiento tal que la haga enfermar. Además, ahora le resulta más fácil concentrarse pese al ruido ocasional. De ese modo, mientras está en el colegio puede abarcar más y tiene que dedicar menos tiempo a los deberes cuando está en casa. Así, tiene más tiempo para sí misma, lo que a su vez provoca un estado de ánimo más sereno. Al no sentirse tan presionada por las notas, también va más relajada a los exámenes. Cuando, al cabo de tres meses, acudió a la tercera consulta, su piel ya no tenía casi ninguna manifestación. En la actualidad, la niña va contenta al colegio, ya ha sacado algunos notables (antes solía sacar bienes y suficientes) y en su piel no se aprecia nada que llame la atención.

Se volvió a consultar a los brazos. De momento, no hay ningún otro asunto por solucionar. Por consiguiente, le doy el alta a la niña y le indico que si su piel empeorase o si se presentasen otros síntomas, me lo haga saber.

Este es el ejemplo de un tratamiento típico. Rara vez una sola sesión es suficiente para solucionar todo el problema. En casos persistentes, puede llegar a ser necesario realizar una disolución del estrés cada dos o cuatro meses –durante varios años– hasta llegar a suprimir o mitigar los síntomas. No puedo prometer que la curación vaya a tener lugar o predecir cuándo lo hará. Lo que sí puedo decir, basándome en mi experiencia, es que la inmensa mayoría de los pacientes quedan muy satisfechos con los resultados obtenidos. El que la curación tenga o no lugar es algo que depende, principalmente, del propio paciente. Sanará en la medida en la que esté dispuesto a liberarse de aquello que le enferma. La quinesiología, a través de sus conocimientos específicos, puede resultar de ayuda. Por regla general, los niños se curan antes que los adultos, las enfermedades agudas son más fáciles de tratar que las crónicas y, normalmente, la piel se cura cuando hay equilibrio interno. La quinesiología brinda la maravillosa posibilidad de poder abordar un problema concreto y de determinar cuáles son los factores de estrés (de los que, en la mayoría de los casos, no se tiene conciencia) que constituyen la base de la sintomatología y así poder eliminarlos, en la medida de lo posible.

Existen muchos ejercicios quinesiológicos que sirven, entre otras cosas, para equilibrar la musculatura, armonizar las funciones vegetativas, mejorar la circulación linfática o conseguir que ambos hemisferios cerebrales estén más coordinados. Estos ejercicios pueden ejecutarse individualmente o en grupo y ayudan a compensar, momentáneamente, un problema existente, lo cual quiere decir que tendrá que realizar el ejercicio reiteradamente, ya que, antes o después, su efecto irá disminuyendo. Una sesión quinesiológica, al igual que estos ejercicios, sirve para tratar el estrés, pero también va mucho más allá. Identifica la raíz de la causa del estrés y la elimina. Me gusta compararlo con el proceso de desenterrar la raíz de un diente de león: una vez que extraiga la raíz completamente, no volverá a salir. De este modo, situaciones que antes desencadenaban una enorme cantidad de estrés pasan a vivirse de una forma mucho menos abrumadora, lo que significa que los antiguos temores y los sistemas de creencias ya no perjudicarán al pensamiento, al menos, en lo que se refiere al asunto concreto hacia el que la sesión de quinesiología se orientó eficazmente.

También puede determinarse cuál es el remedio más indicado. En mi consulta son, principalmente, los remedios homeopáticos y las esencias florales. En el caso de las enfermedades agudas, el remedio homeopático debidamente elegido en la potencia óptima —el denominado símil— funciona rápida y eficazmente.

Aunque no he elaborado ninguna estadística, creo tener una visión de conjunto lo suficientemente amplia como para poder afirmar que a lo largo de los últimos 20 años en mi consulta debo haber recetado un antibiótico cada dos años. En ocasiones también pruebo a favorecer, momentáneamente, alguna otra forma de tratamiento, como puedan ser la osteopatía, la musicoterapia, la acupuntura, la somaterapia, la fisioterapia, los masajes, la medicina basada en fuentes de energía sutiles, la medicina ayurvédica, los símbolos curativos de Körbler o las piedras curativas, entre otras.

En ese caso, primeramente debe aplicarse el tratamiento en cuestión y luego preguntarse si conviene utilizar un medicamento homeopático. O puede que lo indicado sea la combinación de ambos o de varias terapias.

Tomemos, por ejemplo, a una persona que padece un dolor crónico de espalda. Tras la correspondiente anamnesis, se realiza una prueba quinesiológica que podría dar el siguiente resultado: *Ejemplo*

1. El paciente lleva mucho tiempo bebiendo demasiado poco y su necesidad diaria de agua está en dos litros y medio.
2. La idea fija de esta persona, «tengo que hacerlo todo yo solo», le ha impedido relajarse. Esta creencia subconsciente se ha descubierto a través de una prueba quinesiológica y ha de eliminarse por medio de ejercicios quinesiológicos.

Los denominados ejercicios curativos provienen de la antigua sabiduría china, hindú y egipcia, de los hallazgos de las modernas investigaciones sobre el cerebro y de los conocimientos de la psicoterapia. A esto se suma la experiencia adquirida por los quinesiólogos a lo largo de 60 años de aplicar estos métodos y todo lo que los propios expertos en quinesiología han ido desarrollando.

Ejemplo (continuación) En el caso del hombre con dolor de espalda, compruebo que:
3. Debe tomar el remedio homeopático Bryonia a potencia LM 18 dos veces al día durante cinco semanas.

Le ruego, querido lector, que no vaya a tomar Bryonia y, menos aún, dos veces diarias durante cinco semanas. La probabilidad de que fuera lo indicado en su caso es inferior a una entre 1000 y, si fuese el remedio equivocado, una toma tan prolongada podría requerir hacer un ensayo del medicamento. Al hacerlo, el medicamento muestra los síntomas que puede curarle, lo que significa que la Bryonia LM 18 podría añadir otros síntomas a la dolencia. Podría tardar cierto tiempo en volver a verse libre de ellos.

Medicamentos homeopáticos Cuando los prescribe un experto, los remedios homeopáticos constituyen una medicina poderosa y altamente efectiva. Es por ello por lo que las potencias superiores deben emplearse con la debida precaución, es decir, si no las conoce a fondo, más vale que no las utilice. En su caso podría estar indicado un remedio completamente diferente.

El remedio de la Bryonia se probó especialmente para nuestro paciente aquejado de dolor de espalda y para su estado específico. Por lo tanto, puedo suponer que fue la ayuda óptima. Basándome en las pruebas que le hice, vi que también le vendría bien un tratamiento osteopático a modo de refuerzo. No es que en este caso sea absolutamente necesario, pero sí le ayudará, pues hará que vuelva a sentirse bien en menos tiempo. Dependiendo del tiempo que hayan pasado en una posición incorrecta, las estructuras musculares, las fascias, los tendones, los ligamentos y las articulaciones deformados pueden tardar cierto tiempo en volver a colocarse debidamente. Con algo de ayuda energético-mecánica, irá mucho más deprisa. Lo bueno es que en ausencia de estrés interno que vuelva a provocar tensión en la musculatura tampoco habrá dolor de espalda. Pero si hay otros factores adicionales de estrés que solucionar, el tratamiento osteopático no será suficiente. Por ese motivo, un tratamiento integral que tenga en cuenta tanto los factores internos como los externos y tanto los psíquicos como los físicos resulta tan beneficioso.

Nuestro paciente con dolor de espalda vuelve a casa con una receta para tomar Bryonia LM 18 (dos veces al día), con la indicación de beber diariamente dos litros y medio de agua y con la recomendación de concertar una cita con un osteópata. Cuando dentro de unas ocho semanas vuelva a acudir a mi consulta, es de suponer que se encontrará manifiestamente mejor. Según mi experiencia, a lo largo de los próximos cuatro años vendrá unas tres veces al año. Luego se sentirá tan bien que ya solo acudirá de manera esporádica, cuando lo necesite, es decir, es muy posible que no venga en uno o dos años. Habrá aprendido a cuidar de sí mismo, a beber suficiente cantidad de agua, a no asumir más carga de la que debe y a pedir ayuda cuando la necesita, por ejemplo, acudiendo a una sesión con un osteópata o con un quinesiólogo, y así mantendrá la espalda en muy buenas condiciones. En el caso de problemas crónicos, además, recomendaría recurrir a la psicoterapia; es mucho mejor de lo que dicen. Especialmente en los ámbitos de la psicoterapia fundada en la psicología profunda –con sus muchas posibilidades–, de la terapia conductual o de las formas de terapia orientadas hacia el cuerpo, he oído de pocos pacientes que lamentasen haberla seguido. A decir verdad, a la mayoría de las personas les vendría bien dedicar de 30 a 50 horas de esta terapia a sí mismas, con la posibilidad de disfrutar de un acompañamiento especializado.

Por desgracia, la psicoterapia sigue siendo, para muchos, un asunto *Psicoterapia* tabú. Al fin y al cabo, la finalidad primordial de una terapia así no es la de tratar enfermedades psíquicas graves como puedan ser la esquizofrenia o las depresiones profundas; normalmente, solo con la psicoterapia no es posible tratar estas enfermedades. Se trata de eliminar neurosis, sueños o trastornos del comportamiento sin los cuales se vive considerablemente mejor. Aunque no le guste oírlo, le diré que es muy probable que usted, al igual que yo, su vecino, su panadero y su jefe, tenga una pequeña neurosis. Es bastante difícil encontrar a alguien que no la tenga. En este sentido, es bastante probable que la psicoterapia pudiera aportarle una comprensión de la que podría beneficiarse el resto de su vida.

En la Facultad de Psicología de la Universidad de Leipzig (Alemania) se llevó a cabo una investigación que afectaba a pacientes que iban a someterse a una intervención para tratar el dolor de espalda que padecían como consecuencia de una hernia discal. Basándose en un cues- *Remedios* tionario que los pacientes cumplimentaron previamente, los investiga- *homeopáticos* dores pudieron decir qué pacientes se someterían con éxito a la operación porque tendrían menos dolores que antes, a qué pacientes les vendría bien la psicoterapia y qué pacientes no experimentarían mejora alguna como consecuencia de la intervención ni de la psicoterapia. Los porcentajes previstos coincidieron con bastante exactitud con los resultados reales. Dado que, en lo que respecta a eliminar el dolor, las estadísticas de las operaciones de hernia discal no son precisamente halagüeñas, esta investigación es, a mi modo de ver, especialmente interesante porque viene a demostrar que:

1. En muchos casos, la psicoterapia puede contribuir al éxito de la operación.
2. El éxito depende del propio paciente. A menos que él lo desee, ya sea consciente o inconscientemente, la curación no puede producirse. Afortunadamente, también funciona en sentido contrario. Si es capaz de liberarse de aquello que le provoca la enfermedad y su psique desea sanar, una persona puede curarse de cualquier enfermedad, con independencia del diagnóstico.

Entre otras cosas, encontrará ejemplos al respecto en el libro *Recuperar la salud: Una apuesta por la vida*, de Carl Simonton, quien ha trabajado con enfermos terminales de cáncer. Sin embargo, es algo que requiere colaboración activa por su parte y que sea usted mismo quien asuma la responsabilidad de su propia salud.

Ante todo, exige poner la psique en orden y deshacerse de los viejos rencores y similares, lo que vuelve a llevarnos a la aplicación de la psicoterapia y de la quinesiología.

18.2 Tratar el cuerpo humano con respeto

El cuerpo humano celebra que le presten atención sin que tenga que recurrir a llamar la atención mediante el dolor.

Si no sabe cómo puede hacerlo, parta, sencillamente, del principio de que posee tanto inteligencia como sentimientos. Solo en una célula durante cada segundo tienen lugar millones de procesos simultáneos que se desarrollan con la mayor precisión, tanto en las grandes como en las pequeñas.

Si dispusiésemos de un microscopio con suficiente aumento, podríamos comprobar que en una célula hay, al menos, tanta actividad como en una gran ciudad. Centrales eléctricas que suministran energía, vehículos de transporte, dispositivos para quemar los desechos, etc. –todo ello mediante una cooperación altamente eficaz y con una precisión digna de admiración–. Puede inferir que su cuerpo está maravillosamente equipado y que sabe mucho mejor que su cabeza qué es lo que garantiza su supervivencia y qué es lo que resulta o no sano para usted. Por lo tanto, intente escucharlo.

Cuando necesita dormir, muestra cansancio. Cuando necesita agua, muestra sed. Cuando necesita comer, muestra hambre. Pero, por encima de todo, muestra que ya ha tenido bastante de algo, por ejemplo, cuando está harto, cuando ha hecho un esfuerzo excesivo o, sencillamente, cuando necesita reposo.

Su cuerpo necesita disponer tanto de suficiente oxígeno, de agua y de sal como de afecto y de alimento; necesita actividad y tranquilidad o reposo, así como vestimenta y vivienda –dado que son muy pocas las zonas climáticas en las que las personas pueden exponerse a las inclemencias del tiempo sin protección–. Para simplificar, le he confeccionado una lista de comprobación.

Si se toma algo de tiempo para responder a las preguntas, podrá ver dónde y en qué modo puede mejorar la atención que se presta a sí mismo.

18.3 Comprobar la salud física

Lista de comprobación

- ¿Recibo el suficiente aire puro?
- ¿Bebo suficiente agua? Es decir, un adulto de tamaño medio debe beber unos dos litros y medio de agua diarios.
- ¿De qué calidad es el agua que bebo?
- ¿Como lo que es bueno para mí y en las cantidades que son buenas para mí? ¿Me tomo el tiempo necesario para preparar los alimentos?
- ¿Cómo gestiono mi energía? ¿Dispongo de suficiente tiempo de ocio, descanso y sueño? ¿Hago suficiente ejercicio?
- ¿He elegido cuidadosamente los productos de aseo, la ropa y el calzado?
- ¿Me he asegurado de disponer de un lugar tranquilo en el que dormir? ¿He dispuesto mi vivienda y mi lugar de trabajo de tal forma me sienta a gusto estando en ellos?
- ¿Me he informado en profundidad acerca de las vacunas?

18.3.1 Prestar atención al aire puro

Para sobrevivir, las personas necesitamos oxígeno más que ninguna otra cosa. Deberíamos preocuparnos por mantener nuestro aire lo más limpio posible y evitar todo aquello que vaya en detrimento de su calidad, tanto por nosotros mismos, como individuos, como por la conservación de nuestra especie en este planeta. Los bosques nos ayudan especialmente a purificar el aire volviendo a transformar el dióxido de carbono en oxígeno.

Nos atañe a todos y a cada uno de nosotros. Esperando, la situación no mejorará. Usted puede hacer, personalmente, lo siguiente: plante dos árboles por cada árbol que tale; haga saber a sus amigos, a sus colegas y a sus representantes políticos que la protección del clima es de la máxima prioridad, ya que, sin el oxígeno suficiente, las personas no pueden vivir en el planeta.

¿Y para su propia salud? Aproveche todas las oportunidades que se presenten para salir al aire puro: haga pequeños recados yendo a pie o en bicicleta, suba las escaleras en vez de utilizar el ascensor. Si se propone tomar más aire puro, seguro que en su día a día se presentarán sencillas ocasiones de poder tomarlo. Y una vez que se dé cuenta del bienestar que le produce, sin necesidad de tener que hacer un gran esfuerzo tendrá ganas de volver a repetirlo en la próxima ocasión que se le presente.

18.3.2 Prestar atención al agua y a la sal

El agua es el segundo elemento en importancia para las personas. Lo único que necesitamos más imperiosamente es el aire para respirar. El agua es la base de nuestra vida. Almacena información que luego transmite. El agua viva nos proporciona energía organizada y es indispensable que esté presente en cantidad suficiente tanto dentro como fuera de las células humanas para que puedan tener lugar los procesos de intercambio de sustancias. Cuando hay carencia de agua, el cuerpo se fatiga: el organismo no es capaz de eliminar todos los desechos y muchas otras funciones se realizan de manera limitada. Al cabo de unos 10 días sin beber agua, una persona muere lentamente. En comparación, 40 días de ayuno pueden incluso venirle bien a una persona, siempre y cuando ingiera suficiente cantidad de agua limpia y sales.

En la consulta me he encontrado con algunos pacientes que no necesitaban ninguna medicina. Lo único que necesitaban para curarse era tomar agua en cantidad suficiente. El agua natural viva proveniente de manantiales es, con toda seguridad, la más energética. Pero aunque no pueda conseguirla, sí podrá reactivar el agua del grifo utilizando unos pocos cristales de roca, amatista y cuarzo rosa, por ejemplo, colocando las piedras en un jarro, vertiendo agua dentro y dejándola reposar durante unas horas antes de beberla. En el caso de que su agua estuviese muy clorada, es aconsejable filtrarla en primer lugar: primero filtrar y luego reactivar. En caso de duda, siempre será preferible beber agua a *La cantidad* desistir de hacerlo por no disponer del agua idónea. Si vuelve a prestar *de agua que* atención a su sensación de sed, en unas pocas semanas percibirá la cantidad que debe beber. Recomiendo comenzar bebiendo de dos a dos litros y medio para un adulto de tamaño medio. Puede orientarse por su peso corporal. Si multiplica su peso en kilogramos por 30 mililitros, obtendrá la cantidad de agua apropiada; por ejemplo, para 70 kilogramos: 70×30 mililitros $= 2100$ mililitros $= 2,1$ litros.

Ahora bien, si lleva muchos años bebiendo una cantidad muy inferior y tiene una enfermedad crónica, su necesidad de agua también podría estar en tres o cuatro litros. Si comienza tomando dos litros y medio de agua diarios y va aumentando 100 mililitros cada semana, averiguará la cantidad de agua que su cuerpo necesita realmente. Si tuviera una aversión a beber agua en general, convendría que se sometiese a un tratamiento quinesiológico para librarse de ella, porque, a menos que satisfaga debidamente su necesidad de fluidos, no es fácil que vaya a estar sano.

La sal es necesaria para regular la economía hídrica del cuerpo. En la actualidad, la sal se «purifica» industrialmente, es decir, los minerales que, por lo general, están presentes en pequeñas o ínfimas cantidades en la sal de roca, como puedan ser el potasio, el calcio, el magnesio y numerosos oligoelementos, se eliminan artificialmente en el proceso de refinado. Lo único que queda es cloruro sódico puro, que luego, habi-

Conservantes tualmente, se yoda. Después se añaden una serie de conservantes, como carbonato de calcio, carbonato de magnesio, E 535, E 536, E 540, E 550, E 551, E 552, E 553 b, E 570, E 572 y, además, hidrato de alúmina como antiapelmazante y fluidificante. Se sospecha que el aluminio podría provocar la enfermedad de Alzheimer. La sal común que se produce hoy en día es sumamente agresiva y, a largo plazo, no es apta para el consumo humano. Y, además, suele emplearse en exceso, con lo que el organismo, a su vez, se ve obligado a consumir valiosos minerales y agua de las propias células con el fin de eliminar el excedente de sal común. Por este motivo suelo utilizar poca sal. Y solo utilizo sal de roca, a poder ser del Himalaya. Al no haber sido refinada, la sal de roca contiene todos los minerales y los oligoelementos necesarios. En principio, la sal marina sería igualmente apropiada, pero como, en parte, los mares están muy contaminados, prefiero recurrir a la sal de roca. Puede adquirirla sin mayor dificultad en la mayoría de tiendas de productos naturales, tiendas de productos dietéticos o por Internet y probablemente obtendrá un gran efecto con poco esfuerzo.

Puede ser que ingerir la cantidad suficiente de líquido le resulte difícil. Si no le gusta el agua, también puede beberla mezclada con zumos o con té de *rooibos*, en cuyo caso debería beber algo más, dado que el «cuerpo físico» necesita, a su vez, agua para procesar las sustancias excedentes. Por ejemplo, si quiere beber tres litros de agua y ha tomado medio litro de zumo de manzana mezclado con agua mineral, debería considerar que equivaldría a unos 0,3 litros de la cantidad total que beber. La cantidad precisa dependerá de cuánto zumo haya añadido exactamente. Para una proporción de la mezcla de 1:1, habría cubierto un cuarto de litro de la cantidad de agua que necesita. En el caso del té de *rooibos*, suelo calcular que equivale a unos dos tercios de la cantidad de agua necesaria. En realidad, no es una cuestión de calcular hasta los últimos 100 mililitros. Lo importante es que beba.

¡Nadie puede hacerlo por usted!

Una vez que haya comprendido lo importante y maravillosa que es el agua para su bienestar, tal vez le resulte más fácil beber toda el agua que le conviene. En el siguiente libro encontrará explicaciones sumamente interesantes relativas a los asuntos del agua y de la sal:

Mensajes del agua, Dr. Masaru Emoto, editorial Libros de la Liebre de Marzo, ISBN-13: 978-8487403682.   *Literatura*

18.3.3 Prestar atención a la comida

Si quiere adquirir energía y fuerzas a través de la comida, hay un par de cosas que debe tener en cuenta.

Compre alimentos que sean dignos del nombre de «comestibles». Los alimentos de buena calidad se caracterizan porque pueden estropearse. Si puede tener guardadas harina blanca o azúcar refinada durante años sin que se echen a perder es porque la denominación de «comestibles» ya no es aplicable. Los componentes nutritivos que contienen energía viva son susceptibles de pudrirse, enmohecerse o descomponerse de algún modo −por eso los han eliminado−. La mayor parte de los alimentos elaborados están hechos a partir de este tipo de productos y por ello se conservan durante meses. Si bien resulta práctico, tiene enormes desventajas. Lo que se conserva son las calorías; las vitaminas no se mantienen durante tanto tiempo. Pero, sobre todo, en muchos procesos de elaboración industrial se pierden el contenido de biofotones y la disposición de los alimentos, con lo que se vuelven relativamente inútiles. Tampoco podría entender gran cosa de su cuenta bancaria si, de algún modo, le proporcionasen todas las cifras embrolladas. El significado del extracto de su cuenta bancaria cambiaría considerablemente o, para expresarlo con mayor exactitud, no serviría para nada.

Del mismo modo, un cereal integral, una manzana o cualquier otro alimento verdadero son más que la suma de sus partes. Imagínese que, por algún motivo, necesita de los servicios de un profesional. En el ámbito bioquímico, un profesional vivo no se diferencia en nada de uno que acaba de morir. Ambos están compuestos por los mismos elementos.

Pero ¿de qué le iba a servir un profesional muerto? Ya no puede proporcionarle información alguna. No le servirá de nada por mucho que científicos de la rama de la química, la bioquímica o la mecánica le aseguren que el profesional muerto se encuentra en perfectas condiciones.

Los experimentos demuestran que no deberíamos ponerlo todo patas arriba. Los daños son imprevisibles porque no sabemos lo que estamos haciendo. El cuerpo humano obtiene más calcio a partir de una simple zanahoria que de un comprimido de calcio. Y no es porque haya más calcio en la zanahoria, sino porque el calcio no puede acceder a la célula sin las sustancias pertinentes, las cuales no se suministran con la tableta de calcio.

La pasteurización, por ejemplo, destruye la información que contiene la leche. En el ámbito bioquímico no supone ninguna diferencia, pero el sistema viviente se altera, lo cual da lugar a que los niños que más leche pasteurizada beban tengan peores dientes.

El efecto de la leche pasteurizada sobre un ternero es todavía más dramático. Tras haberlo alimentado exclusivamente con la leche pasteurizada de su madre, ¡muere al cabo de tres semanas! ¿Por qué? Porque la vida que la leche contenía se destruye y no puede proporcionársela al ternero.

Y es para eso para lo que los alimentos están ahí. Es evidente que al calentar la leche a temperaturas tan altas su calidad disminuye. Pero, a mi modo de ver, lo peor es la mala costumbre de preparar la comida en un microondas.

Antes preferiría renunciar a comer que ingerir algo que salga de un microondas. Es tal la transformación que el microondas produce en los alimentos que unos gatos que se mantuvieron en un cuarto con luz artificial y se alimentaban exclusivamente tomando alimentos que pasaban por el microondas murieron al cabo de un mes, pese a que podían elegir entre una variedad de alimentos. Este fue el resultado de un estudio *Lectura* científico de Inglaterra que también aparece en el libro *Wasser und Salz,* *sugerida* *Urquell des Lebens* («Agua y sal, el origen de la vida»; no disponible en español), de la Dra. Barbara Hendel y el biofísico Peter Ferreira, INA Verlags GmbH, ISBN 979-3-00-008233-6.

Pese a haberse atiborrado, los gatos estaban muertos de hambre. La radiación de onda corta del microondas alteró la estructura molecular de los alimentos de tal forma que no podía detectarse ninguna forma de energía resonante y hasta la química de la materia se había transformado.

Me pregunto por qué las personas habrían de digerir eso bien. A mí me parece bastante improbable digerir ese alimento. Sospecho que la comida de microondas es una de las causas de los trastornos metabólicos y de la obesidad.

El auténtico valor alimenticio de los alimentos va más allá de su contenido en calorías, vitaminas, oligoelementos y minerales. Viene dado por la cantidad de información luminosa que se transfiere a la persona. Esta luz es necesaria, por ejemplo, para la comunicación entre las células. Así lo demostró el Prof. Fritz-Albert Popp en su laboratorio. El cuerpo humano absorbe la luz que hay almacenada en los alimentos. Los fotones, a los que él denomina biofotones, posibilitan una especie de comunicación por medio de una señal luminosa tanto dentro de las células como entre ellas.

Los alimentos de buena calidad incrementan el orden reinante dentro del cuerpo, mientras que los de baja calidad provocan el caos. Si desea que su cuerpo físico esté «en orden», no tiene sentido que lo llene de comida que le provoque desorden y, en casos extremos, incluso la muerte en poco tiempo. Lo que necesita para tener salud son alimentos libres de sustancias perjudiciales, en buen orden y llenos de luz. De usted depende lo que le suministre a su cuerpo. Así, una semana de ayuno tomando agua vital con sal de roca disuelta aportará más orden al cuerpo que muchas de las cosas que haya podido probar antes. Si nunca ha ayunado previamente, es conveniente que lea acerca del asunto o que se deje asesorar por un médico que tenga experiencia en ayuno.

Existen algunas guías al respecto, como, por ejemplo, la de Hellmut Lützner, *Renacer a través del ayuno* (ISBN 978-8425515644). La dieta de F. X. Mayr también puede volver a depurar un organismo que se ha salido del orden establecido. Pero, de entrada, mucho más importante que una buena cura es que coma cada día. Necesita la energía luminosa a diario. El Prof. Fritz-Albert Popp consiguió desarrollar un instrumento de medición capaz de detectar y cuantificar la cantidad de biofotones. De esa manera puede diferenciar entre los huevos de las gallinas de campo y los de las gallinas ponedoras en batería. No hace falta pensar mucho para averiguar cuáles contienen más energía luminosa. En lo que respecta al contenido de luz, las lechugas procedentes de cultivos biológicos también dejan muy atrás a las de los cultivos convencionales. Actualmente, dicho instrumento para la medición de biofotones todavía no está disponible para particulares, ya que su coste ronda los 80 000

Lecturas sugeridas

Medidor de biofotones

euros. Pero el Prof. Popp y su equipo del Instituto de Biofísica de Neuss (Alemania), en colaboración con un científico americano, quieren desarrollar un pequeño aparato de fácil manejo, apropiado para hacer la compra diaria, que costará unos 100 euros.

Son buenas perspectivas. De esa manera podrán distinguirse los alimentos que aporten luz de aquellos que no, incluso en los casos en los que la intuición y el instinto no sean suficientes.

Por ese motivo, también la forma habitual de hacer el pan repercute funestamente en su calidad: la harina se almacena en forma de preparados para hornear que se conservan durante meses y se van consumiendo paulatinamente. Antiguamente, lo habitual era hornear la harina recién molida en el transcurso de tres días o en el mismo día, a ser posible. De esa manera se conservan todos los nutrientes. Hoy en día aún existen algunos panaderos, especialmente los ecológicos, que hacen el pan con harina recién molida. Si usted hace saber que prefiere el pan hecho con harina recién molida, serán más los panaderos que lo hagan.

Hornear la harina recién molida en el mismo día

Al modificar los alimentos por medio de métodos antinaturales como la pasteurización, los conservantes, los acidulantes, los aromas artificiales, los colorantes y los potenciadores del sabor, no se vuelven más saludables. Si bien para los aditivos suele haber unos valores máximos permitidos que la legislación considera inofensivos, lo cierto es que nadie sabe con exactitud el efecto que su acumulación puede llegar a tener sobre el cuerpo a largo plazo. Desde los albores de la humanidad, las células humanas conocen los cereales y la fruta, entre otros. En comparación, todas las sustancias que a lo largo de las últimas décadas hemos sido capaces de desarrollar artificialmente resultan flamantemente nuevas. Y, por lo que parece, no nos hacen ningún bien, ya que casi todas las denominadas enfermedades propias de la civilización se deben, en gran parte, a una alimentación insana.

Por lo tanto, coma de la manera más natural posible, es decir, coma alimentos ecológicos. ¿O acaso quiere ingerir sustancias perjudiciales?

Consejo

La base de una alimentación saludable consiste en tomar diariamente cinco piezas de fruta y verdura, así como productos integrales.

Además, los estudios demuestran que los vegetarianos gozan de *Estudios* mejor salud y viven más tiempo que los carnívoros. El mayor estudio que se haya realizado hasta la fecha se publicó en el *British Medical Journal*, en 1994. La investigación se llevó a cabo con 11 000 personas que compartían un mismo nivel social y un modo de vida muy similar. El estudio demostró que los vegetarianos presentaban mejores valores que los carnívoros en casi todos los parámetros relativos a la salud. La tasa de mortalidad de los vegetarianos era un 20 % inferior y la tasa de incidencia del cáncer, hasta un 40 % menor.

Si combina debidamente la fruta y la verdura con cereales inte- *Información* grales, legumbres, frutos secos y semillas, obtendrá suficientes vitaminas, minerales y proteínas. Si además toma huevos y productos lácteos de vez en cuando, no tendrá ningún tipo de carencia dado que lo que las personas necesitan fundamentalmente son aminoácidos, no carne. Y los vegetales también contienen aminoácidos esenciales.

Si desea comer carne, también conviene que al comprarla tenga en cuenta su calidad. No me estoy refiriendo a «carne podrida». Uno debe plantearse cuestiones como cómo y dónde ha vivido el animal; por ejemplo, si ha vivido feliz en libertad o si ha sido torturado en una ganadería intensiva y con qué ha sido alimentado. En un folleto informativo que publica la Asociación Vegetariana de Alemania, se plantean 12 preguntas con sus 12 respuestas, en las que puede leerse cómo los animales que viven en una ganadería intensiva enferman con frecuencia, lo que hace que tengan que recibir grandes cantidades de medicamentos, especialmente antibióticos, hormonas, tranquilizantes y otros psicofármacos. Luego, ingerimos los residuos que quedan en la carne. Las toxinas que hay en los piensos también se acumulan en los productos cárnicos y lácteos. Hoy en día, a los animales se les sigue dando el denominado pienso concentrado, el cual contiene cadáveres y harina de huesos... Para los herbívoros puros, como el vacuno, puede tener consecuencias negativas.

Pero lo más importante es que disfrute de la comida, se tome *Consejo* tiempo para comer y solamente coma hasta que se sienta satisfecho.

Comer demasiado no es saludable a largo plazo. Con el fin de garantizar que la combustión se realice plenamente, conviene **hacer tres comidas al día, dejar un intervalo de entre cuatro y seis horas entre ellas y no comer nada a partir de las nueve de la noche**.

Prescindiendo de algunas excepciones, esto es aplicable a la mayoría de las personas de los países del Norte. En los países del Sur es muy probable que sea de otra manera. Cuando las costumbres se han formado y mantenido a lo largo de los siglos es porque durante generaciones se ha comido de una manera determinada, algo que deja una impronta genética y se traduce en la forma y en el momento en el que la alimentación se digiere y tolera mejor.

Por otra parte, las verduras y las frutas frescas no solo contienen más vitaminas naturales que los platos precocinados, sino que, además, son más económicas. Si se abstiene de consumir carne, también contribuirá a la protección del medio ambiente. Las emisiones de CO_2 producidas por los medios de transporte de todo tipo, coches y aviones incluidos, son menores que las emisiones de CO_2 provocadas por la economía pecuaria de todo el planeta.

(Fuente: www.vebu.de/umwelt/probleme-der-viehwirtschaft/608 [en alemán])

A esto hay que añadir que para habilitar nuevas parcelas destinadas al cultivo de forrajes se roturan las superficies forestales que todavía existen. Si se siembran patatas, soja o verduras, una parcela de una hectárea puede alimentar de 10 a 22 personas. Si esa misma hectárea se destina a la cría de ganado vacuno, solo puede dar de comer a una persona, lo que significa que si la demanda de carne descendiese, se dispondría de mayor superficie agrícola para destinar a la alimentación humana. Por tanto, habría comida suficiente para todas las personas del planeta. Me resulta paradójico que mientras una parte de la humanidad enferma por no disponer de suficientes alimentos, la otra parte ponga su salud en peligro por comer demasiado y por un consumo excesivo de carne.

Si no dispone de frutas y verduras en su propio jardín y quiere estar seguro de que adquiere productos de calidad, puede guiarse por la certificación ecológica. Entretanto, el concepto de «ecológico» aplicado a la agricultura ecológica es un término protegido por la legislación de la UE, al igual que «proveniente de cultivo ecológico controlado» o «bio».

Según esta legislación, los alimentos identificados con la certifi-   *Información*
cación ecológica alemana deben cumplir las siguientes condi-
ciones:

No deben:

- Exponerse a radiaciones ionizantes para su conservación.
- Producirse a partir de organismos modificados genéticamente.
- Producirse a partir del uso de productos fitosanitarios sinté-
  ticos.
- Producirse a partir del uso de fertilizantes minerales solubles.

Sin embargo, hasta un 5 % de los componentes producidos de
manera convencional los contienen –si bien se limita a las materias primas que figuran en el anexo VI c) del reglamento–.

Otros aspectos contemplados en el reglamento de la CE en materia de ecología son:

- La utilización de aditivos y excipientes en la transformación
  de productos está muy restringida [por los anexos VI a) y b)] –
  no está permitido utilizar potenciadores del sabor, aromas o
  colorantes artificiales ni emulgentes–.
- La importación de materias primas y de productos procedentes
  de países terceros está regulada y es rigurosamente controlada
  por lotes.
- Está prohibido el uso de pesticidas.

Se requiere:

- Amplia rotación de los cultivos (rotación bienal, trienal, cua-
  trienal).
- Cría de animales adaptada a la especie y alimentación con
  piensos de producción ecológica, sin antibióticos ni estimulantes añadidos.

En casos excepcionales, si en el momento en el que el agricultor tiene
que adquirir el pienso no hubiese en el mercado un pienso exento de
ingeniería genética, para los productos ecológicos se podrá utilizar una
proporción de OMG superior al límite establecido del 0,9 %.
(Fuente: http://de.wikipedia.org/wiki/Bio-Siegel [en alemán])

Las organizaciones productivas se rigen por unos criterios más
rigurosos.

- Bioland, por ejemplo, exige una agricultura integrada «orgánico-biológica» en la que no se empleen fertilizantes artificiales, aditivos ni productos fitosanitarios.
- Demeter garantiza una agricultura integrada «biodinámica» conforme a una doctrina antroposófica, sin uso de fertilizantes artificiales, aditivos ni productos fitosanitarios.
- El MSC (Marine Stewardship Council) solo puede concederse a pescado procedente de industrias pesqueras que no perjudiquen el medio ambiente y sean sostenibles.
- Además de alimentos, Naturland también certifica productos textiles, ropa y cosméticos.
- Ecovin distingue vinos, zumos, uvas y cavas que provengan de la agricultura ecológica.

Como consecuencia de la gran demanda de productos ecológicos, hoy en día existen cientos de certificaciones ecológicas orientadas a los más variados productos. Si desea conocer exactamente cuál es el estándar de calidad que se oculta tras una certificación ecológica, encontrará todo tipo de explicaciones en www.biobay.de/biosiegel-guetezeichen (en alemán). BUND, la organización ecologista alemana para la protección del medio ambiente y la naturaleza, dispone en su sitio web, www.bund.net, de un breve resumen sobre las certificaciones más frecuentes junto con una valoración que va desde «muy recomendable» hasta «nada recomendable». Si introduce el término «Biosiegel» («certificación ecológica») en la página de inicio, le llevará a una página en la que solo tendrá que hacer clic sobre el resumen para poder acceder a las recomendaciones. Las asociaciones Biokreis, Bioland, Biopark, Demeter, Ecoland, Ecovin, Gaea y Naturland están consideradas como «muy recomendables». Puede obtener más información en los sitios webs de cada una de las asociaciones. Incluso la certificación ecológica que garantiza el estándar mínimo conforme al reglamento de la CE está clasificada como recomendable. En este aspecto, es interesante el libro *Die Ökolüge* («La ecomentira»; no disponible en español) de Stefan Kreutzberger. Fue escrito pensando en aquellos consumidores que no pueden comprobar el gran número de certificaciones ecológicas existentes para cada uno de los sectores económicos y, pese a todo, quieren transparencia. Conceptos como «natural» y «controlado», entre otros, ya hace tiempo que no implican un cultivo ecológico, pero suenan bien y pretenden atraer a los clientes que se decantan hacia los productos saludables.

De ahí que valga la pena conocer los requisitos de cada uno de los sellos, ya que entonces podrá decidir si desea o no comer un producto que satisfaga este criterio. Por otra parte, los alimentos que hay en las tiendas de productos naturales suelen estar producidos por empresas que la BUND ha calificado como «muy recomendables». En el caso de la venta directa en granjas ecológicas, puede dar por sentado que todos los productos que dicho establecimiento ofrece han sido elaborados en la propia granja o que cumplen con sus criterios y están especialmente identificados. Si no está seguro, preguntar nunca está de más. También puede obtener información telefónica en el servicio de BUND, tel. (+49) *Información* (0) 30/275 864 69.

La comida de calidad tiene, por naturaleza, un sabor particularmente intenso; una vez que haya mimado su paladar con alimentos ecológicos, no querrá renunciar a ellos. El científico Dr. Fritz-Albert Popp escribe en su libro *Die Botschaft der Nahrung* que está demostrado que las plantas cultivadas ecológicamente contienen muchos más biofotones que las provenientes de cultivos convencionales. Por lo tanto, además de proporcionar un mayor disfrute, proporcionan más energía. Cuando el cuerpo humano ha recibido alimento y nutrientes en cantidad suficiente, así como biofotones, se sacia y la persona queda satisfecha. Si solo ingiere alimentos «vacíos» que no contienen ninguna energía viva, nunca termina de saciarse y siente la necesidad de seguir comiendo o vuelve a tener hambre al poco tiempo de haber comido. De ese modo, se come demasiado, lo que, a la larga, saldrá más caro que seguir una alimentación ecológica variada a base de verduras, frutas y cereales integrales.

Comer puede resultar delicioso, económico y saludable. ¡Compruébelo!

A través del portal de Internet EATSMARTER tendrá acceso a una gran cantidad de contenidos gratuitos: más de 1000 recetas, consejos de expertos y más información sobre el asunto de la comida ecológica a cargo del nutricionista Dr. Barth. También es interesante condimentar la comida con hierbas frescas y especias, pues también tienen efectos medicinales y vale la pena conocer el asunto, ya no solo por la cuestión del sabor. Dentro de la ciencia médica asiática, la nutrición se consideraba una medicina. Solo cuando no se lograba la curación por medio de una alimentación saludable conforme a los cinco elementos se incorporaban otras medidas terapéuticas, como la acupuntura o las hierbas medicinales. A lo largo de su historia, también la medicina alemana ha recomendado alimentarse de manera saludable. Existe una gran variedad de enfoques, desde el de Hildegarda de Bingen sobre los alimentos integrales hasta las curas de F. X. Mayr. Algunos tienen una confianza absoluta en la alimentación completa que plantea M. O. Bruker, mientras que otros prefieren la dieta lactovegetariana, la alimentación según los cinco elementos, la alimentación básica, la dieta del tipo metabólico o el equilibrio metabólico. Esta lista dista mucho de ser exhaustiva. También aquí son muchas las verdades y los caminos a la curación. Si experimenta y averigua con qué tipo de alimentación está más sano y se siente mejor, el esfuerzo habrá valido la pena.

Se le presenta la oportunidad de abandonarse al disfrute culinario. Si desea una pequeña sinopsis:

Conclusión Coma mucha fruta, verdura y productos integrales; dé preferencia a los aceites vegetales, evite el azúcar refinado y las harinas blancas (si le gustan los dulces, puede cambiarse a la fructosa o a la estevia como edulcorante). Sobre todo, coma cosas que sean todo lo naturales posible. Por ejemplo, la margarina es menos natural que la mantequilla, la leche pasteurizada es menos natural que la leche fresca, la comida enlatada está bien conservada, pero no está tan viva como la fresca.

Por otra parte, todos los experimentos que se han llevado a cabo han demostrado, sin excepción, que cuando se da a elegir a un animal entre comida ecológica y comida convencional prefiere la ecológica. Encontrará estos y muchos otros hechos dignos de leerse en el libro de Hans-Ulrich Grimm *Die Ernährungsfalle* («La trampa de la alimentación»; no disponible en español) A través de este diccionario enciclopédico, claro y esquemático, descubrirá cómo la industria alimentaria manipula nuestra comida. En él puede leerse que muchas de las cosas que hay en la sección de alimentación de los supermercados contienen aditivos de todas clases para conservarlas, potenciar el sabor o realzar el aspecto – entre otras cosas, serrín, desechos de pescado, cultivos de moho y sustancias artificiales «de diseño»–. Se sabe ya que muchos de estos aditivos artificiales provocan diversas enfermedades y que con frecuencia se combinan varias de estas sustancias en un mismo producto. Para ilustrar las posibles repercusiones que pueden tener sobre la salud, cito la primera parte de la información que aparece en relación con el término «almidón modificado» (págs. 321-322):

«El almidón modificado es una de esas nuevas sustancias que son íntegramente de diseño y que no existen en la naturaleza. Las empresas proveedoras lo desarrollaron "a la medida" de la industria alimentaria. Entre otros, el almidón modificado se encuentra en muchos productos de bienestar y dietéticos, en el *muesli* industrial y en numerosos alimentos para niños pequeños. Eleva el nivel de azúcar en la sangre, así como el de insulina, la hormona para el procesamiento del azúcar, por lo que puede alterar el proceso de los alimentos y la regulación del peso. Tiene un efecto similar al que tendría si le diésemos al niño un poco de pan con azúcar después de haberse comido el *muesli*. La utilización del almidón modificado también está permitida en la alimentación láctea que se da a los bebés tras el destete (alimentos para lactantes)».
(Fuente: *Die Ernährungsfalle*, de Hans-Ulrich Grimm, Heyne Verlag 2010, 978-3453170742)

El almidón modificado es uno de los ingredientes de la alimentación industrial que puede producir trastornos en el sistema endocrino. El almidón de diseño es uno de los hidratos de carbono más «rápidos» y tiene un elevado índice glucémico. Su valor es de 95, superior al del mazapán, las gominolas o las barritas de chocolate Mars, lo que significa que eleva, en poco tiempo, el nivel de la hormona encargada de asimilar el azúcar, la insulina, y puede propiciar el sobrepeso y favorecer trastornos como el síndrome metabólico, un mayor riesgo de afecciones cardíacas y diabetes. Igualmente, puede facilitar la aparición de cáncer intestinal.

Información

Este ingrediente de diseño se encuentra, por ejemplo, en el Iogolino de fresa de Nestlé, en el *muesli* Hipp Hippness Crisp, en el yogur de frutas de Weight-Watchers y en productos de Ligeresa.
La «crema de champiñones» de Maggi más bien podría llamarse «sopa de almidón modificado», ya que, a juzgar por la etiqueta, es su ingrediente principal. El cliente o el paciente también pueden encontrarse con este nuevo ingrediente en el restaurante, el comedor o el hospital; por ejemplo, la empresa de catering ETO, perteneciente al imperio de Dr. Oetker, emplea el almidón modificado, entre otras cosas, en las «tortillas rellenas con champiñones y setas».
Si busca el término «hormonas plásticas», encontrará cosas que vale la pena conocer sobre los llamados plastificantes. También el modo de empaquetar la comida tiene sus consecuencias. Sos-

pecho que, en principio, los alimentos que permanecen mucho tiempo empaquetados en una película de plástico transparente absorben los plastificantes, ya que, según puede comprobarse, se transfieren a la comida. Los plastificantes son sustancias plásticas que trastornan el sistema endocrino porque actúan como si fuesen hormonas, que pueden desencadenar problemas metabólicos como la diabetes o el sobrepeso y trastornos del sistema inmunitario, daños óseos y ciertos tipos de cáncer y que, además, pueden perjudicar el desarrollo sexual y la capacidad reproductiva.

Lo considero especialmente preocupante ya que la presencia de contaminación de hormonas plásticas se detecta con mucha frecuencia en la comida preparada para bebés, en los chupetes y en los juguetes.

Por lo tanto, para mí es aplicable lo siguiente:

Nada de alimentos envueltos en láminas o envases plásticos. Estoy a favor de que uno mismo prepare la comida de los bebés; así sabrá lo que contiene. Lo indicado para conservar las sobras de comida son los recipientes de cristal o porcelana. Quizá no siempre sea posible renunciar al chupete, por lo que vale la pena preguntar al vendedor si contiene plastificantes. A la larga, la demanda modifica la oferta. Y ya existen chupetes y biberones que no contienen el alterador hormonal bisfenol A.

Una vez que se haya informado ampliamente sobre todo lo que puede esconderse en la comida, le será más sencillo elegir lo que realmente desea comer.

Quisiera recomendarle la lectura del siguiente libro:

Lectura sugerida   Wolcott, William L. / Fahey, Trish: *La dieta metabólica (INTEGRAL)*, editorial RBA Práctica.

18.3.4 Prestar atención a la energía propia

Usted dispone de diversas formas de energía directa: corporal (incluida la nerviosa), emocional, mental y espiritual, así como de indirectas: tiempo, dinero y bienes. Es importante saber que la energía siempre sigue a la intención y que, en nuestro universo, no se pierde nada de energía, solo se transforma. Por lo tanto, cuando tiene claro el objetivo que persigue, su flujo de energía cambia automáticamente de dirección: avanza hacia su objetivo. Mientras no tome una decisión conscientemente, se guiará por cuestiones de las que no es consciente, por impresiones y por viejos patrones de pensamiento que constriñen su pensamiento, con frecuencia sin que se dé cuenta. Estará a merced de los intereses de otros que sí han fijado claramente sus objetivos y le utilizan para conseguirlos. Sucede algo parecido a lo que ocurre con los viajes: si no está muy seguro de a dónde quiere ir, acabará yendo a parar a cualquier parte. Por el contrario, lo más probable es que vuelva a encontrarse en circunstancias que no le agraden.

Si no se siente satisfecho con su vida es, por tanto, necesario que analice cuáles son sus objetivos. Podrá entonces decidir en qué desea invertir su energía con el fin de alcanzarlos. Por ejemplo, no tiene mucho sentido luchar contra la guerra por medio de la violencia. La paz es un estado que solo puede alcanzarse y mantenerse cuando impera en el corazón de los interesados. Los pensamientos de rabia que se proyectan cuando se está encolerizado tienen efecto sobre el universo y alimentan la discordia. Solo puede alcanzar la paz generándola usted mismo. Cualquier otra cosa solo puede dar lugar a una breve tregua. La *La reconciliación favorece la sanación* mayoría de las personas que alguna vez han experimentado este estado de paz profunda saben que vale la pena reconciliarse, incluso con aquellas personas, circunstancias o sucesos del pasado que provocaron una indignación justificada. Naturalmente, si lo prefiere puede mantener su postura. La consecuencia es que, al hacerlo, encauzará su energía hacia sentimientos desagradables. Lo difícil vendrá cuando crea que otros son culpables de lo mal que se siente, lo que no es cierto. Usted es siempre el único responsable.

Lo que piensa determina lo que siente; y eso es algo que nadie puede quitarle. Y también es usted quien asume las consecuencias, decida lo que decida. Lo que importa es que comprenda cuánto poder tiene. Realmente, puede pensar lo que quiera.

¡El pensamiento es libre! Nadie puede impedírselo.

Cuando más energía pierde es cuando discute por situaciones que le *Ladrones de energía* enfada. Manifiesta su resentimiento y, al hacerlo, su vida se vuelve más difícil. Si quiere que las cosas vuelvan a resultarle sencillas, preste atención a cómo gestiona su energía. En el universo siempre hay energía en abundancia, por lo que no hay ningún motivo para permanecer en un estado de carencia de energía. Del mismo modo, cuando algo le entusiasma, la energía fluye en abundancia.

Si hace ya mucho tiempo que no hay nada que haya conseguido entusiasmarle y ha olvidado lo que se siente:

El entusiasmo se despierta cuando algo le hace realmente feliz o cuando experimenta una realización plena. Entretanto, hasta lograr alcanzarlo, también puede resultar laborioso. Pero, si de verdad le entusiasma, no supondrá ningún inconveniente.

Cuando le falta energía es porque no emplea la suya correctamente y haberse dado cuenta de ello constituye un gran paso. Es algo que le llevará a volver a asumir su propia responsabilidad. De ese modo, puede volver a ser plenamente consciente de su propio poder. Entonces podrá fijarse su objetivo. Suponiendo que se tratase de su bienestar, podría reflexionar sobre qué es lo que produce bienestar en su vida y qué no y optar por dedicar más energía a aquellas cosas que se lo produzcan. Podría tratarse de pequeñas cosas dentro del esquema del transcurso del día, como, por ejemplo, planificarse con el fin de poder tener tiempo para pasar 10 minutos al aire libre, hacer un cuarto de hora de gimnasia por las mañanas o mantener un agradable encuentro con los amigos. Todo aquello que aumente su bienestar será bienvenido.

Pero también podría suceder que se diese cuenta de que su puesto de trabajo, el lugar en el que vive, su pareja o su familia no contribuyen a su bienestar. No pretendo recomendarle que revolucione su vida. No puedo juzgarlo. Pero, en ocasiones, si uno desea curarse o seguir estando sano, no queda más remedio.

Lectura   Lo más indicado es que, ante todo, sea sincero consigo mismo. Si
sugerida tiene problemas en su relación, en primer lugar le recomiendo los libros *Los hombres son de Marte, las mujeres de Venus*, de John Gray, y *El regreso al amor*, de Eva-Maria Zurhorst. Si observa sus sentimientos, tendrá la posibilidad de encontrar una solución que le mantenga sano. Haber identificado el bienestar como un objetivo no significa que no pueda sentirse también triste, enfadado o asustado. En cuanto los admita, estos sentimientos podrán disiparse. Pero si se niega a reconocerlos, estos sentimientos reprimidos generarán una enorme pérdida de energía porque una parte de usted tendrá que estar permanente ocupada evitando que dichos sentimientos desagradables penetren en su conciencia. Cuanto más se mantenga esa parte de usted en semejante estado de rechazo, más energía le costará. Una parte de nuestro equipo defensivo estándar consiste en manejar los sentimientos intensos de esta manera. En otras palabras, todo el mundo reacciona así, lo cual no quiere decir que tengamos que dejarlo estar. De usted depende. Si quiere cu-

rarse o continuar estando sano, es condición fundamental que se acepte tal y como es, o sea, incluyendo aquellas cosas que no le gustan demasiado y también todos los sentimientos que antes rechazaba. Por otra parte, también puede ser muy emocionante conocerse mejor. El resultado que cabe esperar es tener más energía, sentirse más satisfecho y estar más sano. Realmente vale la pena tomarse más interés por uno mismo.

Un punto importante que tener en cuenta es cómo gestiona su tiempo. ¿Dedica tiempo a cosas que le proporcionan satisfacción? ¿O dedica todo su tiempo a cumplir con sus obligaciones y tiene la impresión de que nunca dispone de tiempo para dedicárselo a usted o a las cosas que realmente quiere hacer? Si tiene problemas de tiempo, un pequeño análisis le será de ayuda: hay determinados procesos en su vida que no puede organizar cada día porque tiene tal oficio o porque tiene otras obligaciones que cumplir. Por otro lado, necesita dedicar una determinada cantidad de tiempo a dormir, a su cuidado corporal y a otras cosas por el estilo. Así, de un total de 24 horas dispone de cierta cantidad de tiempo libre.

Gestión del tiempo

En nuestra sociedad industrial, la proporción de tiempo libre es relativamente alta. Estableciendo prioridades, puede emplearlo de manera que beneficie su salud.

¿Se permite dormir lo suficiente? La necesidad de sueño varía mucho de unas personas a otras. No importa lo mucho o poco que otras personas necesiten dormir. Para usted solo es importante saber cuánto sueño necesita para sentirse bien y asegurarse de que eso es lo que duerme.

Dormir lo suficiente

¿Cuánto tiempo necesita dedicarse a sí mismo para sentirse bien? ¿Cuánto tiempo desea pasar en compañía de su pareja y su familia? ¿Cuánto con amigos y con cuáles? Y ¿cuánto tiempo quiere dedicar a sus aficiones, a sus cargos honoríficos, etc.? Solo usted puede saber cuáles son sus necesidades reales. Una vez que lo tenga claro, podrá distribuir su tiempo en consecuencia. Naturalmente, no es lo mismo el caso de una madre soltera que el de un autónomo que trabaja a destajo o el de un desempleado. Pero cada cual debe planificar su tiempo a su medida. Si observa y estudia de manera realista cómo transcurre su día y qué es lo que su corazón anhela, descubrirá oportunidades de poder hacer exactamente aquello que realmente quiere, aunque solo sea durante unos minutos al día o un par de horas a la semana, y la satisfacción derivada de ello podrá aportarle más energía de la que es capaz de imaginar.

Gestionar el   También el modo en el que maneje su dinero puede beneficiar su
dinero salud o ponerla en peligro. Si se acostumbra a gastar más de lo que tiene, se endeudará. Cuando se tienen deudas, no se vive bien. Cuantas más deudas tenga, más agobiantes se volverán las circunstancias de su vida. Lo único que sirve de algo es hacer tabla rasa, analizar los ingresos y los gastos y, o bien incrementar las rentas mediante trabajo adicional, o bien revisar el empleo que se le da al dinero con el fin de determinar qué gastos son pertinentes y cuáles no. También es importante que cada cual se planteé a quién y qué desea apoyar con su dinero, ya que los productos que no tienen buena acogida por parte de los clientes enseguida desaparecen del mercado. En otras palabras, entre todos tenemos el poder de conseguir que el trabajo infantil y las condiciones laborales inhumanas desaparezcan de este planeta. Si solo compramos productos que cuenten con la garantía de que no provienen de dichas fuentes, algún día se acabará con el trabajo infantil. Y lo mismo puede aplicarse a los alimentos procedentes de ganaderías intensivas que torturan a los animales, a la pesca que consiente que mueran delfines, a la madera de las selvas tropicales, etc. Si al comprar preguntamos por la procedencia de un producto o cómo se ha elaborado, estaremos sensibilizando también al comerciante sobre este problema, especialmente si la mercancía se queda en el anaquel.

Todos podemos contribuir a mejorar este mundo, cada día, con cada euro.

Cómo invirtamos nuestro dinero también desempeña un papel importante en el ámbito energético. Mientras sigamos entregando nuestro dinero a los bancos confiando en su competencia, sin preocuparnos de lo que puedan hacer con él, no debe sorprendernos que los bancos hagan con él lo que quieran.

¿Le interesa averiguar si en su fondo de inversión hay acciones de empresas que obtienen grandes beneficios a través de la ingeniería genética, de la industria armamentística o trasladando su lugar de producción a países con bajos costes salariales? En caso afirmativo, además de buscar la posibilidad de ganancia económica, es necesario que se aclare acerca de a qué empresas desea confiar su dinero. Puede que no siempre se obtengan grandes beneficios, pero, en cambio, sí sabrá en qué ha invertido su excedente de energía y podrá dormir con la conciencia tranquila. Porque el dinero no se multiplica por las buenas. Alguna persona tiene que haber producido el valor que entraña. Es decir, que si podemos adquirir algo barato o tenemos un amplio margen de beneficio al hacer una operación financiera es porque, en otro lugar, alguien está mal pagado o ha sufrido una pérdida.

La cuestión es si está dispuesto a pagar este precio para que su dinero se multiplique. Y no crea que da igual porque se supone que todo el mundo hace lo mismo. Todos juntos tenemos una fuerza enorme. Si empleamos nuestra energía de manera consciente en aquello que deseamos, podremos cambiar nuestro mundo muy rápidamente.

18.3.5 Prestar atención a los productos de aseo, ropa y calzado

La piel es nuestro mayor órgano. Cuando sudamos profusamente, nuestro cuerpo puede absorber aquello que está en contacto con nuestra piel a través de los poros. Por ello es por lo que es importante que evitemos el contacto de la piel con todo tipo de sustancias perjudiciales, las cuales pueden estar tanto en los cosméticos como en la ropa o en los zapatos.

La Administración para la Seguridad y la Salud en el Trabajo del Ministerio de Trabajo de los EE. UU. detectó 2083 productos químicos de los cuales 884 son tóxicos:

Sustancias tóxicas en los productos de aseo personal

- 146 pueden provocar tumores.
- 376 pueden provocar irritación en la piel y en los ojos.
- 314 pueden provocar alteraciones biológicas.
- 218 pueden provocar trastornos reproductivos.

(Cabría citar más).

(Fuente: www.s-hennebach.de/gh/Infos/Schadstoffe.htm [en alemán])

El artículo *Wenn das Shampoo krank macht* («Cuando el champú hace enfermar»), de J. Harmening y Gabriela Haas (fuente: www.zeitenschrift.com/magazin/40kosmetik.ihtml [en alemán]), informa sobre algunas sustancias que provocan enfermedades y que nadie se echaría voluntariamente sobre la piel. Y, sin embargo, lamentablemente, están presentes en casi todos los productos convencionales de aseo personal. Ya sea en cremas, champús, pastas de dientes, espumas de afeitar, maquillajes, geles, jabones líquidos, lociones, barras de labios, desodorantes, perfumes o lo que tenga en el baño, en cada uno de ellos hay algún ingrediente peligroso. Normalmente, varios.

La FDA ha establecido que un fabricante de cosméticos puede utilizar todo ingrediente o materia prima que quiera y sacar al mercado el producto final para su venta sin necesidad del consentimiento del Gobierno.

(Fuente: www.zeitenschrift.com/magazin/40-kosmetik.ihtml: «Si bien la agencia federal estadounidense de fármacos y alimentos (FDA) clasifica los artículos cosméticos, por increíble que parezca, no los regula. Tal y como puede leerse en un documento que aparece en el sitio web de este organismo [http:/vm.cfsan.fda.gov/~dms/cos-hdb1.htlm {en inglés}], "un fabricante de cosméticos puede utilizar los ingredientes o las materias primas que quiera y sacar al mercado el producto final para su venta sin necesidad del consentimiento del Gobierno"»).

Cuando se piensa en lo peligrosas que son la mayoría de estas sustancias, resulta realmente escandaloso. He aquí algunos ejemplos que aparecen en el artículo anteriormente citado de la revista *Zeitenschrift*:

Alfahidroxiácidos

Se trata de un ácido orgánico que se origina a partir de la respiración anaeróbica. Los productos para el cuidado de la piel que contienen alfahidroxiácidos no solo atacan a las células de la piel, sino también su capa protectora. Las consecuencias pueden ser daños en la piel a largo plazo.

Aluminio (por ejemplo, clorhidrato de aluminio)

Es un elemento metálico empleado en los antitranspirantes (por ejemplo, desodorantes), los antiácidos y los antisépticos. Al aplicarlo sobre la piel, el aluminio cierra los poros e impide la transpiración. Se obstruye la desintoxicación natural de la piel. El aluminio penetra en el torrente sanguíneo a través de la piel. El aluminio se relaciona con la enfermedad de Alzheimer y con el cáncer de mama.

Colágeno

Es una proteína fibrilar insoluble que, debido a su tamaño, no puede penetrar en la piel. El colágeno que está presente en la mayoría de los productos para el cuidado de la piel se obtiene a partir de la piel de animales y de patas de pollo trituradas. Esta sustancia cubre la piel creando una película, por lo que puede ahogarla.

Dietanolamina (DEA)

También llamada cocamida DEA o lauramida DEA, es un alcohol incoloro o cristalino que tiene aplicación en disolventes, emulgentes y productos de limpieza. La DEA se emplea como plastificante en lociones corporales o como humectante en productos para el cuidado de la piel. Cuando estas DEA se emplean junto con nitratos, se produce una reacción química que puede dar lugar a las nitrosaminas, las cuales son cancerígenas. Estudios recientes indican un potencial cancerígeno, incluso en ausencia de nitratos. Entre otras cosas, las DEA también provocan irritación en la piel y en las mucosas.

Dietil ftalato
Se utiliza para desnaturalizar el alcohol. Se absorbe a través de la piel y afecta a su mecanismo de protección. Se sospecha que los ftalatos producen daños en el hígado, los riñones y los órganos reproductivos, además de actuar como hormonas.

Elastina con masa molecular relativa elevada
Es una proteína similar al colágeno y un componente fundamental de las fibras elásticas. La elastina se obtiene a partir de animales. El efecto que tiene sobre la piel es comparable al del colágeno.

Fluoruros
El fluoruro es un elemento tóxico para el medio ambiente, no biodegradable y un producto de desecho industrial que ha sido oficialmente clasificado como sustancia tóxica por la Agencia para la Protección del Medio Ambiente de los EE. UU. El Dr. Dean Burk, del National Cancer Institute (Instituto Nacional contra el Cáncer), ha dicho lo siguiente: «El fluoruro provoca cáncer en los seres humanos con mayor frecuencia y más rápidamente que ninguna otra sustancia química». ¡En Bélgica se prohibieron todos los dentífricos que contuviesen fluoruros!

Formaldehído y sustancias liberadoras de formaldehído
Por ejemplo, el bronidox, el bronopol, el diazolidinyl urea, el DMDM hidantoína, el imidazolidinyl urea, 2-bromo-2-nitropropano-1,3-diol, 2,4-imiazolidinedione y 5-bromo-5-nitro 1,3-dioxane.
Es un gas incoloro y tóxico, una sustancia irritante y cancerígena. El formaldehído, combinado con agua, se emplea como desinfectante, fijador o conservador. El formaldehído está presente en muchos productos cosméticos, especialmente en los habitualmente utilizados para el cuidado de las uñas. Este posible agente carcinógeno irrita las mucosas, incluso en pequeñas cantidades, y puede desencadenar alergias. Además, propicia el envejecimiento cutáneo.

Lanolina

Es una sustancia grasa obtenida a partir de la lana, conocida como sensibilizador, que con frecuencia está presente en cosméticos y lociones. A veces, la piel puede tener una reacción alérgica a la lanolina, por ejemplo, con la aparición de erupciones cutáneas. En una prueba llevada a cabo en 1988, se detectó la presencia de 16 pesticidas en la lanolina.

Aceite mineral

Aceite de parafina, por ejemplo, *Paraffinum liquidum*. Es un derivado del crudo (petróleo) utilizado como fluido de corte industrial y como lubricante. El aceite mineral crea una capa aceitosa sobre la piel. Así, la humedad, las toxinas y las sustancias de desecho quedan encerradas y, como el oxígeno no puede penetrar en la piel, impide su respiración normal.

Perfume (sobre todo nitroalmizcles o almizcles policíclicos)

En ensayos realizados en animales, este tipo de perfumes han demostrado ser parcialmente carcinógenos y mutagénicos. Estas sustancias se acumulan en el medio ambiente y en el cuerpo y pueden llegar a detectarse en la leche materna.

Propilenoglicol (glicol de propileno)

La ficha de datos de seguridad de esta sustancia previene a los usuarios contra el contacto del propilenoglicol con la piel, dado que provoca una fuerte irritación (dermatitis de contacto) y puede producir disfunción hepática y daños en los riñones.

Fluoruro de sodio

Esta sustancia está considerada como un carcinógeno potencial.

Dodecilsulfato sódico (laurilsulfato sódico)

Es un potente producto de limpieza y humectante presente en los productos para la limpieza de suelos de garajes, desengrasantes para maquinaria y productos para el lavado de coches. Se añade a casi todos los productos de limpieza como agente espumante. Según los científicos, el dodecilsulfato sódico es, con frecuencia, un alérgeno cutáneo. Es rápidamente absorbido por los ojos, el cerebro, el corazón y el hígado, donde queda almacenado, y puede llegar a provocar daños a largo plazo. En general, el dodecilsulfato sódico puede retrasar los procesos de curación, producir cataratas en los adultos y dar lugar a que los ojos de los niños no se desarrollen correctamente.

Lauril éter sulfato de sodio

El lauril éter sulfato de sodio es la forma en alcohol (etoxilado) del dodecil-sulfato sódico. Durante el proceso de etoxilación se forma el compuesto 1,4-dioxano, que es extremadamente perjudicial. El 1,4-dioxano fue uno de los principales componentes del defoliante químico «agente naranja» que se empleó en la guerra de Vietnam. El 1,4-dioxano es una sustancia que perjudica el sistema endocrino y, además, es sospechosa de ser la principal causante de numerosos tipos de cáncer. Asimismo, esta sustancia es muy similar a los estrógenos y se cree que eleva la probabilidad de padecer cánceres de mama, endometrio y enfermedades relacionadas con el estrés y que reduce la producción de esperma.

Filtros solares

Por ejemplo, 4-MBC (alcanfor 4-metil-bencilideno), OMC (octil-metoxici-namato) Bp-3 (benzofenona-3).

Se sospecha que el Bp-3 podría tener un efecto similar al de los estrógenos. Entretanto, los filtros UV pueden detectarse en la leche materna y en los peces. En una serie de experimentos, se desarrollaron células cancerosas en tejido mamario tras haberlo expuesto a cinco tipos distintos de filtros UV (estudio del Instituto de Farmacología y Toxicología de la Universidad de Zúrich).

Talco

Es una sustancia mineral blanda de color grisáceo verdoso. Su inhalación puede resultar perjudicial, dado que es un fuerte carcinógeno reconocido. El talco está ampliamente considerado como uno de los principales causantes del cáncer de ovario.

La lista aún podría ser más extensa. Y yo le pregunto: ¿realmente quiere echarse eso en la piel?

Afortunadamente, existen cosméticos naturales como alternativa. Además de las empresas que llevan largo tiempo establecidas, como Weleda o Dr. Hauschka, existen otros muchos vendedores y sellos de calidad basados en diversos criterios, como puedan ser Demeter, NaTrue, Naturland, BDIH, Ecocert y Lacon. Algunos de estos sellos son los que más habitualmente aluden a la composición de los ingredientes. Existen también sellos específicos para la cosmética que ha sido desarrollada sin llevar a cabo ensayos en

Cosmética natural como alternativa

animales, como los sellos Leaping-Bunny e IHTK. Si quiere estar seguro de que adquiere cosméticos verdaderamente naturales, lo mejor es que lea con atención lo que pone en el envase, ya que algunas empresas, pese a que sus productos contienen abundante química, quieren aprovecharse de la tendencia ecológica y presentan productos de cuidado corporal como «orgánicos», «ecológicos» o «naturales».

Encontrará amplia información referente a los distintos sellos de cosmética natural en http://www.ecco-verde.es/temas/certificado.

Ropa y calzado

La ropa debe ser bonita y lo más barata posible. Su fabricación no debe ser muy costosa. Por este motivo, la mayor parte de nuestras prendas de ropa se fabrican en el sudeste asiático. En Europa casi nunca se comprueba el tratamiento al que han sido sometidos el algodón, el cuero y las demás materias primas. Y, de este modo, diversas sustancias, cuyo uso no está permitido en Europa para textiles o calzado, llegan libremente hasta su piel gracias a la importación de bajo coste. Son más de 7000 productos químicos los que intervienen en la fabricación textil.

Por citar solo algunos:

Compuestos azoicos: Al incorporarse al cuerpo, pueden liberar sustancias carcinógenas. Por este motivo, ya en 1966 en Alemania se prohibió la utilización de azoderivados para teñir la ropa. Este no es el caso de Asia, donde siguen empleándose porque son baratos y tiñen bien. También se consideran carcinógenos los **compuestos de cromo**, que con frecuencia se detectan en artículos de cuero.

Colorantes dispersos: Son necesarios para teñir las fibras artificiales. Pese a que tienden a provocar alergias por contacto, su uso en la ropa está permitido en Alemania dentro de unos determinados valores máximos.

Dicromato de potasio: Se emplea para curtir el cuero. Los residuos que quedan, por ejemplo, en los zapatos baratos, pueden provocar alergias en la piel. Resulta preocupante que en los ensayos llevados a cabo en animales se detectaran modificaciones genéticas y efectos cancerígenos.

Pentaclorofenol (PCF): Elimina el moho. Si bien desde los años 80 su fabricación y su uso están prohibidos en Alemania, el PCF continúa entrando en el país a modo de «dote» de las importaciones textiles. El PCF puede provocar cloracné y lesiones nerviosas y, en dosis elevadas, también hipertensión arterial y fallo cardíaco.

Formaldehído: Evita que el tejido se arrugue. Los ensayos en animales han demostrado que provoca modificaciones genéticas y que tiene efectos cancerígenos. Las prendas de ropa que se presentan como que no necesitan plancha o que son inarrugables es muy probable que contengan formaldehído.

(Fuente: www.konsumo.de/news/104880-Azofarbstoffe%20Kleidung% 20Allergien%20Haut% 20Reizung [en alemán])

Compuestos organoestánnicos: Son sumamente venenosos. Frecuentemente como monoestaño y dibutilestaño, el tributilestaño (TBT) aparece en prendas de ropa.

(Fuente: www.medizininfo.de/hautundhaar/kleidung/gift.htm [en alemán])

El TBT se absorbe a través de la piel y se deposita en el hígado y los riñones, lo que puede ocasionarles daños graves y un debilitamiento del sistema inmunológico. Además, el TBT actúa como un interruptor endocrino, de lo que se deriva el riesgo de que los hombres se vuelvan estériles y las mujeres se masculinicen. En las camisetas de Nike del equipo de fútbol Borussia de Dortmund se encontró TBT. Los niños que son seguidores del Borussia de Dortmund y quieren llevar la camiseta de su equipo están especialmente expuestos, ya que al jugar al fútbol sudan y los poros de la piel se abren completamente. También juegan con camisetas de Nike el Hertha BSC Berlin, el TSV 1860 München, el FC Kaiserslautern, el Alemannia Aachen y el Kickers de Offenbach, así como otros muchos clubes internacionales que cuentan con seguidores en el mundo entero.

En Alemania, el TBT se sigue aplicando en los cascos de los barcos para ralentizar el crecimiento de moluscos. Como consecuencia, en el mar del Norte ahora hay 140 tipos de moluscos en peligro de extinción.

Hay un dicho alemán que afirma que un buen consejo es caro, pero, a cambio, también es bueno. Lo mismo puede decirse de los productos: la calidad tiene un precio. Una prenda de ropa que cueste pocos euros no puede estar hecha de materiales de calidad y tampoco es posible que los trabajadores hayan recibido un salario justo. Por lo tanto, hay que suponer que la ropa barata contiene abundantes sustancias perjudiciales. El documental de la cadena ZDF *Gift auf unserer Haut* («Veneno sobre nuestra piel»), www.youtube.com/watch?v=dV-BXYrlKvc, es escandaloso. También en la primera parte del documental de la cadena Arte, *Gift – unser tägliches Risiko* («Veneno: Nuestro riesgo de cada día»), llamada *Schick, aber schädlich* («Elegante, pero dañino»), de Inge Altemeier y Reinhard Hornung, que se retransmitió el 27 de julio del 2010 a las 20:15, puede verse que el 99 % de nuestra ropa está impregnada de sustancias tóxicas. En él intervinieron afectados que habían enfermado debido a la ropa o al calzado. Entre otros, también aparecían trabajadores de Bangladesh con los pies descalzos, sumergidos en compuestos azoicos hasta los tobillos. La información de que, cumpliendo con los deseos de los clientes europeos, en las camisetas se cosía la etiqueta con la denominación de *organic cotton* («algodón orgánico») y de que en el mundo se vende más algodón ecológico del que se produce resultó inquietante. En este aspecto, los sellos son de ayuda. El sello Oeko-Tex 100 ya se ha implantado: admite el uso de sustancias nocivas siempre y cuando estén presentes por debajo de cierto límite, con lo que proporciona un determinado estándar mínimo. La concesión del sello no tiene en cuenta el perjuicio que pudiera derivarse para el medio ambiente durante el proceso de fabricación. El nuevo sello de calidad GOTS tiene unas condiciones más estrictas: únicamente se otorga cuando en un proceso de producción respetuoso con el medio ambiente se emplean, al menos, un 90 % de fibras naturales. Otros sellos de calidad para la ropa fabricada de manera ecológica y socialmente sostenible son Demeter, Naturland e IVN. Fabricantes como Engel, Maus o Hessnatur han obtenido la certificación del sello GOTS. Debido a la creciente demanda, grandes cadenas como C&A o Wall-Mart también disponen una parte de su oferta textil conforme al estándar internacional de GOTS.

Por lo tanto, cuando necesite una nueva prenda de ropa, tiene la posibilidad de buscar en ella la certificación por medio del citado sello. En cualquier caso, le aconsejo que, antes de estrenarlas, lave las prendas nuevas. Si no lleva un sello que le suscite confianza, puede dejarla una noche en remojo y, si hubiese desteñido, vale la pena que la mantenga así hasta que la prenda deje de manchar el agua. A continuación, le recomiendo que la lave varias veces en la lavadora. Supongo que tras unos siete lavados la prenda estará prácticamente libre de sustancias perjudiciales. Por este motivo aprovecho mis prendas de ropa el máximo tiempo posible, ya que las camisas o jerséis que se han lavado muchas veces entrañan un menor riesgo de seguir albergando sustancias dañinas, lo cual es bueno para el medio ambiente y el organismo.

Textilfibel 3, ISBN 978-39811689-3-8 («La guía textil 3»), un prontuario de *Greenpeace Magazine*, contiene mucha información de utilidad. La tercera edición proporciona direcciones de referencia de ropa para niños y adultos, telas, artículos de mercería y zapatos fabricados de manera ecológica y de comercio justo, así como bibliografía y sitios webs recomendables.

Puede encargar el análisis del contenido de sustancias tóxicas presentes en cuero, telas, colchones y moquetas al Bremer Umweltinstitut (Instituto del Medio Ambiente de Bremen [Alemania]), que también puede investigar la contaminación con tóxicos del polvo o del aire que pueda haber en una casa.

La mayor parte de las sustancias tóxicas actúan lentamente. Con el paso de los años se van acumulando más y más, por lo que más vale prevenir que tener que reparar los daños más adelante. Encontrará algunos consejos sobre cómo evitar la absorción de sustancias dañinas a través de la piel en http://marktcheck.greenpeace.at/4149.html (en alemán).

Sea como sea, en la piel solo quiero agua, jabón y fibras fabricadas ecológicamente y, en caso necesario, un buen aceite o un cosmético natural.

18.3.6 Prestar atención a la vivienda y al dormitorio

Dependiendo de su intensidad, tanto la radiación terrestre geopática como la contaminación electromagnética pueden tener un efecto perjudicial sobre el cuerpo a largo plazo. Antiguamente, las personas estaban dotadas de cierto «olfato» para detectar dónde estaban los lugares de poder y realizaban allí sus ceremonias religiosas. Por norma general, las iglesias se construyeron en estos lugares. Las antiguas casas de labranza también suelen estar en sitios favorables. Con una densidad de población progresivamente mayor, esta circunstancia cada vez se tiene menos en cuenta. Por lo tanto, hoy en día muchas líneas originadas, entre otras cosas, a partir de fallas –antes solían denominarse venas de agua– pasan por debajo de un dormitorio o de la propia cama de los habitantes de la casa. Tras una exposición a la radiación geopática prolongada a lo largo de varios años, puede acabar produciendo una enfermedad y constituir un impedimento para la curación. Si pese a todos sus esfuerzos su salud no mejora, puede ser conveniente que un radiestesista experimentado recorra su vivienda. A veces basta con cambiar una cama de lugar, pero otras veces confluyen cruces, superposiciones de diversas líneas y redes que provocan una carga de radiación terrestre en gran parte de la vivienda o del dormitorio. Con el fin de neutralizar la radiación contaminante en un entorno claramente delimitado, he desarrollado la bola de cristal *Sei gut behütet zu Hause* («Protegido en casa»), que puede transformar radiaciones terrestres perjudiciales de todo tipo, al igual que la contaminación electromagnética provocada por aparatos emisores y eléctricos como ordenadores, televisores, teléfonos DECT, móviles, etc. También hay un modelo específico para el lugar de trabajo, donde la contaminación electromagnética suele ser mayor. He ideado una bola de cristal más pequeña especial para los viajes; su programación le ayudará a resistir mejor todos los cambios que

Neutrali- conlleva un viaje, ya sea de placer, ya sea de negocios. Además, también
zación de las puede neutralizar toda la radiación terrestre perjudicial y la contamina-
radiaciones ción electromagnética, al igual que la bola grande *Sei gut behütet zu Hause*. Si está interesado, encontrará toda la información al respecto en el sitio web

www.informierteGlobuli.de (en alemán).

Los médicos con una orientación holística consideran que los efectos de la radiación de microondas de alta frecuencia son todavía más inquietantes que los de la radiación terrestre. Los estudios internacionales que se han llevado a cabo durante un periodo dilatado hace tiempo que demostraron los efectos nocivos que a largo plazo provocaba la radiación de la telefonía móvil. Es por este motivo por el que el Colegio de Médicos de Viena ha publicado 10 normas médicas para el uso del móvil:

Las 10
normas
médicas para
el móvil

- Por principio, **hablar lo menos posible por el móvil**. Utilizar la red fija o VoIP. Los niños y los jóvenes menores de 16 años **deberían llevar el móvil solo para casos de emergencia**.
- Durante el establecimiento de la llamada, mantener el móvil apartado de la cabeza y del cuerpo (a un brazo de distancia).
- No utilizar el móvil en vehículos (coche, autobús, tren): **la radiación es mayor**.
- Cuando se envíe un SMS, mantener el móvil lo más lejos posible del cuerpo.
- Al comprar un móvil, asegurarse de que tenga el menor valor de SAR posible, así como un conector de antena externo.

- No guardar el móvil en el bolsillo del pantalón. **Es posible que la radiación pueda afectar a la fertilidad masculina.**
- Cuando se esté en casa, llamar desde la red fija y apagar el móvil.
- **No jugar a juegos en el móvil.**
- Cuando se empleen auriculares o se utilice el dispositivo integrado de manos libres, el móvil debe mantenerse lo más alejado posible del cuerpo (por ejemplo, en el bolsillo de la cazadora o en el bolso).
- Las conexiones WLAN y UMTS son las que provocan un mayor perjuicio continuo.

El sitio web www.kinder-und-handys.de/erkenntnisse (en alemán) da a conocer los resultados de diversas investigaciones que han demostrado lo nocivas que las ondas de telefonía son para la salud. Entre otras cosas, se informa sobre daños cerebrales causados por la apertura de la barrera hematoencefálica, fatiga, dolores de cabeza en niños, degradación del esperma, daños embrionarios y un mayor riesgo de desarrollar cáncer como consecuencia de la detección de rupturas en la cadena de ADN. También los teléfonos inalámbricos con tecnología DECT emiten, desde la base, ondas de alta frecuencia que pueden tener un efecto perjudicial en la salud. Por ello, bien vale la pena deshacerse del viejo teléfono inalámbrico DECT y hacerse con otro teléfono inalámbrico de nueva generación. Afortunadamente, los equipos analógicos vuelven a ser estándares, casi sin excepción. Con el fin de transformar todas las frecuencias *Bolas de* perjudiciales para la salud que actualmente genera la tecnología mo- *cristal* derna, he programado bolas de cristal de tal manera que puedan neutralizar la radiación nociva dentro de un campo de acción de entre ocho y 30 metros (según el tamaño de la bola).

Se trata de las mismas bolas *Sei gut behütet zu Hause* y *Sei gut behütet bei der Arbeit* («Protegido en el trabajo») o *Sei gut behütet unterwegs* («Protegido durante el viaje»), que también se concibieron para eliminar la radiación geopática. Encontrará una descripción detallada en www.informierteglobuli.de (en alemán). Si desea profundizar en el asunto de la radiación de alta frecuencia, hay algunos sitios web de índole científica y médica que son independientes y críticos.

También las llamadas bombillas de bajo consumo conllevan numerosas *Bombillas de* desventajas sobre las que los comerciantes, los medios y la industria ape- *bajo consumo* nas advierten. La bombilla de bajo consumo emite campos pulsados, inclinados y cíclicos que resultan especialmente perjudiciales desde un punto de vista biológico.

«El ojo apenas percibe un pequeño porcentaje de la luz; la mayor parte se destina a manejar importantes procesos metabólicos y el ritmo de la vida, a producir y regular hormonas y vitaminas, tiene efectos esenciales sobre el sistema inmunológico y sobre la psique, sobre la sangre y el cabello».
[Fuente: *Apotheken-Umschau* y otros medios (junio del 2008)]

A este respecto, el especialista en bioconstrucción Wolfgang Maes escribe en su artículo *Hinters Licht geführt: Energiesparlampen* («El engaño de las bombillas de bajo consumo»):

Contaminación electromagnética

«[…] que generan mucha más contaminación electromagnética de la autorizada para las pantallas de los ordenadores, que emiten sustancias nocivas, que su fabricación es costosa, que albergan componentes que habría que tratar como residuos tóxicos, pero que van a parar a la basura ordinaria y contaminan el medio ambiente: ¡solo en Alemania unos 100 kilogramos de mercurio al año!».

La lista dista mucho de ser exhaustiva. El médico de Heidelberg (Alemania), Alexander Wunsch, dice en un informe llamado *Ja! zur Glühlampe – ein Plädoyer für ein gesundes Leuchtmittel* («¡Sí a las bombillas incandescentes! Un informe a favor de un dispositivo de iluminación saludable») (2007):

«No existe ningún dispositivo de iluminación que genere un espectro más similar al de la luz solar que la bombilla de incandescencia… Tanto el sol como la bombilla incandescente emiten un espectro continuo… La luz de los tubos fluorescentes y, por ende, también la que emiten las bombillas de ahorro energético, desencadenan reacciones en el cuerpo que pueden ser cómplices de la mayoría de las enfermedades de la civilización…

Recomendar las bombillas de bajo consumo con base en una facturación que tenga mejor aspecto, sin incluir los costes ocultos de fabricación y eliminación, lleva a una completa distorsión de los hechos».

En el I Congreso Mundial del PLDC (1st International Lightning Design Conference), que tuvo lugar en Londres en octubre del 2007, Wolfgang Maes manifestó que, en tanto que no se disponga de un dispositivo de iluminación equivalente, la prohibición de las bombillas incandescentes es una lesión corporal decretada por el Estado. «La bombilla de bajo consumo energético no es la solución. Muchos lo saben por experiencia:

en la zona de la cabeza provocan presión, dolor de cabeza, vértigo, vibración, problemas de concentración y visuales». La asociación suiza Schweizer Bürgerwelle lo publicó en Internet en junio del 2007 (www.buergerwelle-schweiz.org [en alemán]).

Encontrará las fuentes anteriormente citadas, así como más hechos reveladores, en las publicaciones de Wolfgang Maes *Glühbirne raus – Energiesparlampe rein?* («Abajo las bombillas convencionales, ¿arriba las de bajo consumo?») y *Zitate zu Energiesparlampen* («Citas sobre las bombillas de bajo consumo»; no disponibles en español).

A mí, personalmente, la luz que emiten las bombillas de bajo consumo me resulta desagradable. Como no me siento a gusto con ellas, tras haberlas probado una única vez las he desterrado del espacio que habito. Tal vez sí exista una luz mejor que la de las bombillas. Pero, a mi modo de ver, la de las bombillas de bajo consumo no lo es en modo alguno.

Dado que el espacio en el que habitamos nos rodea como una tercera piel, sería deseable que se construyera y se viviese de manera ecológica.

Tomamos, al menos, parte de aquello que nuestro entorno emite y pasa al aire. En ocasiones, la peligrosidad de determinadas sustancias nocivas tarda años en hacerse evidente, tal y como sucedió en el caso del amianto. El que los fabricantes de materiales de construcción y pinturas hagan un mayor esfuerzo por no dañar el medio ambiente depende, sobre todo, de nosotros, los clientes. Si la demanda no solo viene determinada por el precio, sino también por la calidad, la oferta mejorará.

18.3.7 Cuidado con las vacunas

Muchas personas saben que las vacunas pueden provocar complicaciones y que, en determinadas circunstancias, los daños pueden llegar a ser permanentes. Pero solo unos poco saben que no hay una sola vacuna cuya efectividad para proteger contra la enfermedad a la que va dirigida esté demostrada.

Lo único que la vacuna provoca es un incremento del título de los anticuerpos. Basta con eso para que una sustancia se autorice como vacuna.

Dado que no se exige realizar estudios clínicos que avalen su acción protectora frente a la enfermedad, apenas existen.

Entre 1968 y 1971, la Organización Mundial de la Salud llevó a cabo un gran ensayo de campo en el sur de la India. En la provincia de Madrás, se les administró la vacuna BCG a unas 400 000 personas, mientras que a otras 400 000 no se las vacunó. Antes de hacer el ensayo, se habían seleccionado dos zonas similares en la provincia de Madrás, de tal forma que ambos grupos fuesen igualmente representativos. A continuación, se procedió a vacunar a toda la población de una zona −con la salvedad de los lactantes menores de un año−, mientras que a la de la otra no. En 1979, la OMS publicó un primer informe provisional: transcurridos 11 años desde el inicio del ensayo, en la zona en la que estaba la población que había sido vacunada se había producido un número de casos de tuberculosis considerablemente mayor que el registrado en la zona en la que no se había vacunado a la población, lo cual quiere decir que, estadísticamente, los no vacunados tienen una mayor probabilidad de no enfermar de tuberculosis.

En otras palabras, ¡la vacuna contra la tuberculosis elevó el riesgo de contraerla!
[Fuente: Dr. Gerhard Buchwald, *Der Rückgang der Schwindsucht trotz ‚Schutzimpfung'* («El retroceso de la tisis pese a la vacunación» (no disponible en español), Hirthammer Verlag, 2002]

También una estadística sobre la aparición de fiebre aftosa en Europa, entre 1966 y 1988, muestra de manera impresionante que en los países europeos hubo una mayor incidencia de fiebre aftosa a partir de la obligatoriedad de vacunarse; en aquellos países en los que no se daba una vacunación profiláctica anual, hubo significativamente menos casos de la enfermedad. Con frecuencia, en casos demostrables se evidenció que la fiebre aftosa provenía de los países en los que sí se vacunaba. Aquellos países en los que no existía la obligación de vacunarse incluso llegaban a estar libres de la infección durante muchos años.
(Fuente: Informe de K. Strohmaier, *Wie kann Europa frei von Maul- und Klauenseuche werden und bleiben?*, de marzo de 1989 para el *Vakzineinstitut* de Basilea)

La vacuna del tétanos tampoco ofrece garantía alguna de que no vaya a contraerse la enfermedad, más bien al contrario: Simone Delarue, autora del libro *Impfschutz – Irrtum oder Lüge* («Inmunización: Error o mentira»; no disponible en español), editorial Hirthammer, 1993, revela que la vacunación contra el tétanos llevada a cabo por el ejército francés no redujo su tasa de incidencia. En la Segunda Guerra Mundial fue tan elevada por cada 1000 heridos como lo había sido en la Primera

Guerra Mundial, en la que todavía no se habían efectuado vacunaciones. En cambio, en el ejército griego, al que no se vacunó, la incidencia del tétanos fue siete veces menor. El retroceso del tétanos en Europa (en Alemania todavía se dan algunos casos esporádicos, habiendo años en los que no se produce ninguno) se ha debido principalmente a la mejora de las condiciones higiénicas.

En aquellos países de Asia y África en los que la pobreza, el hambre y la contaminación del agua hacen que sus condiciones de vida sean desfavorables, el tétanos se da con mayor frecuencia, al igual que otras enfermedades infecciosas. Las vacunaciones contra el tétanos no tienen ningún efecto, algo que también puede apreciarse en una representación gráfica de la evolución del tétanos en Alemania entre 1962 y 1990.
(Fuente: Oficina Federal de Estadística de Wiesbaden. En Alemania, la vacunación generalizada de la población retardó el retroceso del tétanos)

¡Y cada año se producen 15 fallecimientos relacionados con la vacuna del tétanos!
(Fuente: impf-report, Tolzin Verlag, Ausgabe Nr. 48/49 Nov./Dez., 2008)

En el caso del sarampión, la vacuna tampoco ofrece protección. Las personas vacunadas también contraen el sarampión. En EE. UU., en 1986, pese a que la tasa de vacunación era del 94 %, se produjo una epidemia en los colegios de un distrito rural de Wisconsin. De los 218 pacientes que con seguridad tenían sarampión, 182 (83,4 %) habían sido debidamente vacunados, 13 (6 %) nunca se habían vacunado y 21 (10 %) se habían vacunado una sola vez, en su primer año de vida.

También en Canadá, en 1986, de las 5575 personas que contrajeron sarampión en las provincias de Columbia Británica, Manitoba y Nueva Escocia, el 60 % estaban vacunadas, el 28 % no lo estaba y el 12 % desconocía si lo estaba o no.
(Fuente: Simone Delarue, Impfschutz - Irrtum oder Lüge?)

Por lo que se ve, parece que las vacunas incrementan el riesgo de contraer la enfermedad contra la que se administran. Realmente no parece que ofrezcan protección alguna. Nunca dejaría que me vacunasen y lo considero una lesión corporal de proporciones desconocidas. No se trata únicamente de que se incremente la probabilidad de contraer la enfermedad en cuestión, sino que, además, a través de la publicación de estadísticas se han dado a conocer otros posibles efectos secundarios de las vacunas, adicionales a los que ya conocía cuando me negué a vacunarme.

En Guinea Bissau, una campaña de vacunación tuvo un efecto particularmente brutal. En un estudio a largo plazo, Aaby y otros observaron que **los niños que habían sido vacunados contra la difteria, el tétanos y la tos ferina tenían el doble de riesgo de morir que aquellos que no se habían vacunado**. Al mismo tiempo, durante cinco años se estuvo observando a 15 000 mujeres junto con sus hijos, nacidos entre 1990 y 1996. La tasa de mortalidad infantil en Guinea Bissau ya era elevada de por sí (4,7 %), posiblemente debido a las malas condiciones de vida. Pero después de haber realizado la triple vacunación, la tasa de mortalidad infantil de los niños vacunados se elevó a un 10,5 %, ¡más del doble!
(Fuente: Kristensen, Aaby P., Jensen H.: *Routine vaccinations and child survival; follow up study in Guinea-Bissau* [«Vacunaciones rutinarias y supervivencia infantil; un estudio de seguimiento en Guinea Bissau»; no disponible en español], West Africa; BMJ 2000; 321: 1435–1441)

En un estudio inglés de cohortes (véase McKerver *et al.*: *Vaccination and Allergic Disease: A Birth Cohort Study* [«Vacunación y enfermedad alérgica: Un estudio de cohorte de nacimiento»; no disponible en español], junio del 2004, Vol. 94, n.º 6, *American Journal of Public Health*) se analizaron los datos correspondientes a casi 30 000 niños nacidos entre 1988 y 1999 buscando una posible relación entre las vacunaciones y las enfermedades alérgicas. Los niños que no habían sido vacunados presentaban un menor riesgo de tener asma (entre una y 14 veces inferior) y eccemas (entre una y nueve veces inferior). Una encuesta neozelandesa realizada en 1992 llegó a unas conclusiones similares: los niños sin vacunar tenían un riesgo cinco veces menor de tener asma, 2,5 veces menor de desarrollar una erupción cutánea y ocho veces menor de tener hiperactividad. En un estudio llevado a cabo en 374 familias de Salzburgo –con un total de 572 niños– se encontró que entre los niños sin vacunar no había casos de asma, solo un 4 % tenía dermatitis atópica (el porcentaje en la población total era de un 10 % o 20 %) y solo un 3 % presentaba alergias (el porcentaje en la población total era del 25 %).
Otro estudio realizado en Suecia llegó a la conclusión de que las

vacunas, los antibióticos y los fármacos antitérmicos elevaban el riesgo de que los niños desarrollasen alergias.

Puede leer íntegramente los citados estudios en *impf-report* (*vgl. Tolzin-Verlag, Heft 3/2005 «Geimpfte-Ungeimpfte: Wer ist gesünder?»* («Vacunado o sin vacunar, ¿quién está más sano?»)*; www.impf-report.de*) y *40 gute Gründe, sich nicht gegen Schweinegrippe impfen zu lassen* («40 buenas razones para no dejarse vacunar contra la gripe A»; no disponibles en español), disponible en *impf-report* (*vgl. Doppelheft Nr. 58/59/60/61 Sept./Okt./Nov./Dez. 2009, Tolzin-Verlag*).

Primer motivo: no hay ninguna prueba de que suponga un beneficio para la salud con respecto a los no vacunados. No la hay para ninguna de las vacunas pandémicas autorizadas. Cabe suponer que esto no vaya a cambiar en un futuro, ni en lo que respecta a las gripes con nuevos nombres ni a otras vacunas.

En un informe de enero del 2011, el Gobierno de Finlandia reconoció públicamente que la vacuna de la gripe H1N1 puede provocar graves lesiones nerviosas, como narcolepsia, alucinaciones y crisis nerviosas. Finlandia se ha declarado dispuesta a garantizar la asistencia sanitaria de por vida a 79 niños que, como consecuencia de la vacuna de la gripe A, enfermaron de por vida. Pese a todo, no se ha hecho un llamamiento mundial para que la vacuna se retire de la circulación. Mediante una diestra y engañosa interpretación de las estadísticas elaboradas a partir de estudios cuidadosamente seleccionados, el grupo de presión de las vacunas intenta disimular que las vacunas de la gripe, además de poder tener graves efectos secundarios, son completamente inútiles. Un ejemplo: *Daños admitidos por el Estado*

The Lancet, una de las revistas médicas más leídas, publicaba en octubre del 2011 un estudio sobre la efectividad y la validez de las vacunas de la gripe, el cual, presuntamente, daba como resultado que la vacuna era efectiva contra la gripe en un 60 %.
(Fuente: Osterholm MT et al., „Efficacy and effectiveness of influenza vaccines: a systematic review and metaanalysis", *Lancet Infect* Dis. 2011, Oct 25 [Efectividad y validez de las vacunas de la gripe]).

Sin embargo, esa afirmación solo puede ser el resultado de sandeces de cálculo poco serias. Las cifras reales tienen este aspecto:

De 13 095 personas que no se pusieron la vacuna de la gripe, solo un 2,7 % la contrajeron. Es decir, que el 97,3 % no enfermó de gripe. En comparación, la vacuna solo pudo evitar un 1,5 % de los casos de gripe.

Y estas cifras también me resultan dudosas porque, hasta ahora, todos los estudios clínicos llevados a cabo en grandes grupos de población han demostrado que una vacuna incrementa el riesgo de contraer la enfermedad contra la que se había administrado.

Puede leer un minucioso y esclarecedor análisis de la publicación aparecida en *The Lancet*, anteriormente citada, así como los trucos estadísticos del diseñador de dicho estudio en el artículo *Schock-Studie: Grippeimpfstoffe nahezu ineffektiv* («Un estudio sorprendente: Las vacunas contra la gripe son prácticamente ineficaces»; no disponible en español), de Mike Adams, aparecido el 11 de enero del 2011 en *Kopp*, en su versión digital.

Hasta el propio Parlamento Europeo critica el despilfarro de dinero público en relación con la nueva gripe. En la publicación médica *Deutschen Ärzteblatt* (año 107, n.º 23 del 11 de junio del 2010) puede leerse que el 4 de mayo del 2010 la Comisión para la Salud del Parlamento Europeo publicó un informe en el que deploraba que la OMS y las instituciones europeas en materia de sanidad no hubiesen estado dispuestas a publicar los nombres y los conflictos de intereses de las personas que habían participado en las recomendaciones para la gestión de la pandemia. En el texto, aprobado por el Parlamento Europeo, se ponen de manifiesto graves deficiencias en la transparencia del proceso de toma de decisiones y dudas sobre la influencia que la industria farmacéutica tiene sobre estas. La gestión de la pandemia de la nueva gripe (A/H1N1), tanto por parte de la OMS como de las instituciones y los gobiernos europeos, ha dado lugar a un derroche de dinero público y a fomentar un temor injustificado sobre el riesgo que supone para la salud.

> Hasta donde sé, no se ha demostrado que exista una sola vacuna que proteja de la enfermedad contra la que se administra. Los pocos estudios que hay al respecto demuestran, más bien, todo lo contrario. Además, entre otras cosas, incrementan el riesgo de desarrollar alergias ¡y la mortalidad infantil!

¿Qué clase de beneficio es ese? Aquel que después de haber leído todo esto quiera vacunarse, también asume la responsabilidad de hacerlo.

Pero ¿qué es lo que puede hacer si no quiere que le vacunen a usted o a su hijo?

Si convive con la obligación de vacunarse, solo puedo aconsejarle que abogue porque la situación jurídica sea modificada.

Responsable de su propia salud

Existen muchas formas de hacer algo en beneficio de la propia salud. Lo fundamental es que comprenda que es responsable de sí mismo –y no únicamente en lo que a su salud respecta–. Todo aquello que piensa, hace o consiente tiene consecuencias para usted y su entorno. Y también se derivan consecuencias de todo aquello que emprende o deja de emprender. Es por ello por lo que nadie puede decirle qué es lo mejor para usted realmente, ya que cada persona tiene criterios diferentes según la educación que haya recibido, sus creencias y sus vivencias. Cada persona es un individuo con su propia manera de reaccionar, y aunque un médico le diga que, hasta el momento, un medicamento es bien tolerado por todo el mundo, de poco habrá de servirle si es usted una de las 10 000 personas que no lo tolera. Se necesita tener valor para ser capaz de decir qué le va bien y qué no. Naturalmente, al hacerlo no siempre se hará querer. Pero si quiere estar sano, es condición indispensable que sea leal consigo mismo. Querer agradar a todo el mundo es una causa perdida. Si ha perdido el hábito de escucharse a sí mismo y ya no sabe lo que realmente desea, es conveniente que preste atención al primer impulso que tenga. Por ejemplo, suponga que un colega le pregunta si esta noche tiene tiempo para sacar un trabajo urgente adelante. Lo primero que pensará es «¡no!», porque esta noche tiene algo importante que hacer. Entonces su cabeza se pone en acción con pensamientos como «no puedo negarme», «me ha ayudado muchas veces», «pensará que soy un ingrato» o algo similar. Y dice «sí». Al hacerlo, no está siendo honesto con ninguno de los dos. Según muestra la experiencia, cuando hace algo que no quiere hacer, no contribuye a mejorar su estado de ánimo ni su energía. Procure, por lo tanto, escuchar su voz interior. Cuando menos, esta puede percibirse en el primer impulso. Si desea ponerse en contacto con usted mismo a un nivel más profundo, le sugiero que realice esta pequeña meditación. Si está psíquicamente sano y no consume ningún tipo de medicamentos que alteren la conciencia ni drogas, puede realizarla solo. Si no se siente muy seguro, es preferible que practique bajo la dirección de un maestro de meditación experimentado. Si se anima a probar la meditación, espero que disfrute con ella.

Meditación

Siéntese o túmbese relajadamente.

Cierre los ojos.

Respire profundamente tres veces.

Al hacerlo, imagine que le abandona todo aquello que le abruma o le supone una carga. También puede colocar, mentalmente, una ducha de luz sobre usted. Esta ducha de luz vierte una suave luz purificadora y sanadora. Ahora, visualice un cuarto dentro su corazón, en medio del tórax. Acceda a él subiendo por una escalera. Disponga el cuarto de tal manera que se sienta a gusto estando en él. Así disfrutará de su estancia. El cuarto de su corazón le ofrece infinitas posibilidades. Puede sentarse en la orilla del mar, en una pradera, en las montañas, ver una puesta de sol o estar en una hermosa casa. Puede crear lo que desee. Puede experimentar o cambiar la imagen. Mientras se sienta bien, será lo correcto. Cuando esté totalmente relajado, plantéese una pregunta, por ejemplo, «¿es conveniente que haga esto o aquello?». Aguarde la respuesta de su corazón. Lo primero que oiga será lo correcto. Su cabeza aún no habrá censurado el primer impulso que sienta. Probablemente, al cabo de unos segundos comenzará a censurar y es posible que dude y le provoque miedos.

Si nunca antes ha meditado, conviene que primero practique un poco con preguntas que no afecten a decisiones de vital importancia. De este modo, irá adquiriendo confianza en el método y podrá aplicarlo mejor cuando esté sometido a estrés.

Recomendaciones de meditación

Si quiere probar con otras meditaciones, existen muchas disponibles en CD, que pueden realizarse en casa. Creo que la meditación del *Ángel de la Guarda* de Hildegard Bauer resulta especialmente bonita; está disponible en la Academia de Sanación Bauer, en www.heilakademie-bauer.de (en alemán).

También me gustan mucho las meditaciones guiadas de Kilian Bodhi Ameen, de las cuales hay una gran variedad disponible en www.sternenblumenkind.de (en alemán).

Una vez que haya descubierto qué es lo que realmente desea, viene el segundo paso: puede decirlo o hacerlo. Al hacerlo, asume la responsabilidad sobre usted mismo y también sobre su salud. No le prometo que siempre vaya a ser fácil. Sin embargo, sí puedo infundirle ánimos porque, con el tiempo y algo de práctica, cada vez le irá resultando más sencillo y contará con sus propias experiencias. Más adelante podrá comprobar qué tal le ha ido y, si es necesario, volver a reorientarse.

Por otro lado, además de la meditación, existen otros métodos apropiados para mejorar el contacto con su cuerpo o con sus sentimientos por medio de una afinación de la percepción, como el entrenamiento autógeno, la técnica Alexander, el método Feldenkrais, el yoga, el *chi kung*, el *shiatzu*, el método Zilgrei, la fonación o la terapia respiratoria.

Este libro contiene una gran cantidad de sugerencias y consejos orientados a ponerle en situación de tomar decisiones que han de resultar útiles para su salud. Los he compilado de la mejor manera posible. Son el resultado de los largos años de trabajo de Jim Humble con el MMS y de su uso, tanto por mi parte como por la de otros usuarios que lo han usado bajo su propia responsabilidad y a los que he realizado un seguimiento, así como de conocimientos adquiridos a través de la experiencia en el desempeño de mi labor médica. En este sentido, refleja mi visión de la verdad, que se corresponde con mis conocimientos actuales. Dado que estoy en continua evolución, mi verdad habrá cambiado en unos años. De ahí que no pueda garantizarle que dentro de tres años hubiera escrito lo mismo. Pero sí puedo asegurarle que todo lo que he escrito representa el fruto de años de experiencia práctica. Si le resulta conveniente o no, es algo que solo usted puede averiguar. Los médicos pueden ayudarle, pero es usted quien lleva o no a cabo la sanación. Para mí, que una persona tenga que tragarse diariamente varias pastillas –en ocasiones, durante toda su vida– para poder atenuar o suprimir los síntomas significa que dista mucho de estar sana. Los medicamentos solo amortiguan los síntomas de la enfermedad para que no molesten a corto plazo. Pero al obstruir la válvula de escape que el cuerpo físico supone para un problema cuyas raíces son más profundas, la salud no podrá restablecerse a largo plazo. ¿O acaso consideraría que un avión estaría en mejores condiciones por el hecho de haber apagado una lucecita indicadora porque siempre estaba encendida? A mí me intranquilizaría y no consideraría que el avión estuviese «sano». Las enfermedades son algo similar a las luces de aviso del cuerpo. Indican que algo no anda bien. Para averiguar qué le hace falta, es necesaria su colaboración. Por lo menos, es necesaria su intención, es decir, su intención de estar sano, de ayudar a su cuerpo físico de la mejor manera posible, de deshacerse de aquello que supone una carga emocional y de volver a conducir el alma, la mente, al ánimo y el cuerpo a un estado de armonía. En ocasiones, con dejar un par de hábitos con los que se perjudica a sí mismo es suficiente.

Sea lo que sea lo que haya que hacer, solo funcionará si está preparado, y lo que para mí es verdad no tiene por qué serlo obligatoriamente para usted. Evidentemente, podrá aceptar y hacer suyas algunas de mis declaraciones, mientras que podrá rechazar otras. Esa es la idea. Deseaba mostrarle diversas posibilidades con el fin de que pudiera elegir lo que desea hacer con ellas. Haga aquello que considere correcto. Indague dentro de sí mismo hasta que tenga claro cuál es la decisión que desea tomar.

De un modo u otro, usted es responsable de su salud. Por eso, lo mejor para usted es que lo asuma conscientemente. En caso contrario, sería algo así como si circulase por medio del tráfico sin aceptar las normas de circulación; como si se negara a tenerlas en cuenta, lo que, lamentablemente, no le protege de los problemas. Al igual que un tráfico libre de dificultades, una vida saludable también requiere de la observancia de ciertas normas básicas.

La más importante de todas ellas es que se quiera y se cuide y que establezca sus prioridades.

Si tiene el valor de poner su vida en orden, lo cual, a veces, es necesario tanto interna como externamente, restablecerá el orden que hace posible que su cuerpo físico recupere la salud o la conserve, lo cual puede ser el comienzo de una vida feliz y plena. Esta es la base sobre la que se desarrollará la armonía en su interior y con respecto a otras personas, ya que toda persona lleva el potencial de la curación en su interior. Me alegrará que la información que le he proporcionado pueda serle de ayuda para conseguirlo. En este sentido, le deseo mucho éxito y todo lo mejor, especialmente salud.

Dra. Antje Oswald

ACERCA DE LA AUTORA

La Dra. Antje Oswald nació en Hamburgo en 1960. Es médica y está especializada en medicina general, homeopatía y psicoterapia. Desde 1985 hasta 1989 trabajó en el Instituto de Medicina Homeopática August-Wheihe, en Detmold (Alemania).

A partir de 1990, estableció su propia consulta de medicina, tanto convencional como homeopática, en Detmold.

Entre 1986 y el 2002, la Dra. Oswald fue docente habitual en las Detmolder Wochen y en otros centros de enseñanza destinados a la formación de médicos homeopáticos.

Lleva 12 años utilizando esencialmente la quinesiología para el diagnóstico y el tratamiento y desde el 2003 imparte cursos de quinesiología a través de www.kinesiologie-kolleg.de (en alemán).

En el 2008 fundó una empresa, junto con Christiane Brendel y Kerstin Depping, orientada a la producción y la comercialización de glóbulos dinamizados de materia sutil y bolas de cristal: www.informierteglobuli.de (en alemán).

Lleva más de 25 años colaborando con la Sociedad Alemana para el Fomento de la Sanación Natural (Deutschen Gesellschaft zur Förderung naturgesetzlichen Heilens e. V.) como miembro de la redacción de su publicación *Homöopathie-aktuell*, donde también ha publicado artículos. Además, colabora en la elaboración de la publicación *Homöopathie: Wer? Wo? Wie? Was?*, que ofrece una visión general de la situación de la homeopatía y de la medicina natural en Alemania y en Europa.

Para poder llegar a comprender al ser humano en su totalidad, la Dra. Oswald sintió la necesidad de continuar su polifacética formación en los métodos terapéuticos occidentales y orientales. Su objetivo es alentar a sus pacientes para que redescubran su propio potencial y para que pongan su poder curativo en acción para poder recobrar la salud de manera natural.

En *La guía del MMS* ofrece gran cantidad de consejos prácticos obtenidos a partir de su propia experiencia. Es su primer libro.

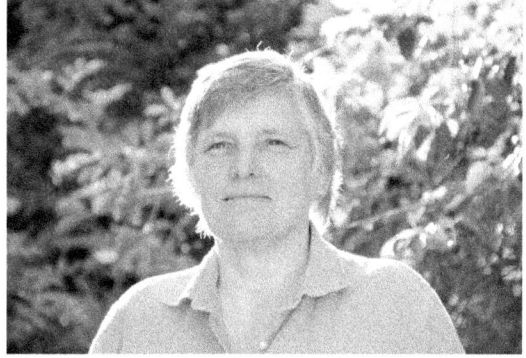

APÉNDICE

Directorio de profesionales y consejeros de la salud con experiencia en el uso del MMS

A continuación proporcionamos una lista de médicos, naturópatas, dentistas, naturópatas veterinarios y otros sanadores y consejeros activos profesionalmente que tienen experiencia en el uso del MMS y están dispuestos a hacer un seguimiento de aquellas personas que quieran tomar MMS bajo su propia responsabilidad. **Puede dirigirse a estas personas para concertar una cita. Naturalmente, este asesoramiento tiene un coste y ha de ser pagado a título privado. Estos colegas no podrán responder a preguntas a través del correo electrónico o del teléfono sin haberle conocido antes personalmente.** Legalmente, es algo que no está permitido en Alemania. Tampoco está permitido recetar o prescribir el MMS, ya que únicamente está autorizado para la desinfección del agua.

Las personas que se han inscrito en esta lista se rigen por las disposiciones legales vigentes de sus países en lo referente al ejercicio de su profesión. Es decir, puede concertar una cita, plantear sus preguntas en relación con el MMS e informarse sobre sus posibilidades y sus riesgos. Puede pedir que le muestren cómo se emplea y, además, tomar el MMS en la consulta de los médicos o naturópatas y someterse a tratamiento con él, por ejemplo, para la desinfección de determinadas zonas de la piel o mucosas, etc., siempre y cuando desee hacerlo bajo su propia responsabilidad y tras haber sido informado de que el MMS no es un fármaco autorizado.

En la lista aparecen todos los interesados que se han dispuesto a figurar en ella y que han aportado una identificación profesional. Manifestamos nuestro profundo agradecimiento a todos ellos. En el momento de preparar la primera edición en español, no disponemos de ninguna dirección de médicos o naturópatas que ejerzan en países hispanohablantes, motivo por el cual únicamente publicamos las de los países de habla alemana. Si es médico o naturópata y desea que más adelante le incluyamos en esta lista, le rogamos que se ponga en contacto con la editorial enviando un correo electrónico a info@daniel-peter-verlag.de.

Desde hace poco, también cabe la posibilidad de recibir asesoramiento por parte de Jim Humble.

Actualmente (en enero del 2014), el asesoramiento cuesta doscientos dólares y puede realizarse, previa cita, por correo electrónico, Skype o telefónicamente. Para otras indicaciones, puede visitar su sitio web: *www.jimhumble.biz* (en inglés).

Alemania

Área de código postal 1

Martina Willing
Bioenergetics Practitioner
Am Neuendorfer Sand 2 b
14770 Brandenburg
Tfno.: 0049 (0) 3381/301033
Mov.: 0049 (0) 1577 920 11 72
m.willing-vitalineum@t-online.de

Ursula Williger
Alternative Health Practitioner
Kyritzer Str. 1
16909 Wittstock
Tfno.: 0049 (0) 3394/43 31 36

Max Zimmermann
Alternative Health Practitioner
Lange Straße 22
17192 Waren
Tfno.: 0049 (0) 3991/179 73 33,
Mov.: 0049 (0) 151 22 88 72 43
www.max-zimmermann-heilpraxis.de
info@max-zimmermann-
heilpraxis.de

Renate Lübbert
Alternative Health Practitioner
Moorbrinker Weg 41
19057 Schwerin
Tfno.: 0049 (0) 385/207 12 26
renate.luebbert@gmx.de

Área de código postal 2

Bettina Weck
Healer
21255 Tostedt
Tfno.: 0049 (0) 4182/28 71 68
www.orasi-alluba.de
bettina.weck@goldmail.de

Energy Healer
Anika Trebert
Niederkögt-Nord 7
21756 Osten
Tfno.: 0049 (0) 163 751 05 28

Rudi Senfleben
Alternative Health Practitioner
Lübecker Str. 124
22087 Hamburg
Tfno.: 0049 (0) 40/251 34 00
Fax: 040/254 39 13
info@senfleben.de

Barbara Berends
Health Advisor
Mergelstr. 14
26725 Emden
Tfno.: 0049 (0) 4921/23347
barbara.berends@web.de

Tierärztliches Institut für
angewandte Kleintiermedizin
Rahlstedter Straße 156
22143 Hamburg
Tfno.: 0049 (0) 40/677 21 44
www.tieraerzte-hamburg.com
HamburgVets@aol.com

Área de código postal 3

Joachim Andree
Alternative Health Practitioner
Marktstr. 34
30880 Laatzen
Tfno.: 0049 (0) 511/82 73 12
joachim-andree@t-online.de

Anja Bewig
In der Renne 7
31032 Betheln
Tfno.: 0049 (0) 151 704 18 267
www.vitalscreen-hanover.de
info@homoepatie-akupunktur-
tiere.de

Dr. med. Ingo Rudolf
Specialist in Neurology,
Homeopathy
Hoffmannstr. 6a
32105 Bad Salzuflen
Tfno.: 0049 (0) 5222/807 56 90
info@ingo-rudolf.de

Tierheilpraxis MAYA
Veterinarian Practice
32699 Extertal
Tfno.: 0049 (0) 5262/99 55 95

GP Specialising in Homeopathy and
Psychotherapy
Dr. med. Luise Stolz
Schorlemerstr. 32
33098 Paderborn
Tfno.: 0049 (0) 5251/879 33 33

Institut für Strukturelle Integration
Physiotherapist
Iris Huerkamp-Brown
Kanzler-Wippermann-Str. 13
33100 Paderborn
Tfno.: 0049 (0) 5251/879 11 22
www.structurings.com

Physiotherapy and Natural Healing
Clinic
Wioletta Janiak
Conrad-von-Soest Str. 2 a
34537 Bad Wildungen
Tfno.: 0049 (0) 5621/3038
www.ganzheitlichemedizin-
janiak.de
wra.janiak@online.de

Jörg Loskant Heim
Health Advisor and
Physiotherapist
Frankfurter Straße 146
36043 Fulda
Tfno.: 0049 (0) 661/380 00 240
love@kamasha.de

Praxis „Osteopathie berührt"
Physiotherapy and
Osteopathy
Melanie Slabon
Im langen Feld 3
36154 Hosenfeld
Tfno.: 0049 (0) 6650/91 84 40

Rainer Taufertshöfer
Alternative Health Practitioner
Prema Seva Naturheilpraxis
Waldwinkel 22
37603 Holzminden-Neuhaus
Tfno.: 0049 (0) 5536/235 30 90
Mobil 01520 170 10 75
www.prema-seva-naturheilpraxis.de
heilpraktiker@prema-seva-naturheil
praxis.de

German School for Alternative
Health Practitioners Braunschweig
Susanne Thieme
Nordstrasse 13
38106 Braunschweig
Tfno.: 0049 (0) 531/480 39 499
www.tcm-bs.de
info@tcm-bs.de

Heikje Roscher-Schramm
Heilpraxis PASO Heilpraktikerin
Hauptstr. 54
38518 Gifhorn
Tfno.: 0049 (0) 5371 93 83 93
heros.c@gmx.de

Área de código postal 4

Claudia Gillmann
Alternative Health Practitioner
Rommelsmaar 15
41238 Mönchengladbach
Tfno.: 0049 (0) 2166/83694
Sphinx_cg@web.de

Bea Schönfeldt
Alternative Health Practitioner
Berglehne 33
42281 Wuppertal
Tfno.: 0049 (0) 202/270 11 70
www.beaschoenfeldt.de
info@beaschoenfeldt.de

Sandra Blumenthal
Alternative Health Practitioner
for Children and Adults
42369 Wuppertal-Ronsdorf
Tfno.: 0049 (0) 202/747 59 65
sandrab1975@hotmail.de

Uwe Haug
Alternative Health Practitioner
Unter Holzstr. 12
42653 Solingen
Tfno.: 0049 (0) 212/200 771
praxis@haug.it

Alternative Health Practitioner
Anita Burazin-Carapina
Marktstraße 8
46535 Dinslaken
Tfno.: 0049 (0) 2855/96 94 10
Mov.: 0049 (0) 173 591 80 26
www.carapina-anita.de
carapina@freenet.de

Monika Rekelhof
Alternative Animal Health Practitioner
Bedburger Str. 74
47574 Goch-Pfalzdorf
Tfno.: 0049 (0) 179 790 26 43
www.mobile-tierheilpraxis-
monika.de
thp-klein@web.de

Christa Pohl
Health Advisor and Life Coach
Oesederstr. 103
49124 Georgsmarienhütte
Tfno.: 0049 (0) 171 211 73 87
christa.pohl@gmail.com

Área de código postal 5

Wilfried Kaufmann
Alternative Health Practitioner
Lindenstrasse 4
50674 Köln
Tfno.: 0049 (0) 221/240 21 57
www.naturheilpraxis-tao.de
info@naturheilpraxis-tao.de

Dr med. dent. Harald Werner
Dentist and Alternative Health Practitioner
Zülpicher Str. 2a
50674 Köln
Tfno.: 0049 (0) 221/923 12 94
www.za-dr-harald-werner.de
mail@za-dr-harald-werner.de

Irmgard Hilger
Alternative Health Practitioner
Finkenplatz 20
50735 Köln
Tfno.: 0049 (0) 221/712 59 59
Tfno.: 0049 (0) 221/712 44 96
Mov.: 0049 (0) 171 282 55 30
info@irmgard-hilger.de

Torsten Hagmaier
Alternative Health Practitioner
Praxis für Vitalität und Entgiftung
Kölner Strasse 80
51429 Bergisch Gladbach
Tfno.: 0049 (0) 2204/50 72 25
www.alternative-heilung.de
t.hagmaier@gmx.de

Dr rer. nat.
Alexandra Leffers-Knoll
Alternative Health Practitioner
Deutschherrenstr. 36
53177 Bonn
Tfno.: 0049 (0) 228/33 26 25
www.naturheilpraxis-leffers.de
lexilk@aol.com

Praxis für Naturheilverfahren
Yvonne Kallenberg und
Hans Joachim Freund
Heilpraktiker
Bahnhofsweg 3
56472 Fehl-Ritzhausen
Tfno.: 0049 (0) 2661/3803

Área de código postal 6

Steffi Rein
Energy Therapy for Animals
Ostertalstr. 14
66629 Freisen
Tfno.: 0049 (0) 177 37 38 870
www.energetik-sr.de
sr.mail69@web.de

Dr med. vet. Jan-Dirk Baumhäkel
Tierärztliche Praxis
Uhlandstr. 4
68647 Biblis
Tfno.: 0049 (0) 6245/7264

Rosemarie Heckmann
RSholistic ART
Auwiesen 4
69234 Dielheim
Tfno.: 0049 (0) 6222/318 02 98
Mov.: 0049 (0) 1520 170 38 17
www.rsholisticpraxis.jimdo.com
rosemarie.heckmann@email.de

Área de código postal 7

Martina Kistenfeger
Nurse
Walder Str. 14
72505 Krauchenwies
Tfno.: 0049 (0) 7576/92 99 570
m.kistenfeger@t-online.de

Helmut Swoboda
Spiritual Healer
Billigheimer Str. 34
74861 Neudenau
Tfno.: 0049 (0) 6264/300
Fax: 06264/92 92 68
helmut.swoboda@t-online.de

Dr phil. Rosina Sonnenschmidt
Alternative Health Practitioner
Elisabethstr.1
75180 Pforzheim
rosinamaria@t-online.de
www.sonnenschmidt-knauss.de
rosinamaria@t-online.de

Katrin Gazdik
Alternative Health Practitioner
Jacob-Kast-Str. 24
76593 Gersbach
kgazdik@hotmail.de

Marcus Spitzfaden
Alternative Health Practitioner
Alte Bahnhofstrasse 21
76829 Landau
Tfno.: 0049 (0) 6341/994 96 70
Mov.: 0049 (0) 151 269 53 181
www.hp-spitzfaden.de
hp-spitzfaden@gmx.de

Raquel Reinert
Alternative Health Practitioner
Mühlweg 117
78054 Villingen-Schwenningen
Tfno.: 0049 (0) 7720/305 44 10
http://naturvita-erleben.de
info@naturvita-erleben.de

Marion Paar
Alternative Health Practitioner
Gewerbestr. 8a
79219 Staufen i. Br.
Tfno.: 0049 (0) 7633/945 90 39
www.naturheilpraxis-paar.de
mail@naturheilpraxis-paar.de

Stephanie Schöniger
Alternative Health Practitioner
Kastanienallee 28 f
76189 Karlsruhe
Tfno.: 0049 (0) 721/9767129
Fax: 0721/9767128
www.heilpraktikerin-hnc-
karlsruhe.de
stephanie.schoeninger@gmail.com

Área de código postal 8

Manuela Schiffmann
HEILWEGE für Mensch & Tier
Alternative Health Practitioner and
Healer
Weyarnerstr. 29
81547 München
Tfno.: 0049 (0) 89/699 79 468
www.heilwege.info

Karin Misar
Alternative Health Practitioner
Steinseestr. 3
81671 München
Tfno.: 0049 (0) 89/490 091 01
www.heilpraxis-karin-misar.de
post@heilpraxis-karin-misar.de

Beatrix Krause
Alternative Health Practitioner
Am Wasserbogen 2
82166 Gräfelfing
Tfno.: 0049 (0) 89/85 36 52
www.gesundheit-in-
eigenverantwortung.de

Marlies Bader
Energy Healing for Humans and
Animals
Breitackerweg 12
82491 Grainau
Tfno.: 0049 (0) 8821/1495
Marlies.Bader@gmx.de
www.energieheilarbeit-bader.de
www.tierheilpraxis-bader.de

Franz Wilhelm
Alternative Health Practitioner for
Humans and Animals
Hochstr. 8
82544 Deining
Tfno.: 0049 (0) 8170/99 72 81
www.hochacht-direkt.de
franzwil@web.de

Veronika Wilczek
Alternative Health Practitioner
Finsterwalderstr. 3
83026 Rosenheim
Tfno.: 0049 (0) 8031/88 77 568
praxis-vw@go4more.de

Eva Geiger
Alternative Health Practitioner
Endorfer Str. 10
83083 Riedering
Tfno.: 0049 (0) 8036/908 51 64
geiger.globuli@gmx.de

Landpraxis für Naturheilverfahren
Alexandra Schwarz
Alternative Health Practitioner
Schröckerweg 9
83088 Kiefersfelden
Tfno.: 0049 (0) 8033/979 89 00

Andrea Schätz
Alternative Health Practitioner for
Animals
Schulstraße 4
84533 Stammham
Tfno.: 0049 (0) 8678/749284

Praxis für ganzheitliche Medizin
Alternative Health Practitioner
Petra A. Kratschmann
Schloßangerweg 9
85635 Höhenkirchen
Tfno.: 0049 (0) 8102/729927
www.heilpraxis-kratschmann.de

Dr med. Walter A. Kratschmann
Facharzt für Allgemeinmedizin, Naturheilverfahren etc.
Schloßangerweg 9
85635 Höhenkirchen
Tfno.: 0049 (0) 8102/99 88 99
www.dr-kratschmann.de

Dr med. Beate Bruckner
Physiologische Tumortherapie
Biologischer Hormonausgleich
Hauptstr. 44
86405 Meitingen
Tfno.: 0049 (0) 8271/813 32 94
Fax: 08271/814 76 02
info@praxis-beate-bruckner.de

Albin Wirbel
Psychotherapist
Am Hang 21
87600 Kaufbeuren
Tfno.: 0049 (0) 8341/960 48 63
Mov. 0049 (0) 163 741 51 41
www.bewusst-sein-in-harmonie.de

Maria Zacherl
Alternative Health Practitioner
Dammweg 5
87616 Marktoberdorf
Tfno.: 0049 (0) 1577 386 6893
www.mariazacherl.de

Günther Hutter
Health Advisor
Von Behring Str. 6-8
88131 Lindau
guenther.hutter@gmail.com
Tfno.: 0049 (0) 043 650 55 55 856

Karin Rutka
Alternative Health Practitioner
Ingoldingerstr. 3
88427 Bad Schussenried
Tfno.: 0049 (0) 7583/2227
Mov.: 0049 (0) 171 185 04 04

Angela Surace
Alternative Health Practitioner
Nelly-Sachs-Str. 6
89134 Blaustein
Tfno.: 0049 (0) 731 950 1109
www.naturheilpraxis-surace.de
praxis@naturheilpraxis-surace.de

Área de código postal 9

Christian Hertel
Alternative Health Practitioner and
Physiotherapist
Lederergasse 9
94032 Passau
Tfno.: 0049 (0) 851/966 66 58
hp-christian.hertel@gmx.net

Ingrid Probst
Alternative Health Practitioner
Friedmannsdorf 18
95239 Zell im Fichtelgebirge
Tfno.: 0049 (0) 9257/96 50 235
www.naturheilzentrum-probst.de
probst-ingrid@web.de

Sigrid Hotaki
Alternative Health Practitioner
Am Ölberg 5
96450 Coburg
Tfno.: 0049 (0) 049 (0) 9561/38080
(evenings)
waldzar@gmx.net

Therapist for Psychosomatic Energetics
Alternative Health Practitioner
Carmen Fritz
An der Stadtmarter 32
97228 Rottendorf
Tfno.: 0049 (0) 9302/99 04 48
Mov.: 0049 (0) 170 432 25 89
carmen.fritz@t-online.de
www.pse-praxis-fritz.de

Austria

Maximilian Hoffmann
Präventologe
Stampfl 13
5570 Mauterndorf
Tfno.: 0043 (0) 664/530 94 09
max.hoffmann@sbg.at

Stefan Nagy
Energetiker
Kinderdorfstr. 15
9062 Moosburg
Tfno.: 0043 (0) 4272/83746
Mov.: 0043 (0) 676 700 51 91
s.nagy@aon.at

Harald Stempfl
Alternative Health Practitioner
Winterstellerweg 19
6380 St. Johann in Tirol
Tfno.: 0043 (0) 6991/508 55 90
www.mywa2balance.com
hst@myway2balance.com

Prof. Gerd Unterweger
Bio-Electric Healthcare Advisor
9584 Finkenstein
Schilfweg 2
Tfno.: 0043 (0) 676-680 63 68
lebewesentlich@draucom.at

Suiza

Heilpraxis
Martina-Annett Thaele-Franz
Heilpraktikerin
Hasen 39
6424 Lauerz (SZ)
Tfno.: 0041 (0) 511 2606
www.Heilpraktik-Thaele.ch
hp-thaele@sunrise.ch

Sabine Weber
Healthcare Advisor for Animals
Churfirstenblick 4
8758 Obstalden, GL
Tfno.: 0041 (0) 55/4121157
www.tiershiatsu-glarus.ch
weber.sabine@bluewin.ch

Ruth Frei
Alternative Health Practitioner
Hauptstrasse 79
9434 Au/St. Gallen
Tfno.: 0041 (0) 76/322 11 33
www.paranatura.li
bernstein@bluewin.ch

Lista de términos

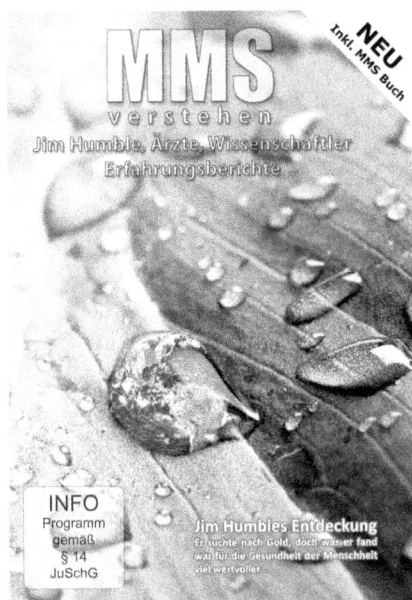

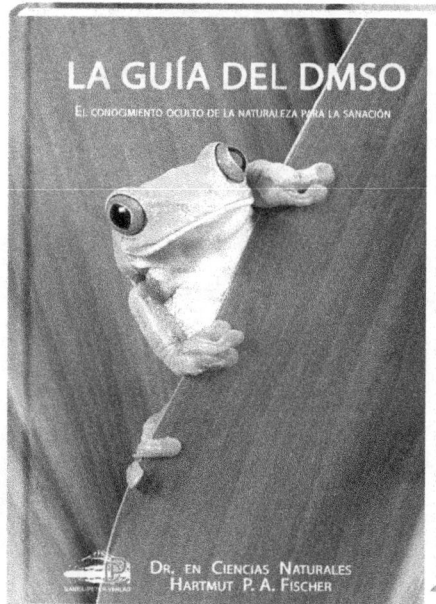

La guía del DMSO:
El conocimiento oculto de la naturaleza para la sanación

por el Dr. Hartmut Fischer

Tras haber sido «guardado» por los iniciados durante muchos años, actualmente el DMSO experimenta un retorno a la medicina alternativa como un accesible remedio universal. Entretanto, se ha dado a conocer principalmente por ser un remedio de rápida efectividad y excelente tolerancia en el tratamiento de enfermedades agudas, inflamatorias y traumáticas. Ejerce un efecto antiinflamatorio, calma inmediatamente el dolor, proporciona una rápida reabsorción de hinchazones o derrames y favorece la cicatrización. ¡Y el DMSO puede hacer mucho más! Este remedio natural constituye una pieza fundamental extremadamente útil para alcanzar la autonomía terapéutica y un gran paso hacia la independencia médica de los fármacos tradicionales con sus numerosos efectos secundarios.

Se trata de algo que no solo cirujanos plásticos, traumatólogos, especialistas en medicina deportiva o veterinarios han descubierto, sino también las incontables personas que buscan tratamientos alternativos para sus padecimientos crónicos. Pero, hasta ahora, para muchos de los que buscaban, la forma segura de emplear este líquido y sus numerosos posibles ámbitos de aplicación, no estaban claros. Pese a que el número de publicaciones científicas sobre la aplicación terapéutica del DMSO es casi incalculable, pese a que la cantidad y la calidad de los datos relativos a pacientes curados por medio de las medicinas alternativas no tiene parangón, resulta sorprendente que hasta la fecha no exista ninguna guía detallada dirigida a usuarios y terapeutas. En pocas palabras, falta una obra de consulta específica para la aplicación práctica del DMSO. Con *La guía del DMSO*, que en breve será publicada, se dispondrá de una obra modelo orientada a su utilización. Con ella pueden explorar su espectro de actividad y aprender a utilizar el DMSO con seguridad tanto aquellos que se tratan a sí mismos como médicos, naturópatas u otros terapeutas. Además, esta obra constituye también un entretenido «libro de lectura» en el que son muchos los pasajes que van «más allá» del DMSO y proporcionan, de paso, gran cantidad de información.

El Dr. Hartmut Fischer, científico y naturópata, cuenta con una dilatada experiencia en la aplicación del DMSO desde una perspectiva química, científica y práctica.

294 páginas, ISBN 978-3-9815255-4-0

Para más información, visite www.daniel-peter-verlag.de

www.ingramcontent.com/pod-product-compliance
Lightning Source LLC
Chambersburg PA
CBHW081805200326

41597CB00023B/4153